Trainingstherapie im Rahmen der Manuellen Medizin

Trainingstherapie im Rahmen der Manuellen Medizin

Prophylaxe und Rehabilitation

Rolf Gustavsen, Renate Streeck

Geleitwort von H. Frisch

3., überarbeitete Auflage

189 Abbildungen in 342 Einzeldarstellungen
11 Tabellen

1997
Georg Thieme Verlag Stuttgart · New York

Gustavsen, Rolf, Vestbrynet 8, N-1500 Moss
Streeck, Renate, Im Meerbruch 12, D-32549 Bad Oeynhausen

Die Deutsche Bibliothek – CIP-Einheitsaufnahme

Gustavsen, Rolf:
Trainingstherapie im Rahmen der manuellen Medizin : Prophylaxe und Rehabilitation / Rolf Gustavsen ; Renate Streeck. Geleitw. von H. Frisch. – 3., überarb. Aufl. – Stuttgart ; New York : Thieme, 1997
NE: Streeck, Renate:

Wichtiger Hinweis:

Wie jede Wissenschaft ist die Medizin ständigen Entwicklungen unterworfen. Forschung und klinische Erfahrung erweitern unsere Erkenntnisse, insbesondere was Behandlung und medikamentöse Therapie anbelangt. Soweit in diesem Werk eine Dosierung oder eine Applikation erwähnt wird, darf der Leser zwar darauf vertrauen, daß Autoren, Herausgeber und Verlag große Sorgfalt darauf verwandt haben, daß diese Angabe **dem Wissensstand bei Fertigstellung des Werkes entspricht.**

Für Angaben über Dosierungsanweisungen und Applikationsformen kann vom Verlag jedoch keine Gewähr übernommen werden. **Jeder Benutzer ist angehalten,** durch sorgfältige Prüfung der Beipackzettel der verwendeten Präparate und gegebenenfalls nach Konsultation eines Spezialisten festzustellen, ob die dort gegebene Empfehlung für Dosierungen oder die Beachtung von Kontraindikationen gegenüber der Angabe in diesem Buch abweicht. Eine solche Prüfung ist besonders wichtig bei selten verwendeten Präparaten oder solchen, die neu auf den Markt gebracht worden sind. **Jede Dosierung oder Applikation erfolgt auf eigene Gefahr des Benutzers.** Autoren und Verlag appellieren an jeden Benutzer, ihm etwa auffallende Ungenauigkeiten dem Verlag mitzuteilen.

1. Auflage 1984
1. englische Auflage 1985
1. holländische Auflage 1985
1. schwedische Auflage 1985
2. Auflage 1991
1. spanische Auflage 1992
1. griechische Auflage in Vorbereitung

Satz: Druckhaus Götz GmbH, Ludwigsburg
Gesetzt auf CCS Textline (Linotronic 630)

Druck: Offsetdruck Gutmann + Co., Talheim

ISBN 3-13-654003-4 1 2 3 4 5 6

Geleitwort

Hier hat sich ein erfahrener und engagierter Manualtherapeut die Mühe gemacht, die Bedeutung der Störungen des muskulären Anteils der Funktionseinheit Gelenk – Muskel darzustellen und wertvolle Anleitung zu ihrer Behandlung zu geben. Der Autor berichtet aus seiner langjährigen Erfahrung und Tätigkeit auf dem Gebiet der Manuellen Therapie.

Die Beschreibung der Funktionsanalyse am Bewegungsapparat, der Prinzipien, Indikationen und Kontraindikationen der Trainingsmöglichkeiten und der Wirkungsweise der geschilderten Trainingstherapie bei Kranken und Gesunden entstand im Laufe einer langjährigen Beschäftigung mit der beschriebenen Methode.

Diese Erfahrungen mit der Trainingstherapie bei Kranken, bei Schulkindern mit Haltungsstörungen und bei Industriearbeitern lassen ihn für eine stärkere Verbreitung dieser Theorie plädieren. Seine überzeugenden Darstellungen rechtfertigen diese Förderung. So ist dieser Behandlungsmethode und der vorliegenden Veröffentlichung eine weite Verbreitung unter den Therapeuten zu wünschen.

Duisburg, September 1983

Dr. med. H. Frisch
Facharzt für Orthopädie
Ärzteseminar Hamm der Deutschen Gesellschaft
für Manuelle Medizin (DGMM)

Vorwort zur 3. Auflage

Mit Überarbeitung der 2. Auflage wurden im theoretischen Teil insbesondere die Kapitel „Funktionsuntersuchung", „Trainingsmethoden und -prinzipien" überarbeitet und erweitert. Der praktische Teil wurde durch neue Abbildungen ergänzt.

Forschungen und Erfahrungen im Bereich der Sportmedizin, der Trainingslehre sowie der Trainingsmethoden erweitern unsere Kenntnisse über die Durchführung eines patientengerechten Trainings und zeigen, daß Untrainierte und Patienten nach denselben – wissenschaftlich bewiesenen – Gesichtspunkten trainieren müssen wie Sportler, jedoch mit geringerer Intensität und langsamerer Progression.

In den letzten Jahren ist bei den Therapeuten und auch bei den Patienten das Bewußtsein für eine aktive Behandlung gestiegen. Physiotherapeuten, die Trainingstherapie täglich in ihrer Praxis anwenden, haben erfahren, daß dieses Behandlungsverfahren eine optimale Stimulation der Funktionsqualitäten Muskelkraft, Muskelausdauer und Koordination beinhaltet und eine wichtige Therapie zur Funktionserhaltung und -verbesserung darstellt.

Wir hoffen, daß auch die 3. vorliegende Auflage der Trainingstherapie eine weite Verbreitung unter den Therapeuten findet.

Allen, die durch Anregungen und Ergänzungsvorschläge mitgeholfen haben, möchten wir an dieser Stelle danken.

Auch dem Georg Thieme Verlag ist für seine großzügige Unterstützung und die gute Ausstattung des Buches zu danken.

Moss / Bad Oeynhausen, im Januar 1997

Rolf Gustavsen
Renate Streeck

Vorwort zur 1. Auflage

Dieses Buch soll Ärzten und insbesondere Krankengymnasten das Gebiet der medizinischen Trainingstherapie darstellen. Es beschreibt praktische Beispiele für eine Funktionsuntersuchung und ein rationelles Training mit optimaler Stimulation. Die medizinische Trainingstherapie ist ein objektives Behandlungsverfahren im Rahmen der manuellen Therapie. Sie dient der Erhaltung und Wiederherstellung der Gesundheit (Prophylaxe – Rehabilitation – Instruktion – Training).

Das Training wird in zwei Gruppen eingeteilt: Training mit Patienten und Training mit Gesunden. Patienten üben unter krankengymnastischer Anleitung, Gesunde trainieren mit Trainern auf unterschiedliche Weise. Sie betreiben Hochleistungs- und Freizeitsport.

Es stellt sich die Frage, ob es wirklich physisch vollkommen leistungsfähige Menschen gibt. Schon bei jungen Menschen finden sich gelegentlich degenerative Veränderungen, ohne daß Beschwerden bestehen. Ebenso können Schulkinder und Jugendliche mit ihren Haltungsschwächen nicht als hundertprozentig „gesund", d.h. physisch leistungsfähig bezeichnet werden. Auch Hochleistungssportler können nach einem Trauma oder durch den Sport selbst (z. B. Kunstturnen) zu Patienten werden.

Aufgrund der überwiegend sitzenden Lebensweise des modernen Menschen liegen die physischen Funktionsqualitäten (Muskelkraft, Muskelausdauer und Koordination) heute so niedrig, daß schon relativ geringe Belastungen zu Schädigungen (Symptomen) führen können. 30% der arbeitenden Bevölkerung (Industrie-, Büroarbeiter) sind in diesem Sinne „kranke" Menschen.

Untersuchungen, die ich mit Patienten mit Störungen am Bewegungsapparat, mit Schulkindern und Industriearbeitern durchführte, zeigten, daß ein gezieltes Trainieren der Muskelkraft, der Muskelausdauer und physiologischer Bewegungsabläufe zur „Wiedererlernung" richtiger Verhaltensweisen im Alltag unerläßlich ist. So hat mich meine langjährige Erfahrung mit der manuellen Therapie und der medizinischen Trainingstherapie zum Schreiben dieses Buches veranlaßt.

Grundvoraussetzung für die Behandlung mit medizinischer Trainingstherapie ist – wie auch für andere Behandlungsformen – die Funktionsuntersuchung. Deshalb sollte der Teilnehmer eines Trainingstherapiekurses mindestens einen Extremitätenuntersuchungskurs absolviert haben, der die synoptische Funktionsdiagnostik und Untersuchungstechniken an den Extremitätengelenken vermittelt.

Da es sich bei diesem Buch in erster Linie um ein Kursbuch handelt, sind die verschiedenen Übungsbeispiele im praktischen Teil durch Bilder mit nur wenig Text dargestellt.

Mein Dank gilt allen, die mit Rat und Tat bei der Erstellung der einzelnen Beiträge geholfen haben, insbesondere der Krankengymnastin Renate Streeck, die auch das mühevolle Schreiben und Korrigieren der Manuskripte übernahm. Herrn Dr. med. H. Frisch ist für die fachliche Beratung und Textbearbeitung zu danken, meinem Sohn Per Gustavsen für die verständnisvolle Zusammenarbeit beim Fotografieren der einzelnen Übungsbeispiele. Besonders ist auch dem Georg Thieme Verlag für seine großzügige Unterstützung und die gute Ausstattung des Buches zu danken.

Moss, September 1983 — Rolf Gustavsen

Inhaltsverzeichnis

1 Theoretischer Teil

Eingliederung der medizinischen Trainingstherapie in die Manuelle Therapie

Die medizinische Trainingstherapie ist eine Behandlungsform, die ihre Anwendung in vielen medizinischen Fachbereichen findet: Orthopädie, Traumatologie, Rheumatologie, innere Medizin u. a. m.

Gliederung der Manuellen Therapie

I. Funktionsuntersuchung
II. Behandlung
1. Mobilisation der Hypomobilität
   a) passive Mobilisation eines Extremitätengelenkes oder Wirbelsäulensegmentes mit Traktion und translatorischem Gleiten
   b) passive Dehnung verkürzter Muskulatur
   c) *aktive Mobilisation* eines Extremitätengelenkes oder Wirbelsäulensegmentes = *Automobilisation*
2. Stabilisation der Hypermobilität
   a) passive Stabilisation wie z. B. Korsett, Taping oder Sklerosierung
   b) *aktive Stabilisation = Autostabilisation*
3. Prophylaxe und Rehabilitation
   a) Rückenschule
   b) Erlernen physiologischer Bewegungsabläufe
   c) Übungen zur objektiven Verbesserung der Muskelkraft, Muskelausdauer und Koordination (Technik)

Die *medizinische Trainingstherapie* beinhaltet: Automobilisation, Autostabilisation, Rückenschule, Erlernen von physiologischen Alltagsbewegungen (Instruktion) sowie Übungen (= Training) zur Verbesserung der Muskelkraft, Muskelausdauer und Koordination (Technik).

Funktionsuntersuchung

Bei der Funktionsuntersuchung stellt sich die Frage, welche Strukturen auf die Beweglichkeit und die Bewegungen Einfluß haben können. Untersucht werden:

Anatomisches Gelenk

(zwei knöcherne Gelenkpartner mit Gelenkknorpel, Ligamenten und intraartikulären Geweben)

Pathologische Veränderungen

Degeneration – Regeneration der Gelenkstrukturen, Schädigungen der:

1. Ligamente (sind die Ligamente eines Gelenkes geschädigt, entsteht reflektorisch eine Dysfunktion anderer Gelenke und Muskelsynergien)
2. Gelenkkapsel
3. Knochenstruktur
4. Gelenkknorpel
5. Meniski
6. Disci intervertebrales.

Physiologisches Gelenk

(anatomisches Gelenk einschließlich umliegender bzw. zugehöriger Weichteile, deren Blutversorgung und Innervation)

Pathologische Veränderungen

1. siehe anatomisches Gelenk
2. Muskeldysfunktion:
   a) schmerzhafte Muskeln
   b) verkürzte Muskeln
   c) abgeschwächte Muskeln
3. Neurologische Störungen
4. Koordinationsstörungen.

Die Störung am Bewegungsapparat (Skelett-Muskel-System) wird als „somatische Dysfunktion" bezeichnet und ist folgendermaßen gegliedert:

1. Schmerzen
2. Gelenkdysfunktion (anatomisches Gelenk):
   a) Hypomobilität
   b) Hypermobilität
3. Muskeldysfunktion:
   a) schmerzhafte Muskeln
   b) verkürzte Muskeln
   c) abgeschwächte Muskeln
   d) Koordinationsstörungen (Zentralnervensystem)
4. Gewebsveränderungen
   (z.B. Bindegewebsveränderungen, Narbengewebe).

Schmerzen, Gelenk- und Muskeldysfunktion sowie Gewebsveränderungen sind oft gemeinsam zu finden. Sie müssen mit unterschiedlichen Techniken behandelt werden. Es empfiehlt sich daher, eine genaue Funktionsuntersuchung durchzuführen, damit kein Befund übersehen wird. Um eine Funktionsdiagnose (Stellungsdiagnose – Beweglichkeitsdiagnose) erstellen zu können, muß die Schmerz- bzw. Störungsursache genau lokalisiert werden. Der Untersucher muß die Biomechanik kennen und pathologische Veränderungen beurteilen, um herauszufinden, welche Strukturen des physiologischen Gelenkes die Störung verursachen. Damit kein Befund übersehen wird, sollte die Funktionsuntersuchung nach einem bestimmten Schema vorgenommen werden. (Das Untersuchungsschema ist nachzulesen bei Frisch 1989.)

Untersuchungsblock (nach Frisch)

Anamnese

Bei Schmerzen und/oder Funktionsstörungen am Bewegungsapparat sollte die Anamnese unter anderem folgende wichtige Fragestellungen enthalten (nach Frisch):
1. Was schmerzt und/oder ist funktionsgestört? (Lokalisation)
2. Seit wann bestehen Schmerzen und/oder Funktionsstörungen? (Störungszeiten)
3. Wie sind die Schmerzen und/oder die Funktionsstörungen? (Störungscharakter)
4. Wodurch werden die Schmerzen und/oder die Funktionsstörungen ausgelöst? (Modalitäten der Auslösung und Veränderung)
5. Womit sind die Schmerzen und/oder die Funktionsstörungen verbunden? (Begleitphänomene)

Außerdem sollte die Anamnese auch Angaben über den Beruf, Nebentätigkeiten, sportliche Aktivitäten (wie oft pro Woche) und Hobbys enthalten. Eine weitere wichtige Frage ist, ob der Patient selbst die Ursache für seine Beschwerden erklären kann und ob er eine ungewohnte Tätigkeit ausgeübt hat.
1. Inspektion (Ruheinspektion der Formabweichung)
2. Aktive und passive Bewegungsprüfung:
   a) aktive Bewegungsprüfung = generelle Bewegungsinspektion (Knochen, Gelenkkapsel, Ligamente, Gleitflächen, Nerven, Psyche) (objektive Messungen, Abb. 1.1)

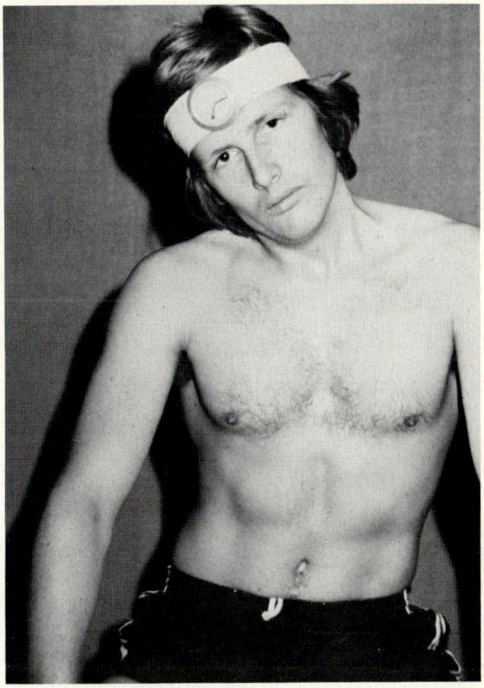

Abb. 1.**1** Objektive Messung der Rechtsseitneigung/Rechtsrotation der Halswirbelsäule mit einem Goniometer

   b) passive Bewegungsprüfung = generelle Bewegungspalpation (Knochen, Gelenkkapsel, Ligamente, Gleitflächen, Dehnbarkeit der Muskulatur)
3. Palpation (Detailpalpation: Schmerzen und Strukturveränderungen)
4. Translatorische Gelenkteste (Kaltenborn 1982, Mennell 1952) = „Tiefenpalpation" (Traktion – Kompression – Gleiten)
5. Muskelteste:
   a) Schmerzteste: Bei schwachen und schmerzhaften Muskeln genügt es in der Regel, diese aus der mittleren bis zur inneren Bewegungsbahn zu testen. Da Überbelastungen (Insertionstendopathien) häufig durch Beanspruchung der Muskulatur aus Dehnstellung mit exzentrischer Muskelarbeit auftreten, muß der Schmerzprovokationstest auch aus Dehnstellung durchgeführt werden (Abb. 1.**2**)
   b) Verkürzungsteste (Abb. 1.**3**) (Evjenth u. Hamberg 1981)
   c) Muskelkraftteste (objektive Messungen) (Abb. 1.**4**). Bei den Widerstandstesten auf Kraft muß der Untersucher berücksichtigen, daß es hierbei gleichzeitig zu einer Kompression im Gelenk kommt. Diese Gelenkkompression wiederum kann Schmerzen beim Muskelkrafttest verursachen.
   d) Muskelausdauerteste (objektive Messungen) (Abb. 1.**5**, zum Muskelausdauertest bis zur Erschöpfung für die Abduktoren des Hüftgelenkes mit 2 kg Widerstand, dynamische Muskelarbeit, Abb. 2.**180**)

Mit Hilfe einer Funktionsuntersuchung kann der Therapeut beurteilen, ob die Gelenke normal und schmerzfrei beweglich sind und ob sie die erforderliche Stabilität

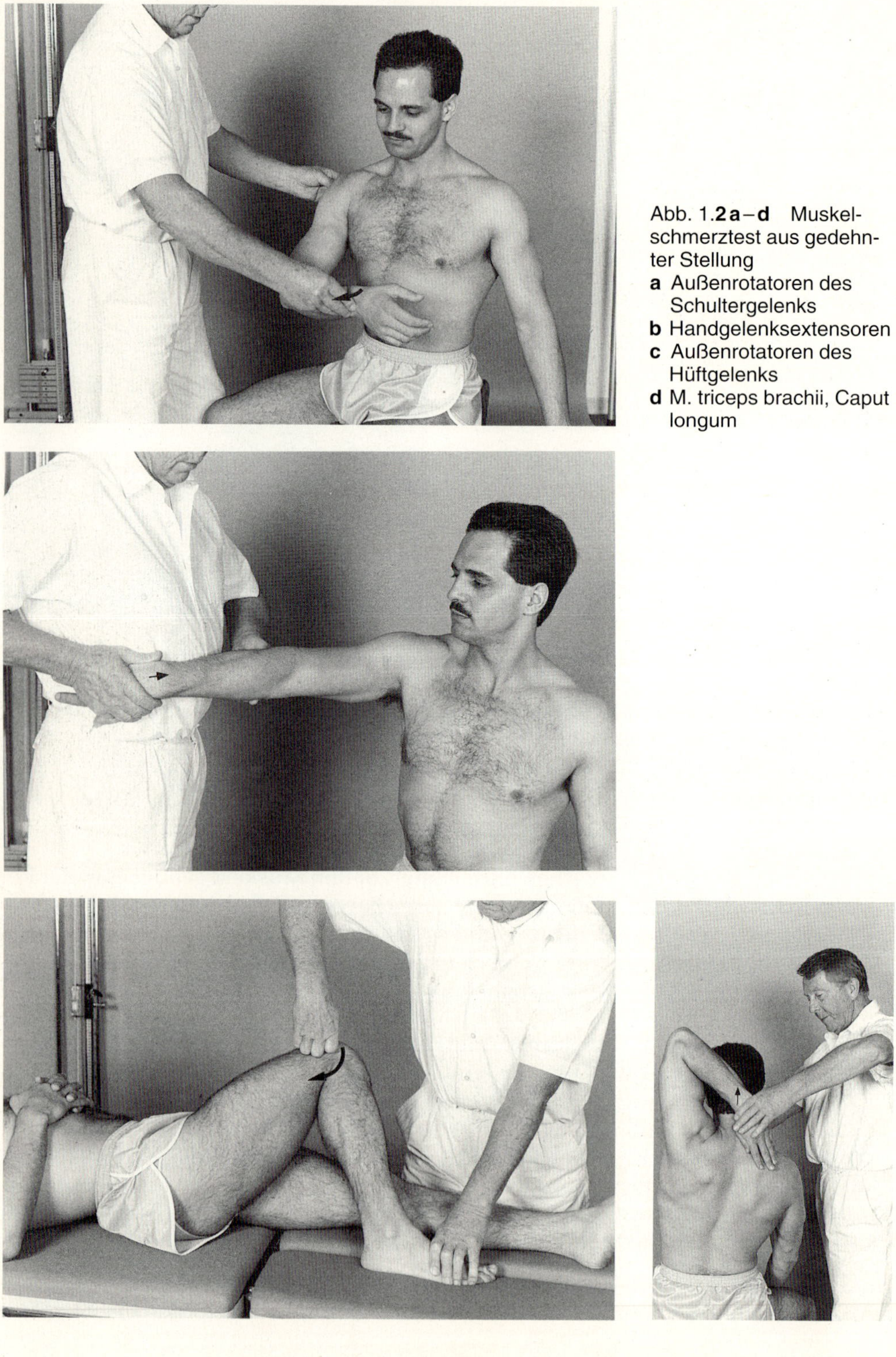
a

b

c

d

Abb. 1.**2a–d** Muskelschmerztest aus gedehnter Stellung
a Außenrotatoren des Schultergelenks
b Handgelenksextensoren
c Außenrotatoren des Hüftgelenks
d M. triceps brachii, Caput longum

Abb. 1.**3 a** u. **b** Verkürzungstest

a M. tensor fasciae latae und Tractus iliotibialis

b Adduktoren des Hüftgelenks (M. pectineus, M. adductor brevis, M. adductor longus und M. iliopsoas)

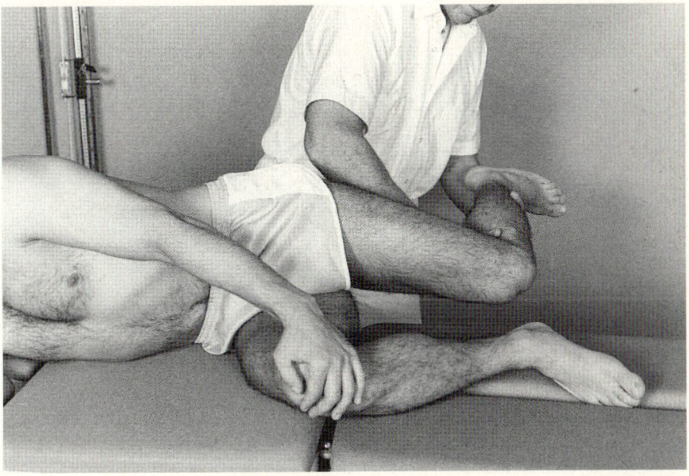

a

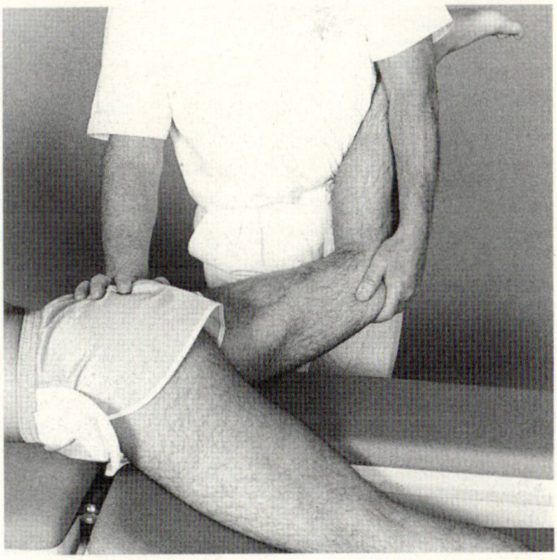

b

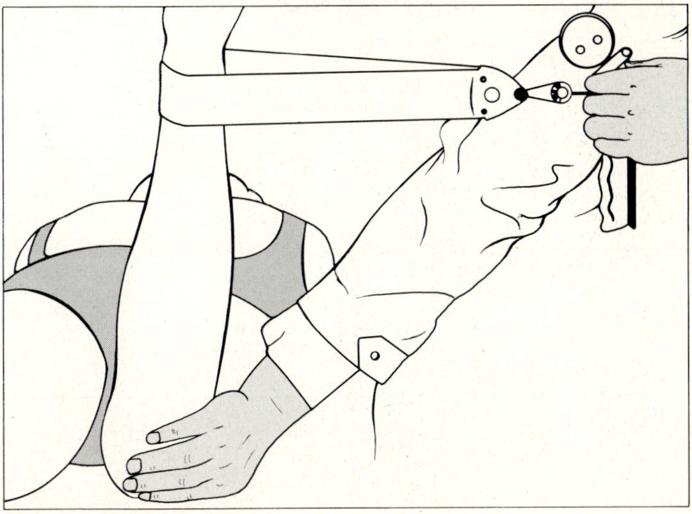

Abb. 1.**4** Objektiver Muskelkrafttest für die Außenrotatoren des Hüftgelenks, ausgeführt mit einem Dynamometer

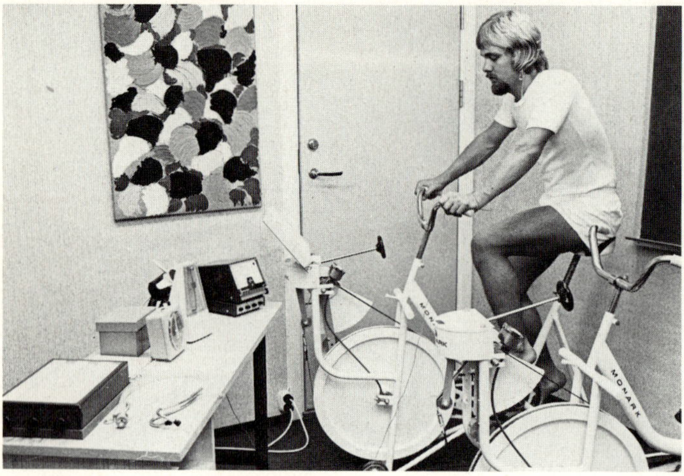

Abb. 1.**5** Genereller Ausdauertest. Sauerstoffaufnahme und Vitalkapazität

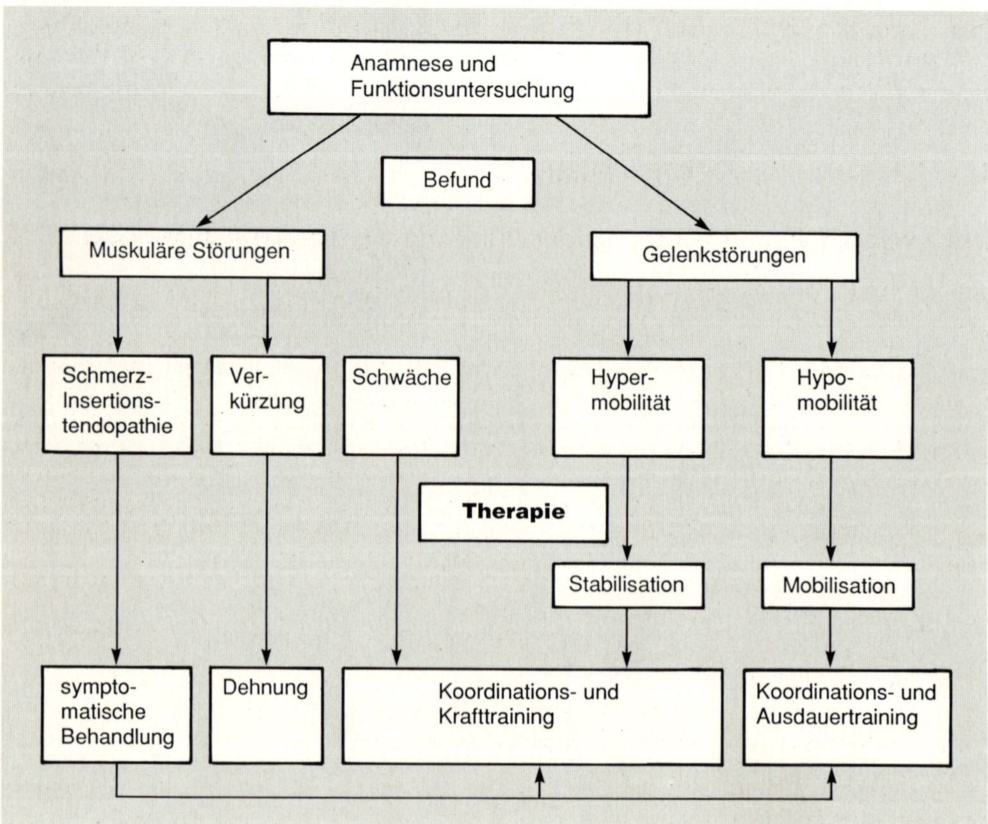

Abb. 1.**6** Untersuchungs- und Therapieschema

haben. Wenn Befunde erhoben werden, muß der Therapeut beurteilen, ob diese wahrscheinlich arthrogen, muskulär, neurogen, vasogen, vegetativ oder eine Kombination dieser Faktoren sind. Erst dann wird es ihm möglich sein, gezielt zu behandeln.

Je nach Befund wird dann eine entsprechende Probebehandlung durchgeführt. Liegt die Ursache für eine Bewegungseinschränkung im Gelenk selbst, erfolgt die Probebehandlung mittels Traktion. Verursacht ein verkürzter Muskel Schmerzen und / oder Bewegungseinschränkung (wobei das aktive Rollgleiten im Gelenk erhalten ist), wird als Probebehandlung der verkürzte Muskel gedehnt (Evjenth u. Hamberg 1981).

Verkürzte Muskeln hemmen ihre Antagonisten; daher ist es meist notwendig, nach einer Dehnungsbehandlung des verkürzten Muskels den abgeschwächten Antagonisten zu trainieren.

Ein normal funktionierender Muskel hat eine optimale Durchblutung sowie Innervations- und Bewegungsfähigkeit. Kontraktionsvermögen und Dehnbarkeit sind normal; außerdem sind die Bewegungen schmerzfrei. Muskeldehnung und Krafttraining eines Muskels sind für die Erhaltung einer normalen Funktion unerläßlich.

Nur wenn der Therapeut Patienten mit einer Dysfunktion auf Funktionsstörungen untersucht, kann er mit der Zeit lernen, Abweichungen von der „Norm" zu erkennen, sie zu beurteilen und eine entsprechende Probebehandlung vorzunehmen. Erfahrungen und Geschicklichkeit des Therapeuten sind nötig, um eine Dysfunktion richtig zu erkennen und gezielt zu behandeln (Abb. 1.**6**).

Beispiele für eine Funktionsuntersuchung

1. Muskulatur: Insertionstendopathien im Bereich der oberen Extremität

Insertionstendopathien treten in den meisten Fällen nach Überbelastungen der Muskulatur aus gedehnter Stellung auf. Am häufigsten sind im Bereich der oberen Extremität die Hand- und Fingerextensoren und die Außenrotatoren des Schultergelenks zusammen mit dem hinteren Anteil des M. deltoideus und dem Caput longum des M. triceps brachii betroffen. Der entsprechende *Schmerztest* muß immer in der Stellung vorgenommen werden, in der der Patient seine Überbelastungsbeschwerden bekommen hat, also in der Regel aus der *Dehnstellung* (Abb. 1.**2**). Außerdem ist es nötig, die entsprechenden Antagonisten auf Verkürzung zu testen, da verkürzte Antagonisten ihre Agonisten hemmen. In der Behandlung wird zuerst der verkürzte Antagonist gedehnt, bevor der schwache und schmerzhafte Muskel gekräftigt wird, mit dem Ziel einer schmerzfreien Anspannung aus gedehnter Stellung durch die gesamte Bewegungsbahn (s. „Dosierungs- und Übungsauswahl", S. 41 f).

Die *Dehnstellung* der Muskulatur ist von großer Bedeutung, da sie zum einen Aufschluß gibt über die *Muskellänge* (Verkürzungstest) und *schmerzhafte Muskeln* (Schmerztest), und zum anderen als Ausgangsstellung für das *Auftrainieren* der abgeschwächten und schmerzhaften Muskulatur dient (Ziel der Behandlung).

2. Gelenk/Muskulatur: schmerzhafte Hypermobilität im Akromioklavikulargelenk

Patienten mit Funktionsstörungen des Akromioklavikulargelenkes klagen einerseits über Gelenkschmerzen und sehr oft auch über in die Lateralseite des Oberarmes ausstrahlende Schmerzen in extremen Schultergelenkstellungen wie Flexion/Abduktion/Außenrotation oder Extension/Adduktion/Innenrotation ober beim Halten und gleichzeitigen Bewegen eines Gegenstandes mit angehobenem Arm. Eine der Hauptursachen für Schmerzen sowie Hypermobilität (später Arthrose) im Akromioklavikulargelenk ist die ungenügende Stabilisation der Skapula am Thorax aufgrund einer Muskeldysbalance der gesamten Skapulamuskulatur. Wie die Abb. 1.**20a** u. **b** zeigt, ist der Patient nicht in der Lage, mit Hilfe des mittleren und unteren Anteils des M. trapezius, der Mm. rhomboidei und des M. serratus anterior seine Skapula einzustellen und am Thorax zu fixieren, so daß es zu einer Scapula alata und damit auch zur Überbelastung und Kompression des Akromioklavikulargelenkes bei Armbewegungen kommt.

Um diese schmerzhafte Funktionsstörung feststellen zu können, ist es nötig, außer den üblichen Tests – wie Kompression/Traktion/Gleiten – das Gelenk mit einer Bewegung über einen langen Hebel (Arm) zu provozieren, wie es die Abb. 1.**7a–c** zeigt. Dieser Provokationstest für das Akromioklavikulargelenk ist differentialdiagnostisch von Bedeutung, um zu unterscheiden, ob die in den Arm ausstrahlenden Schmerzen vom Akromioklavikulargelenk, von den Schultergelenksaußenrotatoren zusammen mit dem hinteren Deltaanteil und dem langen Trizepskopf (Schmerztest aus Dehnstellung) oder durch eine Funktionsstörung im Bereich der Halswirbelsäule (Spurling-Test = Kompressionstest: Foramina intervertebralia) verursacht werden.

Außerdem müssen die oben genannten Skapulafixatoren auf Kraft und die entsprechenden Antagonisten auf Verkürzung getestet werden.

Die Behandlung besteht aus der Dehnung der verkürzten Muskulatur, der Kräftigung der abgeschwächten Muskulatur sowie der Instruktion des Patienten, extreme Gelenkbewegungen zu vermeiden. Hierzu ist außerdem das Auftrainieren der Innenrotatoren des Schultergelenks erforderlich, um eine extreme Außenrotation rechtzeitig abbremsen zu können.

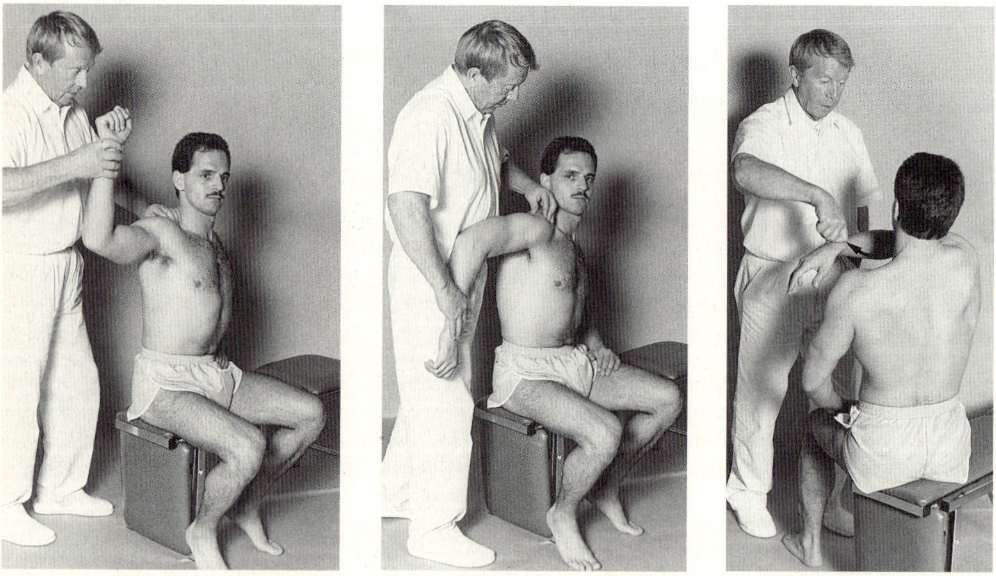

a b c

Abb. 1.**7a–c** Provokationsteste für das Akromioklavikulargelenk

a Palpation der Gelenkbeweglichkeit bei 90° Abduktion und maximaler Außenrotation des Schultergelenks (= verriegelte Stellung für das Schultergelenk)

b Palpation der Gelenkbeweglichkeit bei 90° Abduktion und maximaler Innenrotation des Schultergelenks

c Kompressionstest für das Akromioklavikulargelenk: Beim Halten des Armes gegen den Widerstand des Therapeuten kommt es aufgrund der fehlenden Skapulafixation am Thorax zur Scapula alata und zur Kompression im Akromioklavikulargelenk

Dysfunktion

Um eine Dysfunktion gezielt behandeln zu können, ist es nötig, die normalen physiologischen Kombinationsbewegungen zu kennen. Ebenso wie an den Extremitätengelenken finden auch in der Wirbelsäule die Bewegungen im diagonalen Muster statt. In der Brust- und Lendenwirbelsäule (Th4/Th5 bis L5/S1) ist im Flexionsmuster die Seitneigung kombiniert mit einer Rotation zur selben Seite (Flexion/Rechtsseitneigung/Rechtsrotation oder Flexion/Linksseitneigung/Linksrotation); im Extensionsmuster ist die Seitneigung kombiniert mit einer Rotation zur Gegenseite (Extension/Rechtsseitneigung/Linksrotation oder Extension/Linksseitneigung/Rechtsrotation). In der Halswirbelsäule (C2–C7, funktionell bis Th3/Th4) ist die Begleitrotation unabhängig von Flexion oder Extension immer gleichsinnig zur Seitneigung, in den Kopfgelenken (Okziput/C1/C2) ist sie gegensinnig zur Seitneigung.

Die normale motorische Entwicklung spielt nicht nur bei Kindern, sondern auch bei Erwachsenen eine Rolle; daher muß sie zusammen mit den physiologischen Bewegungen der Extremitäten- und der Wirbelsäulengelenke als roter Faden bei der Untersuchung und Behandlung von Patienten gesehen werden (Ellingsen 1976).

Dominierend bei den frühkindlichen Bewegungsmustern ist die Flexion: Die Extension entwickelt sich während der ersten 4–5 Monate und zuletzt schließlich die Drehbewegung. Mit zunehmendem Alter, bei Verletzungen oder anderen Schädigungen ist die Rotation oft die erste Bewegung, die zurückgeht. Es fällt auf, daß der moderne Mensch aufgrund seiner überwiegend sitzenden Lebensweise nur noch über wenig Körperdrehung und Extension verfügt. Diese beiden wichtigen Bewegungen fehlen dem bewegungsarmen Menschen von heute, da die meisten körperlichen Aktivitäten bei Alltagsbewegungen und auch bei gymnastischen Übungen hauptsächlich im Flexionsmuster ausgeführt werden. Arbeiten, wie Gardinen aufhängen oder einen Gegenstand von unten nach oben bewegen, werden häufig in einem falschen Bewegungsmuster (wie Extension kombiniert mit Seitneigung und Rotation zur selben Seite und mit Belastung des falschen Beines) vorgenommen.

Inaktivität und/oder pathologische Veränderungen bewirken einen Rückschritt in der motorischen Entwicklung, auch wenn das Zentralnervensystem normal strukturiert ist, d.h., unsere Patienten vergessen die Ausführung eines physiologischen Bewegungsablaufes, und die automatischen Reaktionen sind nicht adäquat (z.B. schlechte Gleichgewichtsreaktion).

In der Regel wird die motorische Entwicklung nur bei der Behandlung von neurologischen Patienten (z.B. mit PNF-Techniken) und Kindern mit frühkindlichem Hirnschaden (z.B. Behandlung nach Bobath oder Vojta) beachtet. Sie ist aber bei der Behandlung aller Patienten wichtig und sollte deshalb berücksichtigt werden.

Von großer Bedeutung sind auch die tonischen Nackenreflexe. Sie regeln zusammen mit den Labyrinthreflexen die Lage- und Bewegungsbeziehung zwischen Kopf und Körper. Die verantwortlichen Rezeptorenfelder für diese Reflexmechanismen befinden sich in den Gelenkkapseln der oberen Halswirbelsäule, in den sog. Kopfgelenken (Okziput/C1/C2) (Buchmann 1979). Die tonischen Nackenreflexe spielen auch im späteren Leben eine wichtige Rolle, insbesondere bei der Regulierung des Muskeltonus und der Stellung des Körpers. Bei aufrechter Stellung der Halswirbelsäule und freier Beweglichkeit der Kopfgelenke (wie bei Tänzern, Fechtern usw.) sind die Nackenreflexe wirksam und beeinflussen den Muskeltonus positiv (Abb. 1.8**a**).

Liegt eine Dysfunktion vor, werden diese normalen Reflexe nicht genutzt. Sie verkümmern oder gehen schließlich verloren. Bei pathologischen Veränderungen (z.B. Hypomobilität der Kopfgelenke oder Fehlhaltung wie Hyperlordose C4/C5) sind die Nackenreflexe und damit auch die Stellung des Körpers gestört. Aber auch ohne pathologische Veränderungen können scheinbar gesunde Menschen Störungen im physiologischen Bewegungsablauf und ausgeprägte Muskeldysfunktionen bekommen (veränderter motorischer Stereotyp) (Abb. 1.8**b**).

Sehr häufig findet sich eine Dysbalance zwischen verkürzter und abgeschwächter Muskulatur. In der Regel neigen Flexoren zur Verkürzung und Extensoren zur Abschwächung, mit Ausnahme der oberen tiefen Nackenmuskulatur und des M. erector spinae lumborum, welche verkürzt sein können.

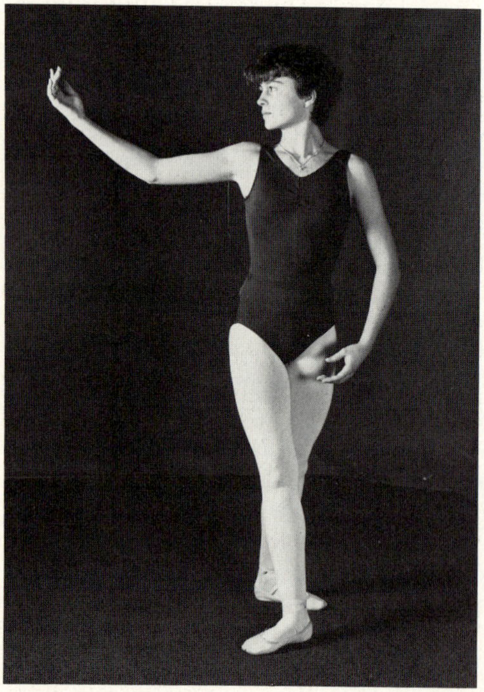

a

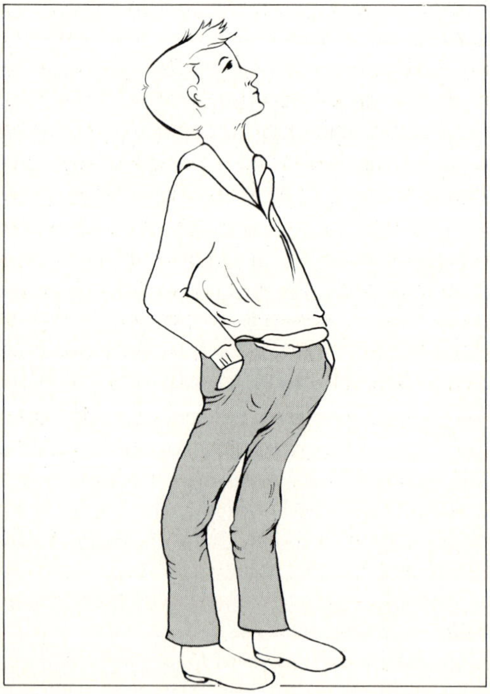

b

Abb. 1.**8a** Funktionelle Körperhaltung bei einer Tänzerin

Abb. 1.**8b** Veränderter motorischer Steretyp („easy standing position")

Bei sehr vielen Patienten sind Asymmetrien im Bereich der Halswirbelsäule, der Schulter und des Armes (=HSA-Region nach Frisch 1989) sowie Asymmetrien im Bereich der Hüftgelenke, des Beckens und der Lendenwirbelsäule (=HBL-Region) zu finden. So sind in der HSA-Region die oberen tiefen Nackenmuskeln, der obere Anteil des M. trapezius, die Mm. scaleni, der M. levator scapulae und der M. sternocleidomastoideus häufig verkürzt, während die langen Nacken- und die prävertebralen Halsmuskeln, die interskapuläre Muskulatur und die unteren Schulterblattfixatoren abgeschwächt sind.

Ein verkürzter M. pronator teres kann z. B. den gesamten Bewegungsablauf des Armes stören. Durch die Muskelverkürzung ist die maximale Supination des Unterarmes behindert. Der Patient muß diese Bewegungseinschränkung durch eine Außenrotation im Schultergelenk und eine vermehrte Bewegung der Skapula nach kranial und medial kompensieren, wodurch es wiederum zur Funktionsstörung der Schultergelenks- und Schultergürtelmuskulatur kommen kann.

Im Bereich der HBL-Region können die Mm. erector spinae, iliopsoas, rectus femoris, tensor fasciae latae, die Außenrotatoren, die Adduktoren und die Ischiokruralmuskulatur verkürzt sein, die Bauch- und Gesäßmuskulatur dagegen abgeschwächt. Eine Verkürzung des M. tensor fasciae latae, des Tractus iliotibialis und der Außenrotatoren des Hüftgelenks kann Schmerzen auf der lateralen Seite des Ober- und Unterschenkels verursachen. Eine Adduktorenverkürzung kann eine Beinlängendifferenz von 1–2 cm bewirken. Eine sehr häufig zu findende Dysfunktion im Bereich der unteren Extremitäten ist die starke Verkürzung der langen und kurzen Zehenflexoren (mit gleichzeitiger Verkürzung der Fascia plantaris pedis) sowie Verkürzung des M. triceps surae und des M. tibialis posterior. Hieraus resultiert eine Abschwächung der Mm. peronaei und besonders eine behinderte Dorsalextension im oberen Sprunggelenk. Patienten mit dieser Dysfunktion müssen die fehlende Dorsalextension im oberen Sprunggelenk durch eine Hyperextension im Knie- und Hüftgelenk und eine vermehrte Außenrotation im Hüftgelenk kompensieren. Dies hat zur Folge, daß diese Patienten beim Stehen und Gehen die Zehenflexoren, den M. triceps surae, den M. rectus femoris, die Ischiokruralmuskulatur und die Außenrotatoren des Hüftgelenks nicht in Dehnstellung bringen können, da sie aufgrund der fehlenden Dorsalextension im oberen Sprunggelenk in der Gangfunktion nicht vom Fußaußenrand bis über die Großzehe abrollen (sondern über das Os naviculare = kürzerer Hebel) und somit auch das Hüftgelenk nicht extendieren und innenrotieren, woraus wiederum eine Verkürzung der oben genannten Muskeln resultiert („Circulus vitiosus"). Patienten mit der beschriebenen Dysfunktion können wegen der fehlenden Dorsalextension im oberen Sprunggelenk nicht in der Hocke sitzen und dabei die Fersen auf dem Boden stehen lassen.

Alle physiologischen Gelenke haben ihre Funktion. Liegt in nur einem Gelenk eine Funktionsstörung vor, kann sich dies negativ auf die gesamte Stellung und Bewegung des Körpers auswirken.

Pathologische Veränderungen können zu einer Dysfunktion führen, und umgekehrt kann eine Dysfunktion pathologische Veränderungen verursachen (S. 3 f, physiologisches Gelenk: pathologische Veränderungen).

Ursachen einer Dysfunktion

1. Muskuläre Faktoren:
   a) verkürzte Muskulatur
   b) abgeschwächte Muskulatur
2. Neuromuskuläre Faktoren:
   (im Alter von 8–12 Jahren lernt man 80% der Koordination/Technik)
3. Ausgangsstellungen:
   a) falscher motorischer Stereotyp
   b) falsche Arbeitshaltung und -bewegung
   c) Gewohnheitshaltung (veränderte Statik)
4. Konstitutionstypen:
   a) Astheniker/Pykniker
   b) Hypermobilität/Hypomobilität
5. Angeborene Anomalien, z.B. Blockwirbel
6. Mechanische Läsionen:
   a) Frakturen
   b) Blockierungen usw.
7. Degenerative Prozesse, z.B. Koxarthrose
8. Schmerzen
9. Bindegewebsveränderungen, z.B. Narbengewebe

Funktionelle Störungen im Bereich der Übergangsregionen der Wirbelsäule

1. lumbosakraler Übergang (L4 / L5 / S1):
   Hypermobilität in Extension sowie der Kombinationsbewegung: Extension, Lateralflexion und Rotation
2. thorakolumbaler Übergang (Th11 / Th12):
   Hypermobilität in Extension sowie der Kombinationsbewegung: Extension, Lateralflexion und Rotation
3. Th3 / Th4, Th4 / Th5
   Hypermobilität in Extension
4. C7 / Th1 / Th2:
   Hypomobilität in Extension sowie der Kombinationsbewegung: Extension, Lateralflexion und Rotation
5. C4 / C5:
   Hypermobilität in Extension sowie der Kombinationsbewegung: Extension, Lateralflexion und Rotation
6. C2 / C3:
   Hypomobilität der Kombinationsbewegung: Extension, Lateralflexion und Rotation (besonders häufig links)
7. Okziput / C1 / C2:
   Hypomobilität in Flexion
   Hypermobilität in Extension

Hypomobilität

Hypomobilität bedeutet, daß das Bewegungsausmaß eines Extremitätengelenkes oder Bewegungssegmentes der Wirbelsäule eingeschränkt ist. Es wird unterschieden zwischen:

1. Ankylose (= irreversible Hypomobilität)
2. stark eingeschränkter Beweglichkeit
3. wenig eingeschränkter Beweglichkeit.

Die Einschränkung der aktiven und passiven Beweglichkeit in einem Gelenk entsteht durch strukturelle oder funktionelle Veränderungen an den Gelenkflächen oder im Weichteilmantel (Gelenkkapsel, Ligamente, Muskulatur). Dadurch wird die normale Lage der Umdrehungsachse verändert. Durch die Verlagerung der Umdrehungsachse kommt es anstatt zu einer Gleitbewegung zu einer Kippung des bewegten Gelenkpartners und damit zur Kompression der Gelenkflächen (Frisch 1989).

Die Funktionsuntersuchung muß klären, welche Strukturen des physiologischen Gelenkes die Bewegungseinschränkung verursachen und ob eine reversible Hypomobilität vorliegt (Abb. 1.**9**).

Da es sehr schwer ist, Normalwerte festzulegen, wird bei den Extremitätengelenken im Seitenvergleich untersucht. An der Wirbelsäule werden die benachbarten Bewegungssegmente miteinander verglichen. Man spricht von Hypomobilität (oder Hypermobilität) im Verhältnis zum Nachbarsegment.

Soll ein Gelenk mobilisiert werden, muß auch die zum anatomischen Gelenk gehörende Muskulatur so funktionstüchtig sein, daß sie das Gelenk durch die gesamte Bewegungsbahn führen kann. Das bedeutet im einzelnen: Die Muskulatur muß ihre normale Länge haben; sie darf also nicht verkürzt sein. Sie muß gegen geringen und großen Widerstand arbeiten können, langsam und schnell, statisch und dynamisch. Kraft und Ausdauer müssen ausreichend, die Koordination darf nicht gestört sein.

Alle genannten Qualitäten sind für die aktive Bewegung eines Gelenkes oder Wirbelsäulensegmentes durch die gesamte physiologische Bewegungsbahn nötig. Ist nur eine der oben aufgeführten Voraussetzungen für eine funktionelle Bewegung durch die gesamte Bahn nicht gegeben, kommt es immer wieder zur Bewegungseinschränkung, zur Hypomobilität.

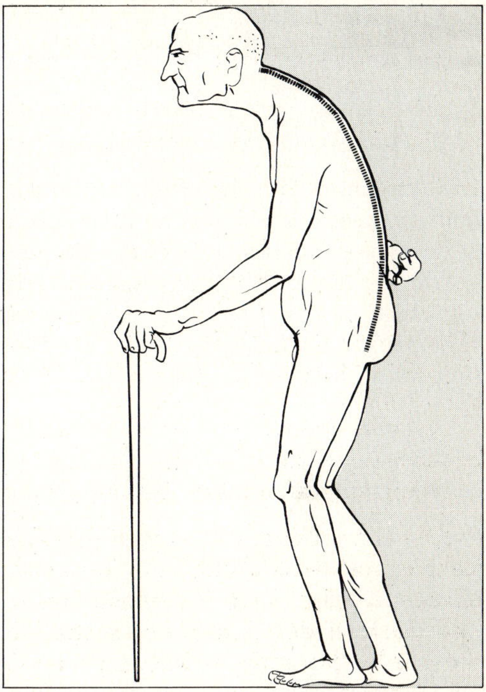

Abb. 1.**9** Beispiel für eine irreversible Hypomobilität

Behandlung der Hypomobilität

Behandlung der reversiblen Hypomobilität bedeutet Mobilisation der Bewegungseinschränkung (Gelenk und der dazugehörigen Muskulatur).

Die Behandlung besteht aus folgenden Maßnahmen (Frisch u. Mitarb. 1988):

1. Weichteiltechniken:
   a) Massagen: Muskelmassage ⟶ Durchblutungsförderung / Stoffwechselanregung / Detonisierung der Muskulatur
   Quermassage ⟶ Muskelentspannung und Schmerzlinderung über das y-System, Lösung von Verklebungen
   Bindegewebsmassage ⟶ lokale und reflektorische Veränderungen der Durchblutung, Sekretion und Motorik
   Periostmassage ⟶ Schmerzlinderung durch Sekundärschmerz am Periost
   b) *postisometrische Entspannung* bei Muskelhypertonus
   c) *Muskeldehnung* (des bindegewebigen Anteils) verkürzter Muskulatur bei normalem Gelenkspiel in der postisometrischen Entspannungsphase
   d) *Selbstdehnung*
   e) Übungen zur Verbesserung der *Muskelkraft, Muskelausdauer und Koordination (Technik)*

2. Gelenktechniken:
   a) *Mobilisation:* Traktion → Schmerzlinderung
Bewegungsförderung
Gleitmobilisation → Bewegungsförderung
   b) *Automobilisation* zur Förderung und Erhaltung der Beweglichkeit der Gelenke

Die aktiven spezifischen Mobilisationsübungen haben große Bedeutung, denn es hat keinen Zweck, passiv zu mobilisieren oder zu manipulieren, wenn nicht anschließend aktive spezifische Mobilisationen durchgeführt werden (Brodin 1967).

Die Automobilisationen werden aus bestimmten Ausgangsstellungen und mit verschiedenen Hilfsmitteln wie Kissen, Gurten, speziell konstruierten Mobilisationsbänken und Zugapparaten vorgenommen (Abb. 1.**10 a – e**) (s. Übungsbeispiele im praktischen Teil).

Abb. 1.**10a–e** Beispiele für spezifische Automobilisationen. Durch die gewählte Ausgangsstellung wird bestimmt, in welchem Wirbelsäulenabschnitt der Mobilisationseffekt erfolgt ►

a Automobilisation für die untere Lendenwirbelsäule

b Automobilisation für den thorakolumbalen Übergang

c Automobilisation für die mittlere Brustwirbelsäule

d Automobilisation für die obere Lendenwirbelsäule zru Verbesserung der Kombinationsbewegung (= physiologischer Bewegungsablauf) aus Extension, Rechtsseitneigung und Linksrotation. Die untere Lendenwirbelsäule und das Becken sind durch die leichte Beinspreizung und die stärkere Belastung des rechten Beines stabilisiert

e Automobilisation für die untere Brustwirbelsäule zur Verbesserung der Kombinationsbewegung aus Extension, Linksseitneigung und Rechtsrotation. Die Lendenwirbelsäule ist in Extension und durch die Unterlagerung der rechten Beckenhälfte in Rechtsseitneigung eingestellt, so daß die mit dem Thorax ausgeführte Rechtsrotation für die Lendenwirbelsäule unphysiologisch wird

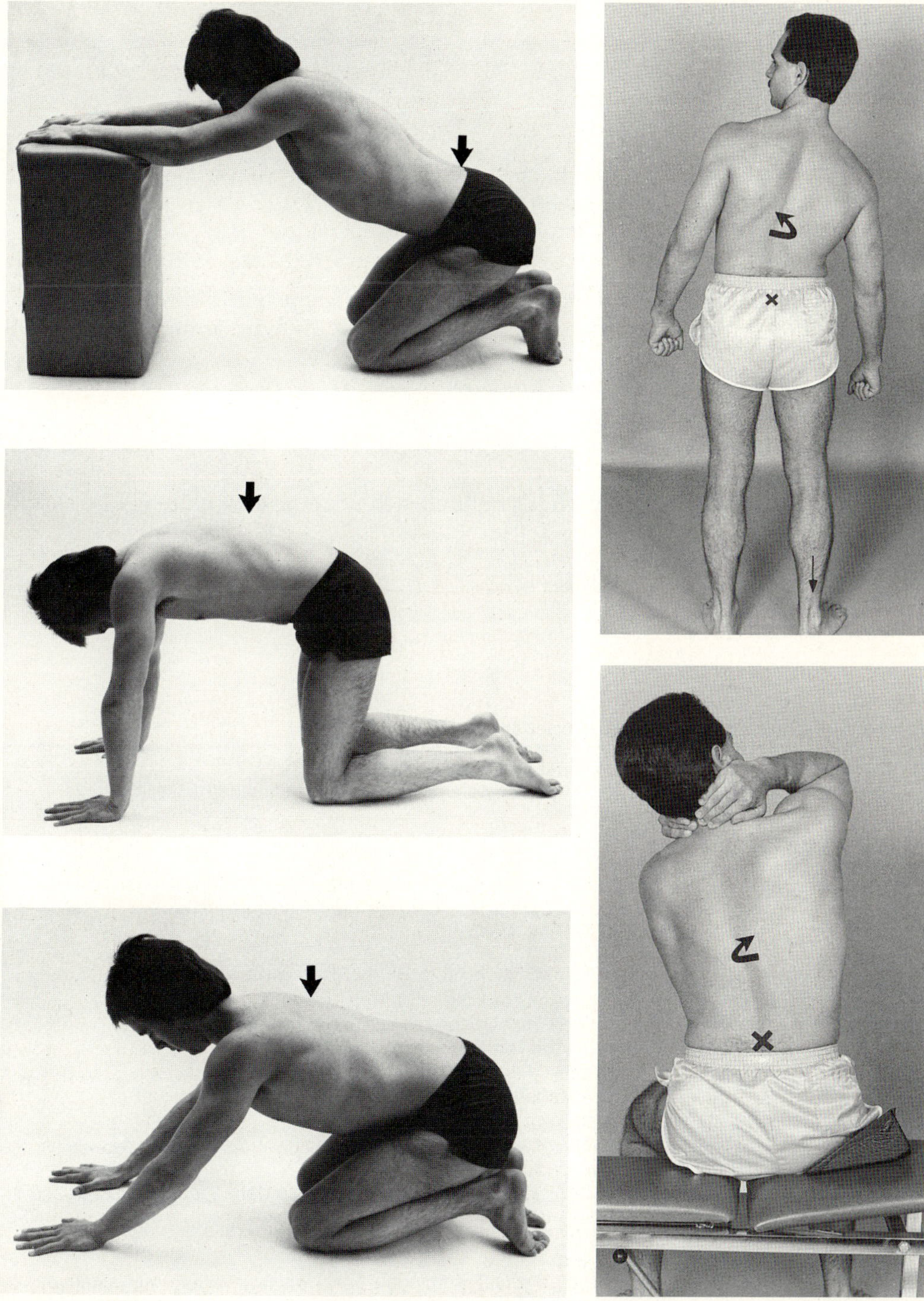

Abb. 1.**10 a–e**

Hypermobilität

Hypermobilität (Tab. 1.**1**) bedeutet, daß das Bewegungsausmaß eines Extremitätengelenkes oder Wirbelsäulensegmentes vergrößert ist. Es wird unterschieden zwischen:

1. leichter Hypermobilität ohne Schmerzen
2. Hypermobilität mit Schmerzen
3. völliger Instabilität (= stark vermehrte Beweglichkeit außerhalb des physiologischen Bewegungsraumes).
   Die Instabilität ist pathologisch. Es handelt sich um eine artikuläre Fehlfunktion.

Schmerzauslösung

1. Länger dauernde Fehlstellung
2. Länger dauernde Fehlbewegung

Tabelle 1.**1** Hypermobilität (nach Gustavsen u. Tilscher)

1. allgemeine (konstitutionelle) Hypermobilität	planmäßig erworbene Hypermobilität („Schlangenmenschen", Wettkampfturnerinnen) Astheniker Adipöse
2. lokale (segmentale Hypermobilität)	Übergangsregionen: a) lumbosakraler Übergang (L4/L5/S1) b) thorakolumbaler Übergang (funktionell: Th11/Th12) c) Th3/Th4, Th4/5 d) C4/C5 e) Okziput/Atlas/Axis (z. B. bei Rheumatikern) Kompensatorisch bei: a) angeborenen Bewegungseinschränkungen (z. B. Blockwirbel) b) erworbenen Bewegungseinschränkungen (Hypomobilität, Blockierung)
Krankmachende Faktoren	
1. Sport	Kunstturnen, Trampolinspringen, Speerwerfen, Ringen, (Handball) usw.
2. Traumen	Schleudertrama. Fehlbewegungen können zu Mikrotraumen führen
3. muskuläre Dekompensation	Beendigung sportlicher Aktivität (bei Hochleistungssportlern)
4. hormonelle Faktoren	Schwangerschaft, hormonale Empfängnisverhütung, Klimakterium
5. Fehlhaltung, Fehlbewegung	antalgische Schonhaltung, neuroorthopädische Erkrankungen
6. Chirotherapie	Fehlindikationen

3. „Delayed-stretch-pain" (Bänderschmerzen, die durch Überdehnung eines oder mehrerer Bänder entstehen. Diese Bänderschmerzen treten in extremen Gelenkstellungen nach einigen Sekunden auf und gehen erst allmählich wieder zurück, wenn die extreme Gelenkstellung verlassen wird. Handelt es sich dagegen um eine schmerzhafte Hypomobilität, verschwindet der Schmerz sofort nach Verlassen der schmerzhaften Gelenkstellung)

Schmerzlinderung: aktive „Ausgleichsbewegungen" bewirken eine Schmerzlinderung.

Konstitutionelle Hypermobilität

Die allgemeine konstitutionelle Hypermobilität muß nicht mit Schmerzen verbunden sein. Treten jedoch Schmerzen auf, handelt es sich um einen Krankheitsfall (Abb. 1.**11**).

Bei diesen Patienten findet man häufig das Bild des Belastungsschmerzes, da eine Diskrepanz zwischen geforderter statischer Belastung und Belastbarkeit besteht. Der Hypermobile benötigt für statische Belastungen eine besonders kräftige und gut koordinierte Muskulatur. Tatsächlich liegt aber in der Regel eine ausgeprägte Muskelinkoordination vor.

Segmentale Hypermobilität

Die lokale Hypermobilität eines Wirbelsäulensegmentes oder Extremitätengelenkes ist nicht immer mit Schmerzen verbunden. Kommt es zu Schmerzen, handelt es sich um einen Krankheitsfall (Abb. 1.**12**). Tab. 1.**1** zeigt, daß an der Wirbelsäule insbesondere die Übergangsregionen hypermobil sein können. Diese Patienten klagen über Schmerzen, wenn sich ein hypermobiles Gelenk über einen längeren Zeitraum in ei-

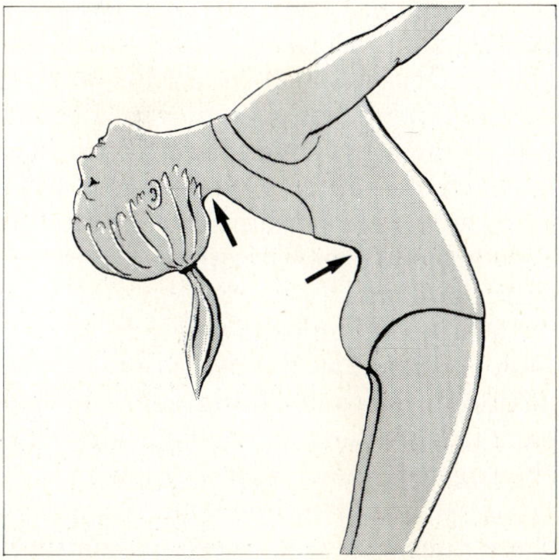

Abb. 1.**11** Allgemeine (konstitutionelle) Hypermobilität des Bewegungsapparates

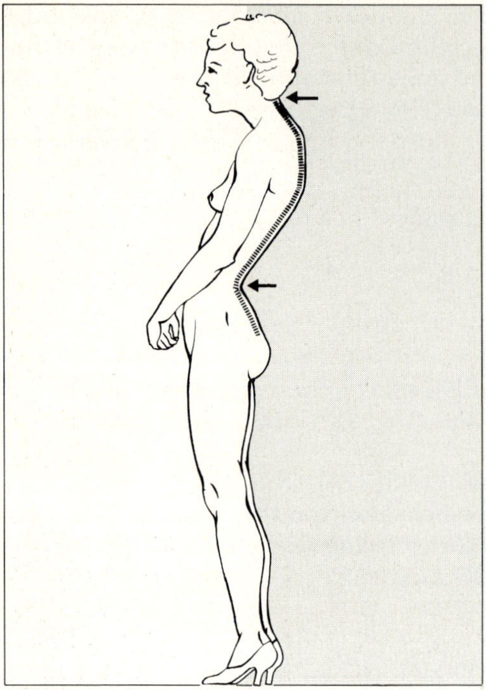

Abb. 1.**12** Segmentale Hypermobilität (L5/S1 und C4/C5)

ner extremen Endstellung befindet. Auch bei der segmentalen Hypermobilität findet man oft eine ausgeprägte Muskelinkoordination.

Beispiele

1. Halswirbelsäule: Hypermobilität C4/C5

Ist das Segment C4/C5 hypermobil, so liegt häufig gleichzeitig eine Hypomobilität der Segmente Okziput – C3 und des zervikothorakalen Übergangs vor. Zusätzlich findet sich in der Regel eine Muskeldysfunktion. Die obere tiefe Nackenmuskulatur ist verkürzt und schmerzhaft (insbesondere am Okziput). Dagegen sind die langen Nackenmuskeln abgeschwächt, und die prävertebrale Halsmuskulatur ist oft so schwach, daß Patienten oder auch scheinbar gesunde Menschen nicht in der Lage sind, den Kopf mit Hilfe der prävertebralen Halsmuskulatur aus der Rückenlage mit angestellten Beinen anzuheben und einige Sekunden zu halten (Kopf angehoben halten mit angezogenem Kinn und geöffnetem Mund). Bei diesem Test wird sofort die Muskeldysfunktion deutlich, d. h., es kommt zur Ventralflexion der Halswirbelsäule (Abb. 1.**13 a**). Werden Kopf und Halswirbelsäule aktiv geführt aus der Ventralflexion in Neutralstellung gebracht, kann der Patient diese Stellung in der Regel nicht aktiv halten und weicht in eine Dorsalextension aus (Abb. 1.**13 b**). Patienten mit oben beschriebenen Symptomen haben eine geänderte Statik. Sie „hängen" in ihren prävertebralen Halsmuskeln. Angespannt sind M. masseter, M. temporalis und die oberen tiefen Nackenmuskeln. Häufig findet sich eine Hyperlordose C4/C5. Hier-

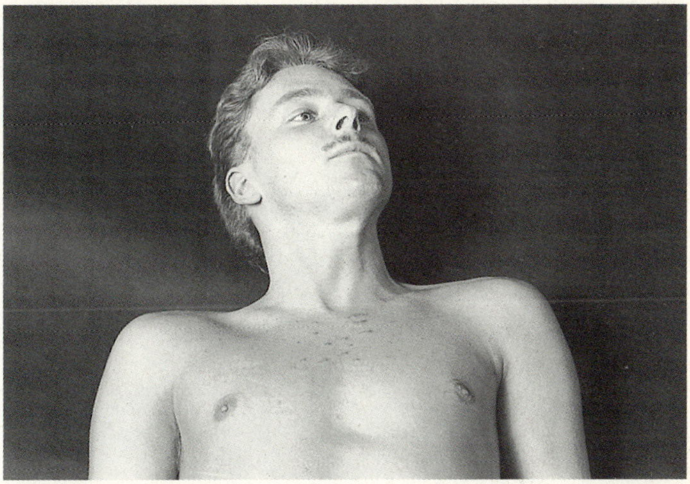

a

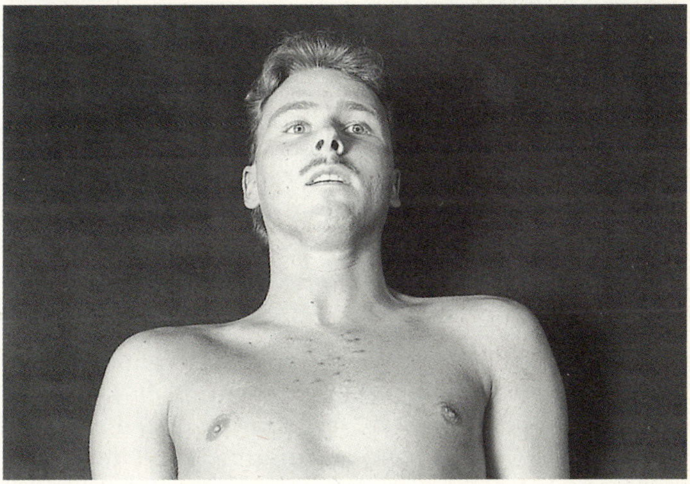

b

Abb. 1.**13 a** u. **b** Test für die prävertebrale Halsmuskulatur aus Rückenlage mit angestellten Beinen
a Der Patient ist nicht in der Lage, seinen Kopf mit Hilfe der prävertebralen Halsmuskulatur gegen die Schwerkraft zu halten; daher kommt es zur Dorsalextension, Rechtsseitneigung und Linksrotation (Asymmetrie und unphysiologische Bewegung für die HWS)
b Test für die prävertebrale Halsmuskulatur: Der Patient hält den Kopf und die HWS mit geöffnetem Mund gegen die Schwerkraft ohne Ausweichbewegung

aus resultieren eine Hypermobilität C4/C5, eine Hypomobilität der zervikothorakalen Übergangs und der oberen drei Zervikalsegmente, die wiederum eine Störung der Nackenreflexe verursacht. Die Störung der Nackenreflexe wirkt sich negativ auf die prävertebrale Hals-, die lange Nacken- und Rückenmuskulatur und die gesamte Körperhaltung aus (Abb. 1.**14 a – c**). Diese Patienten verrichten ihre alltäglichen Arbeiten (wie Ziehen und Heben von Gegenständen) immer mit einer Hyperlordose C4/C5. Ebenso finden Drehbewegungen des Kopfes und der Halswirbelsäule vorwiegend in diesem hypermobilen Segment statt. Die Patienten können sogar mit Schwindel reagieren, wenn sie schnelle Kopfbewegungen ausführen oder nach oben sehen (z. B. Hausfrauen, wenn sie in der Küche oben etwas aus einem Schrank herausholen müssen).

Diese Patienten müssen extreme Bewegungen im hypermobilen Segment vermeiden. Die prävertebrale Hals- und die lange Nackenmuskulatur müssen so auftrai-

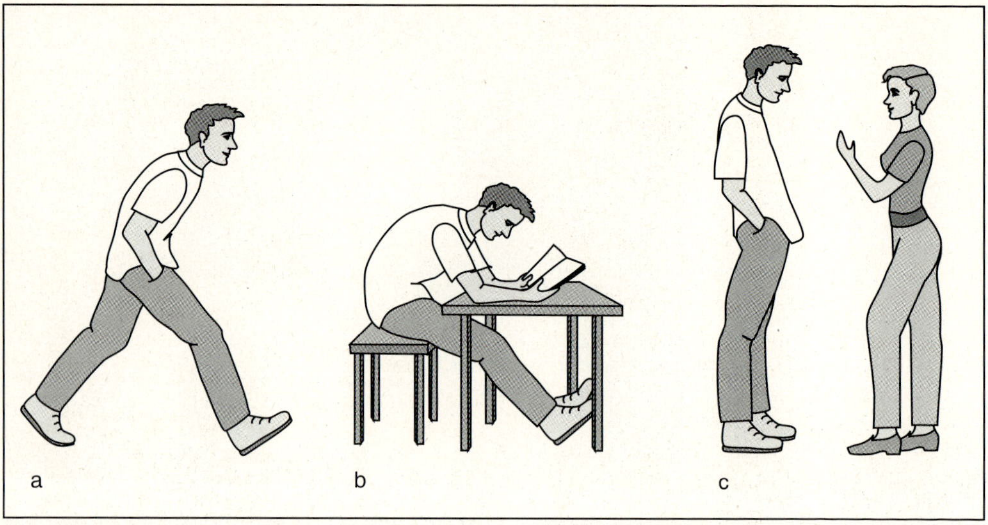

Abb. 1.**14a–c** Typische Arbeits- und Gewohnheitsstellungen des Menschen von heute (nach Eie u. Johnson 1974)

niert werden, daß bei Alltagsbewegungen das hypermobile Segment C4/C5 stabilisiert werden kann und die Kopfgelenke (Okziput/C1/C2) freie Beweglichkeit haben (wie z.B. bei Tänzern und Fechtern).

2. Lendenwirbelsäule: Hypermobilität L4/L5/S1

Sehr häufig wird eine Hypermobilität L4/L5/S1 durch Fehlbewegungen verursacht (veränderter motorischer Stereotyp) (s. Beckentypen nach Gutmann bei Lewit 1977). Bei der Ausführung von Alltagsbewegungen kommt es zur ständigen Überbelastung der unteren Lendenwirbelsäule, weil die meisten Menschen verlernt haben, beim „Bücken" (etwas vom Boden aufheben), Hinsetzen und Aufstehen die Lendenwirbelsäule zu stabilisieren und die Knie- und Hüftgelenke zu beugen (Abb. 1.**15** – 1.**17a** u. **b**). Für diese Patienten ist das Wiedererlernen physiologischer Bewegungsabläufe überaus wichtig.

Abb. 1.**15a–d** Heben eines Gegenstands vom Boden

a Falsches „Bücken" mit gestreckten Kniegelenken führt zur Überbelastung der unteren Lendenwirbelsäule

b Falsches Heben eines Gegenstandes mit gestreckten Kniegelenken (über den langen Hebel des Oberkörpers) führt zur Überbelastung der unteren Lendenwirbelsäule

c Richtiges „Bücken" mit leicht flektierten Knie- und Hüftgelenken und Flexion der gesamten Wirbelsäule

d Richtiges Heben eines Gegenstands vom Boden. Zuerst verkürzt der Patient den langen Hebel des Oberkörpers, indem er durch verstärkte Flexion der Knie- und Hüftgelenke das Gefäß in Richtung Boden bewegt. Gleichzeitig werden beide Schulterblätter nach dorsal gezogen (= Skapulafixation am Thorax), die Wirbelsäule extendiert und der Gegenstand angehoben. Im weiteren Bewegungsablauf wird der Gegenstand durch Streckung der Hüft- und schließlich auch der Kniegelenke hochgehoben

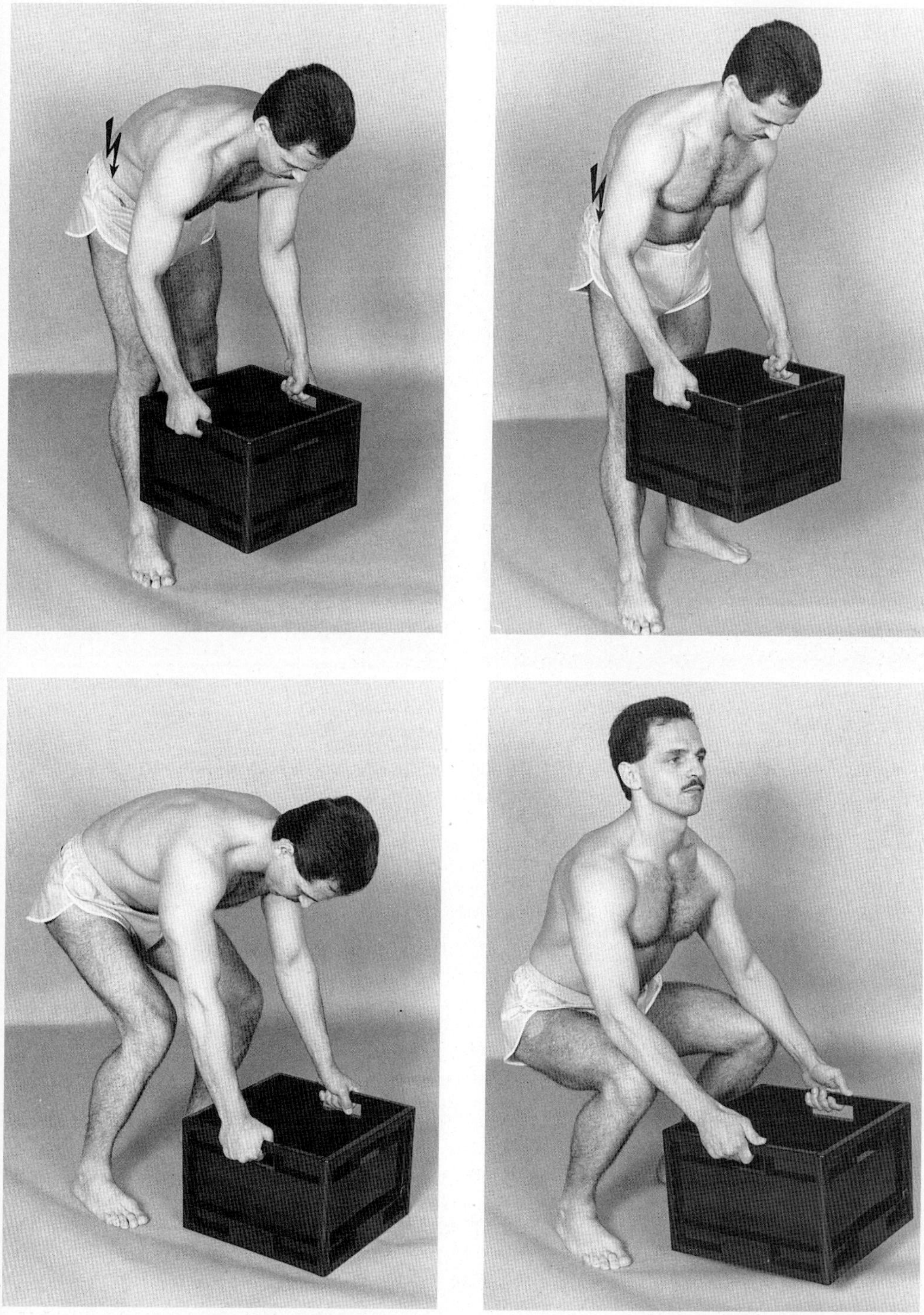

b

d

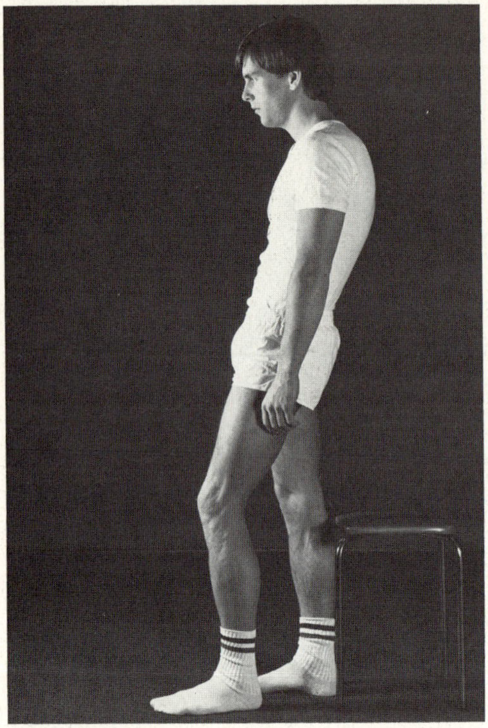
a

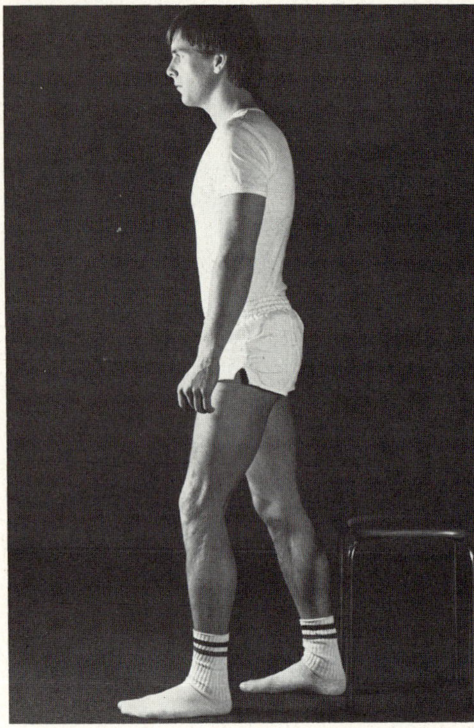
b

Abb. 1.**16 a** u. **b**

a Veränderter motorischer Stereotyp
Der Patient belastet in Schrittstellung das rechte (hintere) Bein und steht mit nach vorn geschobenem Becken und Hyperextension L5/S1, wodurch es zur Überbelastung der unteren Lendenwirbelsäule kommt. Um nicht nach hinten zu fallen, muß kompensatorisch die Brustwirbelsäule flektiert werden, woraus wiederum eine Hyperextension und Überbelastung von C4/C5 resultiert, da der Kopf und die Halswirbelsäule so eingestellt werden müssen, daß die Blickrichtung geradeaus ist.

b Funktionelle Stellung mit Belastung des linken (vorderen Beines), so daß der Schwerpunkt über dem linken Fuß-, Knie- und Hüpftgelenk liegt, wobei die Knie- und Hüftgelenke leicht flektiert sind. Durch die Beckeneinstellung wird einerseits die Stabilisation der unteren Lenden- und mittleren Halswirbelsäule und zum anderen auch die Aufrichtung der Brustwirbelsäule erreicht. Um diese funktioinelle Stellung zu erhalten, müssen alle hierzu nötigen Muskeln über einen längeren Zeitraum trainiert werden.

Eine Untersuchung soll noch abschließend den Wert der Manuellen Therapie und der medizinischen Trainingstherapie verdeutlichen:

Am Zentralkrankenhaus in Gäwle (Schweden) untersuchten Brodin u. Gustavsen 1965 380 Patienten im Alter von 18–45 Jahren mit chronischen Rückenbeschwerden, um die Wirkung der Mobilisations- bzw. Manipulationsbehandlung zu beweisen.

Von diesen Patienten waren 185 für die Arbeit interessant. Während der Untersuchung gaben die Patienten diffuse Symptome an, wie Rücken-, Kopf-, HWS- und Nackenschmerzen, Schluckbeschwerden, bilaterale Symptome im Schulter-Arm-Bereich, interskapuläre Schmerzen, Schmerzen in extremen Gelenkstellungen, Pseudo-Angina pectoris und vegetative Symptome. Überraschenderweise hatten diese Patienten keine neurologischen Ausfälle. Klinisch und röntgenologisch fand sich bei 49 Männern und 53 Frauen eine Hypermobilität L5/S1. Bei 9 Männern und 25 Frauen zeigte

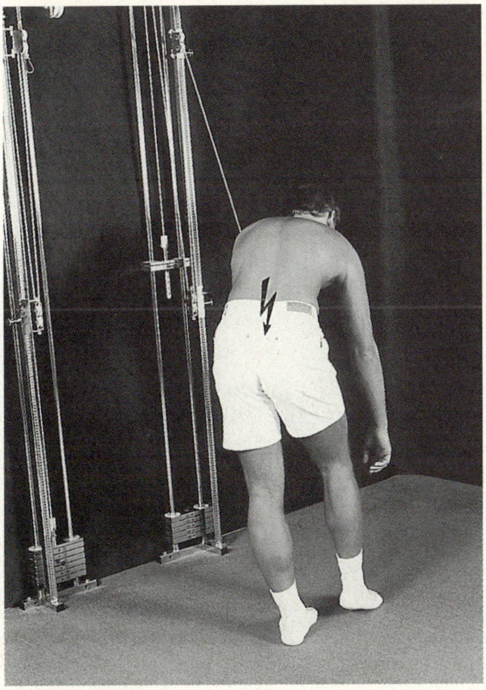

a

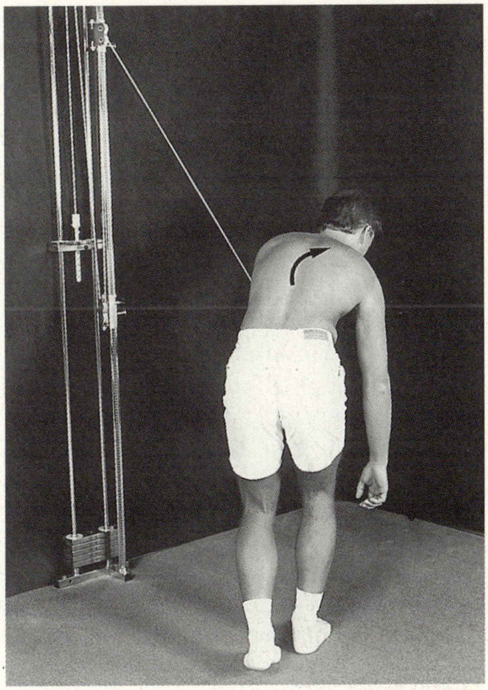

b

Abb. 1.**17a** u. **b**
a Falsches „Bücken“, veränderter motorischer Stereotyp mit Belastung des falschen (linken) Beines, mit gestreckten Kniegelenken und Abweichen des Beckens nach links
b Richtiges „Bücken“, physiologischer Bewegungsablauf im Flexionsmuster der Wirbelsäule (Flexion/Rechtsseitneigung/Rechtsrotation), ausgeführt mit Flexion der Knie- und Hüftgelenke, Innenrotation des rechten und Außenrotation des linken Hüftgelenkes sowie stabilisertem Becken und Belastung des rechten (vorderen) Beines

sich eine thorakale Lordose von Th3–Th5 mit Hypermobilität in Extension, kombiniert mit einer Hypermobilität L5/S1. Bei 12 Männern und 27 Frauen ergab sich folgende Diagnose: Hypermobilität C4/C5, Hypomobilität des zervikothorakalen Übergangs, kombiniert mit Lordose von Th3–Th5 mit Hypermobilität in Extension. Sehr häufig waren bei der letzten Gruppe eine Trichter- oder Hühnerbrust und eine Regenschirmform der unteren Rippen zu finden. Bei den meisten Patienten zeigte sich eine Hypomobilität C2/C3 links, kombiniert mit einer Hypermobilität C4/C5.

War bei den Muskeltesten der Widerstand zu groß oder wurde der Widerstand zu plötzlich weggenommen, klagten die Patienten über Schmerzen aufgrund einer Irritation des hypermobilen Bewegungssegmentes.

Die hypomobilen Bewegungssegmente wurden mit gutem Erfolg spezifisch mobilisiert bzw. manipuliert. Festzustellen war, daß passive Techniken allein nicht ausreichten. Um den Mobilisationseffekt zu erhalten, mußten die Patienten aktive spezifische Automobilisationen erlernen und mit Hilfe eines gezielten Trainings ihre Arbeits- und Gewohnheitshaltungen ändern.

Die Stabilisation der hypermobilen Bewegungssegmente wurde durch ein gezieltes Trainieren der Muskelkraft, Muskelausdauer und Koordination erreicht.

Seit 1965 führt Gustavsen ein solches Training mit hypermobilen Patienten durch und kann feststellen, daß durch die Verbesserung der Funktionsqualitäten eine Stabilisation möglich ist.

Die Patienten haben weniger Beschwerden, weil sie sich im täglichen Leben funktioneller bewegen können.

Behandlung der Hypermobilität

Werden Patienten mit segmentaler Hypermobilität nur symptomatisch behandelt, kommt es immer wieder zur Dysfunktion und somit zu Symptomen. Um dies zu verhindern, muß ein hypermobiles und/oder schmerzhaftes Gelenk oder Wirbelsäulensegment stabilisiert werden. Die Gelenkstabilität (Frisch u. Mitarb. 1988) wird durch die Muskulatur und den Kapsel-Bandapparat bewirkt, so daß der Druck am Berührungspunkt der beiden Gelenkflächen immer optimal ist. Der Druck auf der Gelenkfläche soll möglichst gering bleiben, um keine Schädigung der Gleitfläche zu verursachen. Die Umdrehungsachse soll bei den Gelenkbewegungen immer so liegen, daß am Berührungspunkt der Gleitflächen nur ein paralleles Gleiten stattfindet.

Die Stabilität ist ein aktiver dynamischer Faktor, da sich die Muskelspannung – vor allem der gelenknahen Muskeln – dauernd an die Bewegung, die Belastung und das Bewegungsziel anpassen muß, um ein optimales Funktionieren des Rollgleitens im Gelenk zu gewährleisten. Die Gelenkbänder sind dabei einerseits Organe der passiven mechanischen Stabilität, indem sie bei unkontrollierten Bewegungsabläufen z. B. eine Distorsion verhindern sollen. Andererseits ist die propriozeptive Steuerung der stabilisierenden Muskeln die neurophysiologische Aufgabe der Gelenkbänder und der Kapsel. Ein Beweis dafür ist die oft unbefriedigende Stabilität der Gelenke nach Operationen, bei denen Kunststoffe als Ersatz von gerissenen Gelenkbändern verwendet wurden. Die für die Propriozeption wichtigen Mechanorezeptoren können von einer Prothese nicht ersetzt werden. Hier ist eine gewisse Kompensation durch Auftrainieren der Muskulatur mit Hilfe der Trainingstherapie möglich.

Zur Stabilisation sind Muskelkraft und gute Koordination auch in extremen Gelenkstellungen nötig (vgl. auch Abb. 1.**31 b**). Die Behandlung besteht aus folgenden Maßnahmen:

1. stützende und kontrollierende Maßnahmen (Korsett, Taping usw.)
2. Übungen zur Minderung der Beweglichkeit der Gelenke = Autostabilisation
3. Übungen zur Verbesserung der Muskelkraft, Muskelausdauer und Koordination
4. Erlernen physiologischer Bewegungsabläufe.

Ziel der Behandlung ist die Ausführung von Alltagsbewegungen mit gleichzeitiger Stabilisation der hypermobilen Bewegungssegmente (Gegenstände richtig heben, richtig ziehen usw.).

Dieses Ziel wird erreicht durch ein gemischtes Muskelkraft- und Muskelausdauertraining. Hierdurch wird auch eine gute Koordination geschaffen (vgl. auch Tab. 1.**5**).

Beispiele für die Autostabilisation werden im praktischen Teil gezeigt.

Bei Rückenpatienten ist es oft nötig, in hypermobilen Wirbelsäulenabschnitten aktiv stabilisieren zu können. Hierzu benötigt der Patient kräftige funktionstüchtige Muskeln, insbesondere müssen die kleinen gelenknahen Extensoren und Rotatoren stark genug sein, um das hypermobile Segment fixieren zu können. Übungen zur Kräftigung der Rückenmuskulatur werden häufig nur in einer Ebene vorgenommen. Diese Übungen kräftigen jedoch nicht die kleinen gelenknahen Muskeln. Um diese zu trainieren, müssen Bewegungen im diagonalen Muster durch die gesamte Bewegungsbahn durchgeführt werden (d.h. Kombinationsbewegungen wie Flexion/Rechtsseitneigung und Rechtsrotation oder Extension/Rechtsseitneigung und Linksrotation in der Brust- und Lendenwirbelsäule).

Um Mitbewegungen in einem schmerzhaften und/oder hypermobilen Bewegungssegment zu vermeiden, müssen bei den einzelnen Übungen bestimmte Ausgangsstellungen eingenommen werden, die eine indirekte Stabilisation bewirken (Abb. 1.**18 a** u. **b** u. 1.**19**).

Auch bei einigen Krankheitsbildern an den Extremitätengelenken kann es notwendig sein, die zugehörige Muskulatur so aufzutrainieren, daß das Gelenk stabilisiert werden kann.

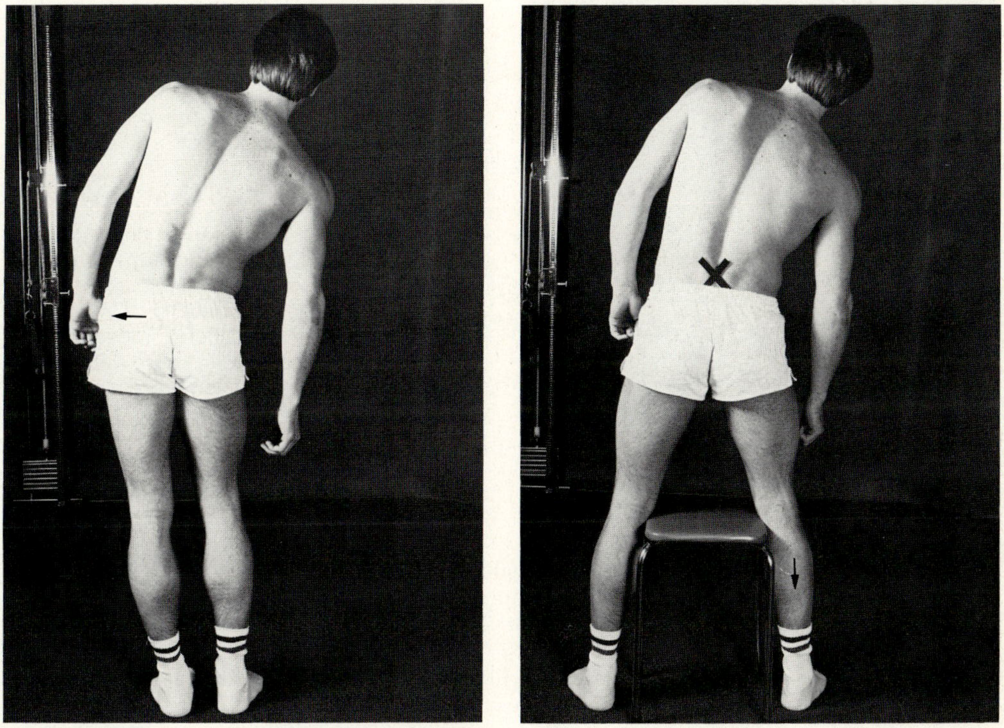

a b

Abb. 1.**18 a** u. **b**

a Falsche Ausgangsstellung bei Hypermobilität L5/S1. Steht der Patient mit geschlossenen Beinen und führt mit dem Oberkörper eine Rechtsneigung aus, findet die Hauptbewegung in der unteren LWS (L5/S1) statt. Durch die Belastung des linken Beines und das Abweichen des Beckens nach links entsteht eine Provokation L5/S1, da der Patient zwei lange Hebel (zum einen die Beine zusammen mit dem Becken und andererseits der Oberkörper) gegeneinander bewegt

b Richtige Ausgangsstellung bei Hypermobilität L5/S1. Steht der Patient mit gespreizten Beinen und führt mit dem Oberkörper eine Rechtsseitneigung und Linksrotation in Extension durch, findet die Bewegung in der mittleren LWS statt. Zur Stabilisation des Beckens werden beide Beine gleichmäßig belastet, die Knie- und Hüftgelenke sind leicht flektiert.
Je weiter die Beine gespreizt sind, desto kranialer liegt die Umdrehungsachse für die ausgeführte Bewegung

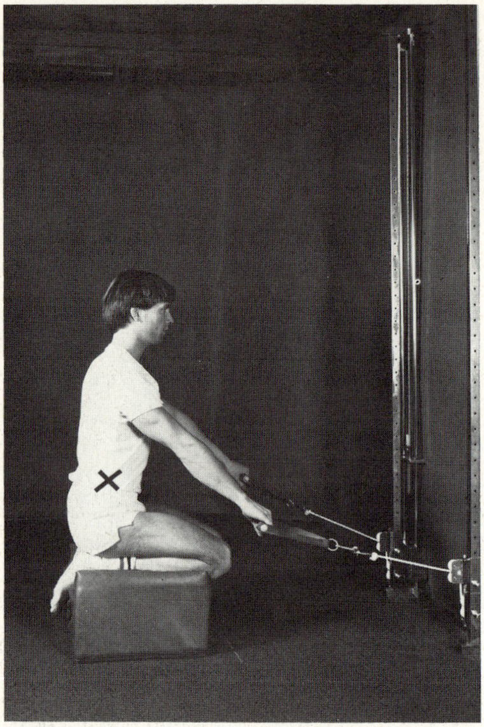

Abb. 1.**19** Stabilisation der Lendenwirbelsäule im Fersensitz. Durch die Beckeneinstellung wird der Schwerpunkt so weit nach vorn über die Hüftgelenke gebracht, daß die LWS in der individuellen physiologischen Lordose eingestellt und stabilisiert werden kann, während die Arme nach vorne und hinten bewegt werden (= indirekte Stabilisation)

Beispiel: Kniegelenk

Der M. quadriceps femoris und die Kniegelenksflexoren werden gewöhnlich als Antagonisten bezeichnet. Dies trifft jedoch nur für die Kniebeugung und -streckung zu. Beim Stehen und Gehen arbeiten beide Muskelgruppen als Synergisten. Sie sind in diesem Fall aktive Stabilisatoren des Kniegelenkes.

Ist das Kniegelenk instabil, müssen die Kniegelenksextensoren und -flexoren so gekräftigt werden, daß sie das Gelenk stabilisieren können (Kokontraktion).

Beispiel: Schultergürtel

Die Skapulastabilisation (Fixation am Thorax) beim Halten eines Gegenstandes mit angehobenem Arm wird durch Kokontraktion aller Muskeln, die die Skapula bewegen, erreicht. Stehen diese nicht im Gleichgewicht, kommt es zur Dysfunktion, verursacht durch die Muskeldysbalance. Der M. levator scapulae, der obere Trapeziusanteil und der M. pectoralis minor sind häufig verkürzt, während der mittlere und untere Trapeziusanteil, die Mm. rhomboidei major und minor und der M. serratus anterior abgeschwächt sind. Hierdurch ist es nicht möglich, die Skapula am Thorax zu fixieren; es kommt zur Scapula alata und zur Kompression im Akromioklavikulargelenk (Abb. 1.**20 a** u. **b**).

Liegt eine oben beschriebene Dysfunktion vor, müssen zuerst die verkürzten Muskeln gedehnt, bevor die abgeschwächten auftrainiert werden.

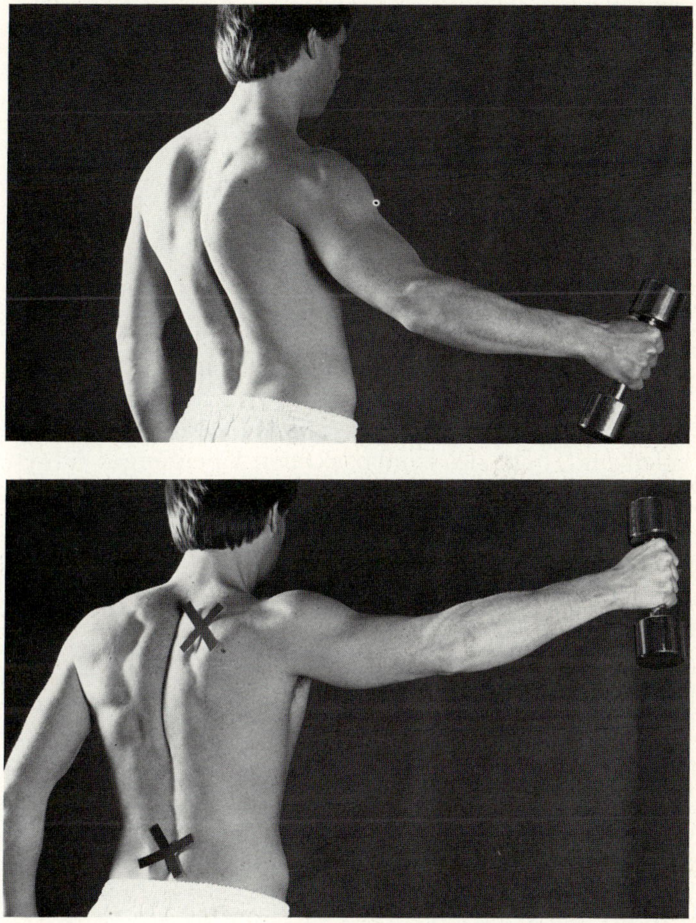

a

b

Abb. 1.**20 a** u. **b**

a Scapula alata: keine proximale Fixation

b Skapulafixation beim Halten eines Gegenstandes mit angehobenem Arm bei gleichzeitiger Stabilisation der Lendenwirbelsäule und der mittleren Halswirbelsäule

Rückenschule

Aufgrund der überwiegend sitzenden Lebensweise des modernen Menschen (Erwachsene und auch Schulkinder) liegen die physischen Funktionsqualitäten wie Muskelkraft, Muskelausdauer und Koordination so niedrig, daß schon relativ geringe Belastungen zur Überbelastung der mittleren Halswirbelsäule, des thorakolumbalen und/oder des lumbosakralen Überganges führen und hieraus resultierend Schmerzen entstehen können. Der Mangel an Muskelkraft, Muskelausdauer und Koordination führt zu einem falschen Haltungs- und Bewegungsverhalten. Ca. 30% der arbeitenden Bevölkerung sind in diesem Sinne „kranke" Menschen und bedeuten eine finanzielle Belastung für die Krankenkassen (s. „Körpererziehung in Schulen" und „Training mit Industriearbeitern").

Will man mit der Durchführung einer Rückenschule und medizinischem Training Abhilfe schaffen, so darf dies nicht nur aus entlastenden Übungen und aus dem Kennenlernen von Entlastungspositionen bestehen. Es sollte das Ziel einer jeden Rückenschule sein, wirbelsäulenschonende, d.h. physiologische Bewegungsabläufe zur Vermeidung von Rückenbeschwerden nicht nur zu vermitteln, sondern auch die physischen Funktionsqualitäten Muskelkraft, Muskelausdauer und Koordination zu verbessern und die physiologischen Wirbelsäulenbewegungen stufenweise so einzuüben, daß der Rückenschulabsolvent sie im täglichen Leben unbewußt ausführen kann.

In der Rückenschule sollen Patienten und Menschen mit Wirbelsäulenbeschwerden erfahren, warum sie durch ihre täglichen Arbeits- und Gewohnheitshaltungen Schmerzen bekommen und warum ein gezieltes Training zur Verbesserung der Muskelkraft, Muskelausdauer und Koordination erforderlich ist. Diese Aufklärung bewirkt bei den Patienten einerseits ein besseres Verständnis für ihre Beschwerden und auch eine gute Motivation, selbst etwas zur Besserung der Beschwerden beizutragen.

In der Rückenschule werden die Patienten mit Hilfe von einfachen Beispielen über die Biomechanik der Wirbelsäule informiert. Die Abb. 1.**21**–1.**27** zeigen Beispiele, mit denen diese Information vorgenommen werden kann (ebenso sind die Beispiele der Abb. 1.**14**–1.**16** in der Rückenschule zu verwenden). Anhand dieser leicht zu verstehenden Erklärungen lernt der Patient falsche und richtige Belastungen kennen.

Um beim Sitzen, beim Stehen und bei Alltagsbewegungen sein Haltungs- und Bewegungsverhalten zu ändern, muß der Rückenschulabsolvent zuerst lernen, den lumbosakralen und thorakolumbalen Übergang sowie die mittlere Halswirbelsäule zu stabilisieren und das Becken einschließlich der stabilisierten Lendenwirbelsäule über die Femurköpfe zu bewegen (vgl. Abb. 2.**31 a**). Diese Technik kann außerdem

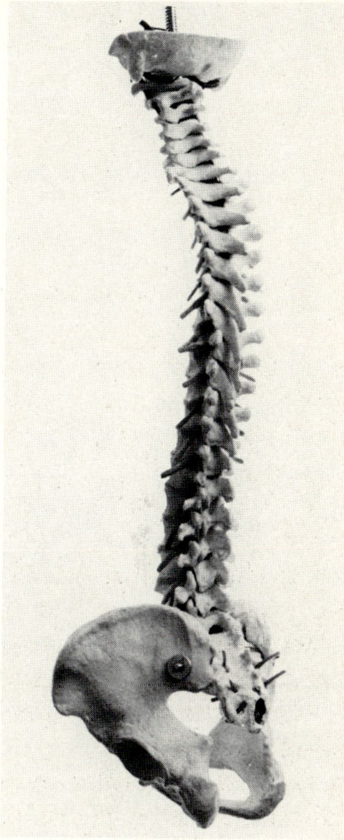

Abb. 1.**21** Strukturen der Wirbelsäule (Wirbel, Zwischenwirbelscheibe, Nerven) und die Bewegungsmöglichkeiten der Hals-, Brust- und Lendenwirbelsäule am Modell

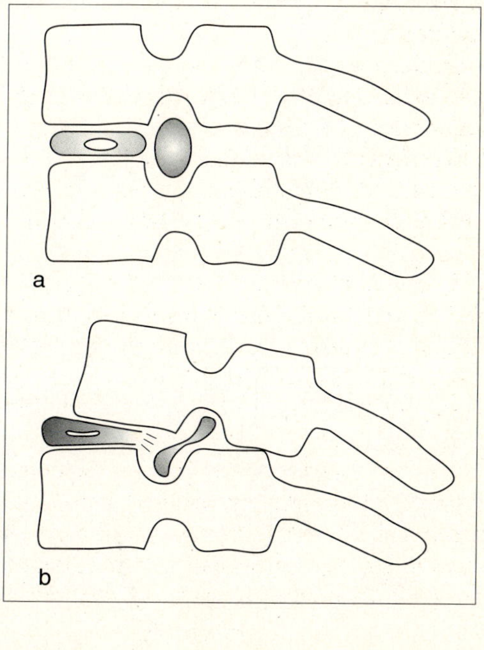

Abb 1.**22 a** u. **b** Halswirbelsäulensegment
a In Neutralstellung; es kommt nicht zur Irritation des Nervs
b In Hyperextension; durch diesen extremen Bewegungsausschlag wird der Nerv irritiert, und es kann z. B. zur Schmerzausstrahlung in den Arm kommen

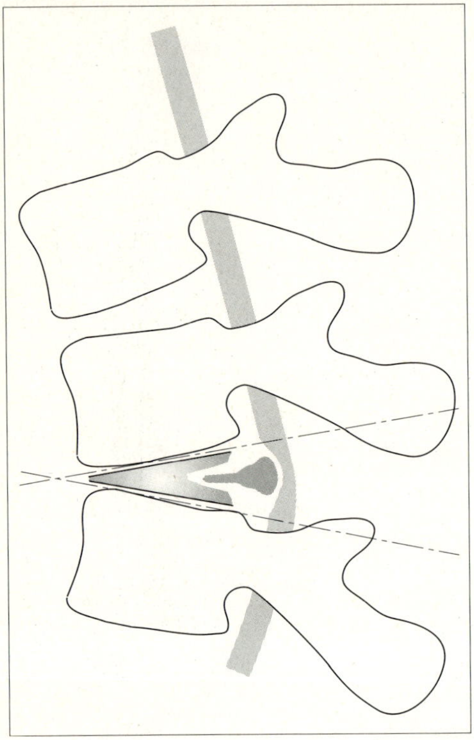

Abb. 1.**23** Zwei Lendenwirbelsäulensegmente bei Rumpfvorbeuge. Liegt eine Zermürbung der Zwischenwirbelscheibe vor, kann es zum sogenannten Bandscheibenvorfall, zur Irritation des Nervs und zu Schmerzen im Bein kommen

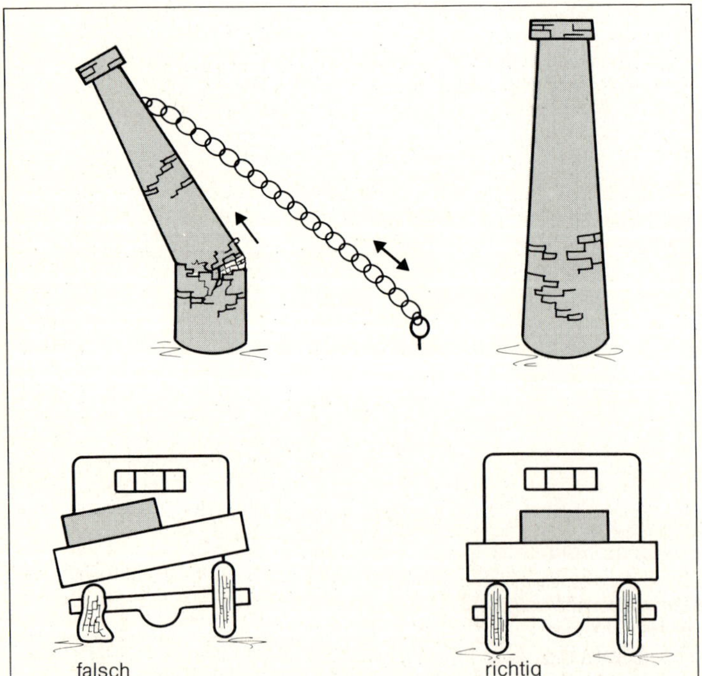

Abb. 1.**24** Anhand dieser einfachen Beispiele werden Patienten mechanische Belastungen erklärt (falsch/richtig)

Abb. 1.**25a** u. **b**
a Stehen mit Hyperextension der Knie- und Hüftgelenke führt zur Überbelastung der Segmente L5/S1 und C4/C5 in Dorsalextension
b Eine Rumpfvorbeuge mit gestreckten Kniegelenken führt zur Überbelastung der unteren Lendenwirbelsäule L4/L5/S1 und der zugehörigen Zwischenwirbelscheiben

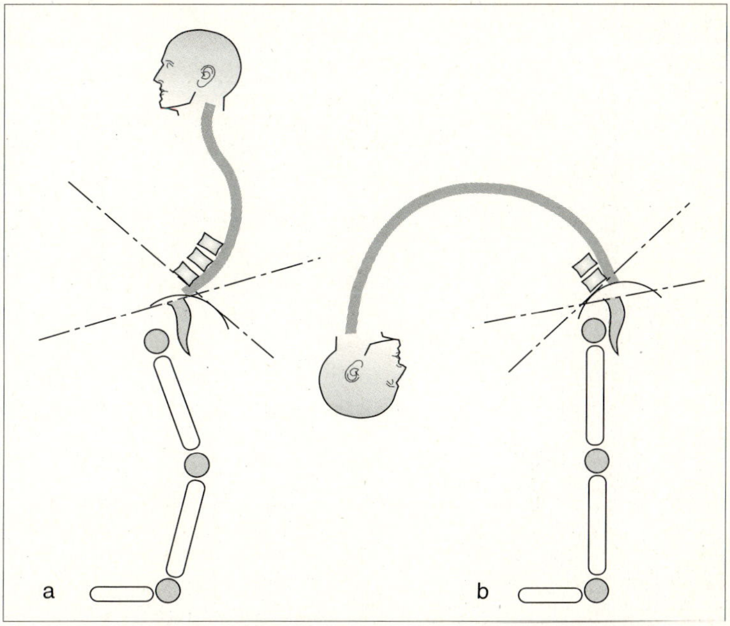

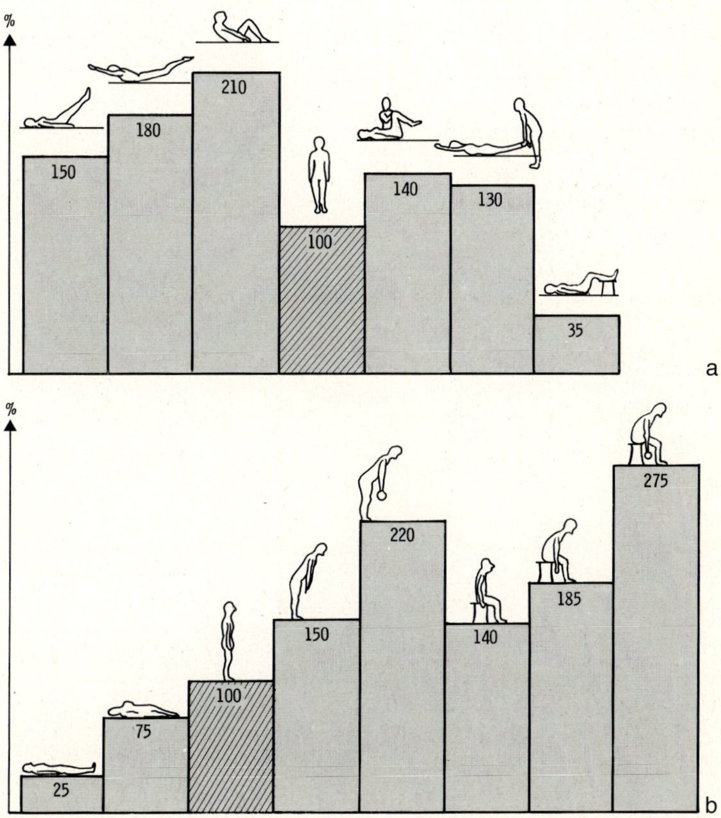

Abb. 1.**26a** u. **b** Druckwerte in der Zwischenwirbelscheibe L2/L3, gemessen an schwedischen Studenten. Man beachte die starke Zunahme des Druckes bei kyphotischer Sitzstellung (nach Nachemson)

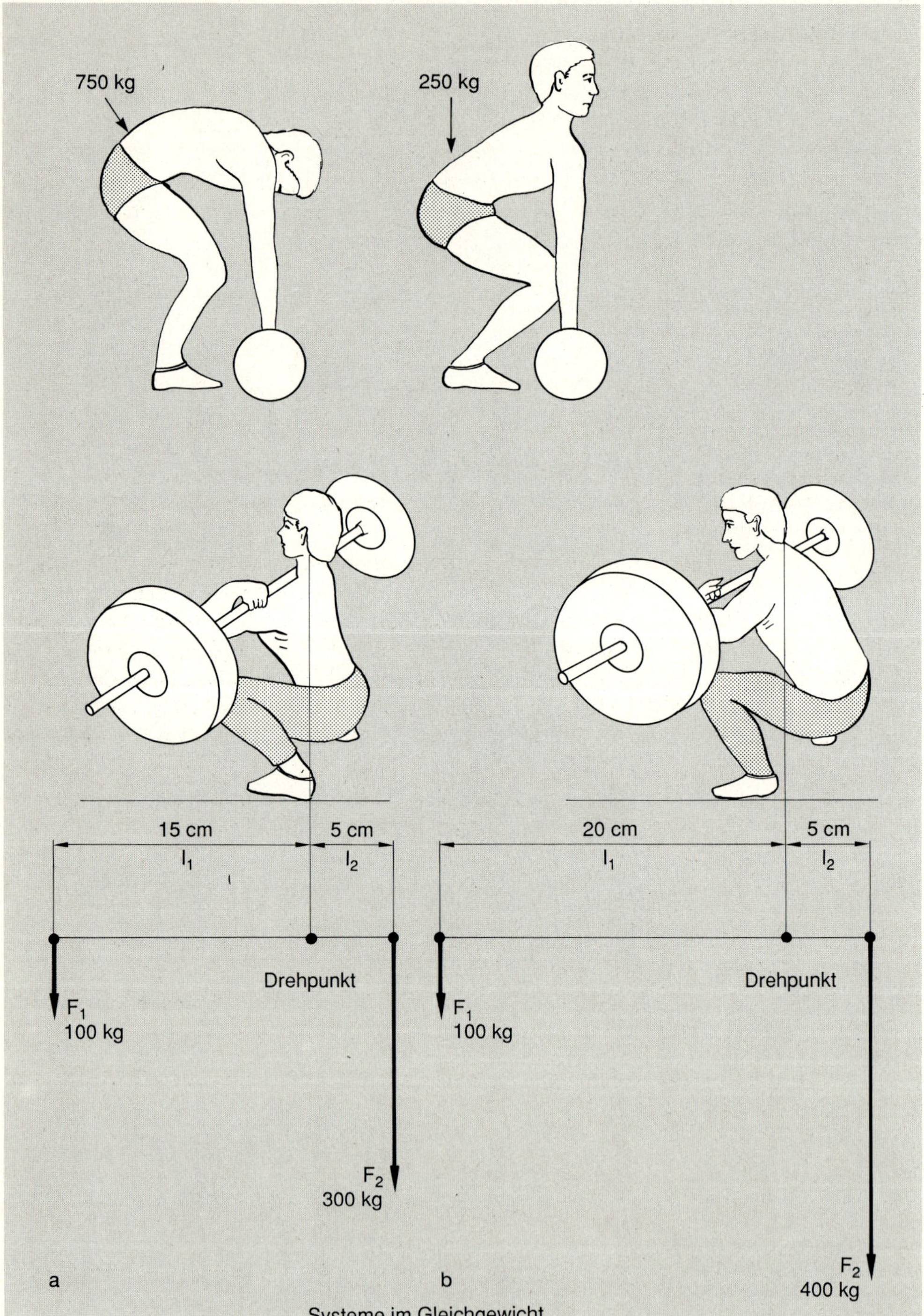

Systeme im Gleichgewicht

mit Übungen wie Hochkommen zum Kniestand aus dem Fersensitz (vgl. Abb. 2.**31 b** u. **c**) oder richtiges Aufstehen und Hinsetzen (vgl. Abb. 1.**16 b**) trainiert werden. Die Technik der Beckenbewegung muß ein Rückenpatient beherrschen, bevor er mit dem Einüben des richtigen Hebens von Gegenständen beginnt (vgl. Abb. 1.**15 c** u. **d**, Abb. 2.**57 b** u. **d**). Bei der Hebetechnik ist zu beachten, daß der Patient beim *Bücken die Knie- und Hüftgelenke und auch die gesamte Wirbelsäule leicht flektiert.* Beim Anheben des Gegenstandes verkürzt der Patient zuerst den langen Hebel des Oberkörpers, indem er durch verstärkte Flexion der Knie- und Hüftgelenke das Gesäß in Richtung Boden bewegt. Gleichzeitig werden beide Schulterblätter nach dorsal / kaudal gezogen (= Skapulafixation am Thorax und Extension der Wirbelsäule). Im weiteren Bewegungsablauf wird der Gegenstand durch Streckung der Hüft- und schließlich auch der Kniegelenke hochgehoben.

Eine weitere große Bedeutung für die Alltagsbewegungen hat das stufenweise Einüben von physiologischen Wirbelsäulenbewegungen in den Körperdiagonalen (d. h. Kombinationsbewegungen wie z. B. Flexion / Rechtsseitneigung / Rechtsrotation, vgl. Abb. 2.**59 a – c** u. Abb. 2.**60 a** u. **b** oder Extension / Linksseitneigung / Rechtsrotation, vgl. Abb. 2.**61 a** u. **b** u. Abb. 2.**62 a – c**). Die Hebetechnik sowie die physiologischen Wirbelsäulenbewegungen müssen stufenweise und zuerst ohne Zugapparat eingeübt werden.

Um die beschriebenen Techniken richtig und später auch unbewußt ausführen zu können, benötigt der überwiegend sitzende Mensch ausreichende Muskelkraft und Muskelausdauer, besonders der *Streckmuskulatur der unteren Extremitäten* sowie der *Extensoren und Rotatoren der Wirbelsäule.* Hierzu ist die Durchführung eines Kraft-Ausdauer-Trainings, mit dem auch die Koordination verbessert werden kann, angezeigt (vgl. S. 53 f und Abb. 1.**31 b**). Folgende Übungsbeispiele aus dem praktischen Teil können – zusätzlich zu den oben genannten – in der Rückenschule verwendet werden:

1. Übungen aus dem Kapitel „Autostabilisation" S. 104 ff können individuell auf den Patienten abgestimmt werden
2. Kräftigung der Bauch- und Rückenmuskulatur durch Kokontraktion (vgl. Abb. 2.**66 a** u. **b**)
3. Kräftigung der schrägen Bauchmuskulatur (vgl. Abb. 2.**68 a** u. **b**)
4. Kräftigung der Rückenmuskulatur (vgl. Abb. 2.**73**, Abb. 2.**74 a** u. **b**, Abb. 2.**76 a** u. **b**, Abb. 2.**77 a** u. **b**, Abb. 2.**78 a** u. **b**, Abb. 2.**79 a** u. **b**)
5. Kräftigung der Knie- und Hüftgelenksmuskulatur (Abb. 2.**92**, Abb. 2.**93**, Abb. 2.**96** oder Abb. 1.**35 a – f**)

Das Training mit Rückenpatienten erfordert eine große *Individualisierung* und muß der *Arbeitssituation* angepaßt sein.

◀ Abb. 1.**27 a** Belastung der Lendenwirbelsäule bei unterschiedlicher Rumpf- und Beinstellung (nach Weineck)

Abb. 1.**27 b** Das Verhältnis von Last- und Kraftarm bei vertikaler bzw. abgeknickter Rumpfhaltung am Beispiel Kniebeugen vorne bzw. bei der Gewichtheberdisziplin Hockumsetzen (nach Weineck)

Medizinische Trainingstherapie

Behandlung des Patienten

Nach Erstellung einer exakten Funktionsdiagnose kann der Patient gezielt behandelt werden. Je nach Befund wird zuerst die entsprechende symptomatische Behandlung (z. B. Ultraschallbehandlung), eine passive Mobilisation, Manipulation oder Stabilisation vorgenommen.

Die Wichtigkeit des anschließenden Trainings haben die vorangegangenen Kapitel gezeigt. Der Therapeut muß den jeweiligen Trainingsbedarf seines Patienten kennen.

Die medizinische Trainingstherapie besteht aus:

1. Gelenktraining:
   a) Automobilisation
   b) Autostabilisation
2. Muskeltraining:
   a) Verbesserung der Muskelkraft
   b) Verbesserung der Muskelausdauer
   Muskelkraft und Muskelausdauer sollen entsprechend dem Bedarf des Patienten optimal trainiert werden.
3. Koordinationstraining (Technik):
   Ziel des Koordinationstrainings ist die unbewußte Ausführung der bewußt erlernten Bewegungen. Je öfter eine Bewegung durchgeführt wird, desto mehr wird diese automatisiert (Zentralnervensystem).
4. Prophylaxe und Rehabilitation:
   a) Rückenschule
   b) Erlernen physiologischer Alltagsbewegungen

Ziel der Behandlung

1. Schmerzfreiheit
2. Objektive Verbesserung der physischen Funktionsqualitäten und der Belastbarkeit des Patienten.
   Die Toleranzgrenze soll über dem täglichen Bedarf des Patienten liegen (Arbeit und Freizeit).

Kriterien für die medizinische Trainingstherapie

Aufgrund der intensiven Arbeit des norwegischen Physiotherapeuten und Lehrers für Manuelle Therapie Oddvar Holten wurde diese Methode am 13. November 1967 vom norwegischen Gesundheitsministerium anerkannt. Die Kriterien für diese Therapie sind:

1. Medizinische Trainingstherapie ist eine Behandlungsform, die ausschließlich aus aktiven Übungen ohne manuelle Mitwirkung des Physiotherapeuten besteht. Es handelt sich um ein rationelles – adäquates – individuelles Training mit optimaler Stimulation.
2. Die Übungen müssen unter Berücksichtigung der Bewegungsbahn, des Widerstandes und der Übungswiederholungen (Repetitionen) exakt dosiert werden können, so daß man ganz gezielt lokal behandeln und die Funktionsqualitäten wie Muskelkraft, Muskelausdauer und Koordination günstig beeinflussen kann.
3. Der Behandlungsplan wird unter Berücksichtigung der täglichen Belastung individuell auf den Patienten abgestimmt. Als Grundlage dienen die Diagnose des Arztes, die Funktionsuntersuchung durch den Physiotherapeuten sowie Messungen von Muskelkraft und Muskelausdauer.
4. Die Behandlung muß pro Patient mindestens 60 Min. betragen und kann mit maximal 5 Patienten gleichzeitig pro Therapeut durchgeführt werden. Ein Patient wird jedoch so lange einzeln behandelt, bis er seine Übungen selbständig unter Kontrolle ausführen kann.

Für diese Behandlungsform werden verschiedene Geräte benötigt, nicht nur um die Behandlung zu rationalisieren, sondern auch zur Stimulation der verschiedenen Funktionsqualitäten wie Muskelkraft, Muskelausdauer und Koordination (Technik). Besonders wichtig ist die Koordination, denn der Patient soll physiologische Bewegungsabläufe bewußt erlernen, so daß er sie dann im Alltag unbewußt ausführen kann.

Grundprinzip

Auf einen spezifischen Trainingsreiz erfolgt eine spezifische Antwort. Jeder Trainingsreiz muß groß genug sein, um eine bestimmte Funktionsqualität verbessern zu können.

Die medizinische Trainingstherapie ist:

1. ein rationelles adäquates Behandlungsverfahren mit optimaler Stimulation. Die Dosierbarkeit der Belastung ist mit den üblichen physiotherapeutischen Maßnahmen nur schwer möglich;
2. eine wichtige Zusatzbehandlung im Rahmen der Manuellen Therapie. Die Methode dient der Funktionserhaltung und Funktionsverbesserung;
3. ein objektives Behandlungsverfahren, mit dem der Behandlungsplan und die -resultate analysiert werden können;
4. eine Methode, die einen rationellen Behandlungsaufbau ermöglicht. Die Dosierbarkeit und die Übungsauswahl erweitern die Behandlungskapazität des Physiotherapeuten;
5. eine Methode, die sich positiv auf die Motivation des Patienten auswirkt. Der Patient kann den Behandlungsverlauf objektiv verfolgen (gute Motivation). Trainieren mehrere Patienten gleichzeitig, erfolgt auch eine gute Stimulation.

Kontraindikationen

Absolute Kontraindikationen

Nach einer vollständigen medizinischen und funktionellen Untersuchung kann die medizinische Trainingstherapie angewandt werden, wenn absolute Kontraindikationen ausgeschlossen worden sind. Es sind dieselben wie bei jeder anderen physikalischen Therapie.

Relative Kontraindikationen (und Behandlungsprinzipien)

1. Zieht ein verkürzter Muskel über ein hypomobiles und / oder schmerzhaftes Gelenk, muß zuerst das Gelenk behandelt werden. Ist das aktive Rollgleiten im Gelenk wiederhergestellt, beginnt die Therapie des verkürzten Muskels. Ein verkürzter Muskel darf nicht über ein hypomobiles und / oder schmerzhaftes Gelenk gedehnt werden.
2. Zieht ein schwacher Muskel über ein hypomobiles Gelenk, muß zuerst das aktive Rollgleiten im Gelenk wiederhergestellt werden, bevor der schwache Muskel auftrainiert wird.
3. Ist der Antagonist eines schwachen Muskels verkürzt, muß zuerst der verkürzte Antagonist gedehnt werden, bevor der schwache Muskel gekräftigt wird.
4. Soll ein abgeschwächter und / oder schmerzhafter Muskel auftrainiert werden, wird die Kräftigung zu Beginn der Behandlung nicht aus gedehnter Stellung vorgenommen. In der Progression wird jedoch auch aus gedehnter Stellung durch die gesamte Bewegungsbahn geübt (= Ziel der Behandlung).
5. Es ist sehr effektiv, komplexe Bewegungsabläufe in einzelne aufzuteilen. Daher sollten zuerst einzelne Bewegungsabläufe eingeübt werden, bevor man zu komplexen übergeht.
6. Es ist kontraindiziert, ein Training ohne vorherige Untersuchung durchzuführen oder wenn der Patient sich nicht wohlfühlt (Müdigkeit, Erkältung usw.).
7. Die medizinische Trainingstherapie muß schmerzfrei sein, d.h., beim Trainieren darf es nicht zu Schmerzen in den Gelenken kommen. Muskelschmerzen in Form eines Muskelkaters sind dagegen als normal anzusehen. Daher sollte der Therapeut dem Patienten vor der Behandlung erklären, daß ein Muskelkater auftreten kann. Vorsicht ist jedoch bei Patienten mit gewisser Schmerzlabilität geboten. Bei einer Wirbelsäulenbehandlung sollte nicht mit stärkerer Druckbelastung gearbeitet werden. Schmerzen von seiten hypermobiler Gelenke sind zu vermeiden.

Trainingsprinzipien

1. Ist der Patient physisch und psychisch müde, sollte kein länger dauerndes Koordinationstraining durchgeführt werden. Das Resultat wären nur falsche Bewegungsabläufe.
2. Das Trainingsprogramm soll der Motivation des Patienten entsprechen. Technisches Training bei geringer Motivation ist ohne Effekt oder sogar schädlich. Der Erfolg der Behandlung ist auch von der Begabung des Patienten für physiologische Bewegungsabläufe abhängig.

3. Trainiert man physiologische Bewegungsabläufe über einen längeren Zeitraum, werden sie perfekter, als wenn der Lernprozeß nur über einen kurzen Zeitraum geht. Die Progression des Lernprozesses ist langsam. Oft dauert der Abbau einer falschen Angewohnheit 1–2 Jahre.
4. Ein zeitlich verteiltes Training ist effektiver als ein einmaliges konzentriertes Training (Lernen und Funktionsverbesserung).
5. Bei relativ kurzen Trainingsintervallen lernt man normalerweise mehr. Daher sollte täglich oder mindestens dreimal wöchentlich trainiert werden.

Dosierung und Übungsauswahl

Ausgangsstellung

Trainiert wird in Bauch-, Rücken- und Seitenlage sowie im Sitzen und Stehen. Bei spezifischen Automobilisationen werden bestimmte Ausgangsstellungen (wie beim Klapp-Kriechen) gewählt, um Mitbewegungen anderer Wirbelsäulenabschnitte zu vermeiden. Beispielsweise wird die Lendenwirbelsäule in Kyphose eingestellt, wenn die Extension in der Brustwirbelsäule verbessert werden soll. Soll z. B. in der Brustwirbelsäule die Extension/Rechtsseitneigung und Linksrotation mobilisiert werden, wird die Lendenwirbelsäule in Extension und Linksseitneigung eingestellt, so daß die mit dem Thorax ausgeführte Linksrotation für die Lendenwirbelsäule unphysiologisch und dadurch eine Fixation erzielt wird.

Bei Hypermobilität werden Ausgangsstellungen benutzt, die eine indirekte Stabilisation des hypermobilen und/oder schmerzhaften Bewegungssegmentes bewirken.

Widerstand

Der Widerstand richtet sich nach dem Bedarf des Patienten (optimale Belastung).

Innere Bewegungsbahn

Bei Bewegungen in der inneren Bewegungsbahn handelt es sich um isotonische Muskelkontraktionen in der Annäherung von Muskelursprung und -ansatz. Die innere Bewegungsbahn wird zu Beginn einer Kräftigungsbehandlung gewählt, wenn ein oder mehrere Muskeln einer Synergie schmerzhaft sind.

Mittlere Bewegungsbahn

Bewegungen in der mittleren Bahn sind isotonische Muskelkontraktionen. Die mittlere Bewegungsbahn wird gewählt bei Schädigungen im Gelenk, bei Paresen oder wenn ein Muskel in gedehnter Stellung schmerzhaft ist. Oft ist es notwendig, zuerst den Antagonisten eines schmerzhaften Muskels so zu trainieren, daß der schmerzhafte Agonist nicht gedehnt wird. Ist der Widerstand groß genug, entsteht der sog. „over-flow", d. h. eine Wirkung auf den schmerzhaften Muskel (Kokontraktion). Beispiel: Beim Widerstandstest in der inneren Bahn sind die Außenrotatoren und Abduktoren des Schultergelenkes schmerzhaft. Sollen diese schmerzhaften Muskeln geübt werden, werden die Außenrotatoren und Abduktoren in eine Annäherung von Ansatz und Ursprung gebracht. In dieser Ausgangsstellung gibt der Therapeut Widerstand für die Innenrotatoren und Adduktoren, um eine Kokontraktion von Agonist und Antagonist zu erreichen (sog. „over-flow").

Äußere Bewegungsbahn

Bewegungen in der äußeren Bewegungsbahn sind isotonische Muskelkontraktionen aus maximaler Dehnstellung des Muskels bis zur Annäherung des Ursprungs und Ansatzes (Bewegung durch die gesamte Bewegungsbahn). Die äußere Bahn wird gewählt, um die Muskulatur in gedehnter Stellung zu stimulieren. Bewegungen durch die gesamte Bewegungsbahn sind das Ziel der Behandlung.

Repetitionszahl (Übungswiederholungen)

Es werden bis zu 1200 Repetitionen und mehr ausgeführt, d. h., der Patient trainiert drei Serien mit zwölf verschiedenen Übungen, jede Übung wird 15–30mal wiederholt. Die Repetitionszahl wird nach Erfordernis gewählt. Der Widerstand muß so gering sein, daß wenigstens 15–20 Repetitionen einer Übung möglich sind (Tab. 1.**2**).

Frequenz

Die Frequenz wird nach Bedarf gewählt. Sie ist niedrig beim Patiententraining und bei Gelenkbehandlungen. Zu berücksichtigen ist, daß mit ansteigender Frequenz der Widerstand zunimmt. Mit schneller Frequenz kann ein geringer und mit langsamer ein großer Widerstand überwunden werden.

Entspannungsdauer (Ruhepause)

Beim Patiententraining beträgt die Pause zwischen den einzelnen Übungen in der Regel 1–2 Minuten (sie ist abhängig von der Refraktärzeit).

Trainingsrhythmus

Um die Zirkulation zu verbessern, muß zweimal pro Woche trainiert werden. Um eine optimale Verbesserung der Muskelkraft zu erzielen, muß 20mal pro Monat geübt werden.

Hilfsmittel

Kissen, Fixationsgurte, Hocker, Gewichte, Trainings- und Mobilisationsbänke, Zugapparate usw.

Am Ende der Behandlung werden erneut Messungen von Muskelkraft, Muskelausdauer und Bewegungsausschlag der Gelenke durchgeführt, um zu sehen, ob eine objektive Verbesserung erzielt werden konnte.

Tabelle 1.2 Beispiel für ein Dosierungsschema

Medizinische Trainingstherapie
Therapieverlauf

Name: ____________________

Geburtsdatum: ____________________

Beruf: ____________________

Therapeut: ____________________

Diagnose: ____________________

Behandlungsziel: Stabilisation
Mobilisation
Training:
Kraft:
Ausdauer:
Koordination:

Übungen	Bemerkungen	Datum:	Datum:	Datum:	Datum:
indirekte Stabilisation der Wirbelsäule 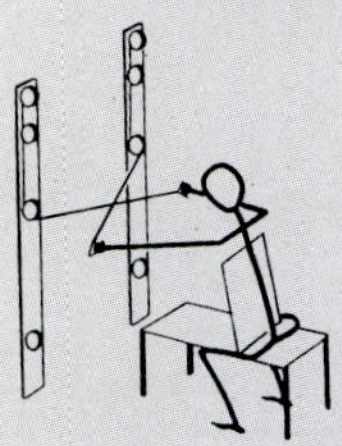	1. Züge nicht gekreuzt. Ellenbogen beugen und strekken, Schulterblätter nach dorsal ziehen, interskapuläre Muskulatur, Teres, Latissimus	4kg	___ kg	___ kg	___ kg
		30 Repetitionen	___ Repetitionen	___ Repetitionen	___ Repetitionen
		3 Serien	___ Serien	___ Serien	___ Serien
	2. Züge gekreuzt, Arme auseinander und zusammen, interskapuläre Muskulatur	1kg	___ kg	___ kg	___ kg
		20 Repetitionen	___ Repetitionen	___ Repetitionen	___ Repetitionen
		3 Serien	___ Serien	___ Serien	___ Serien
		2kg	___ kg	___ kg	___ kg
indirekte Stabilisation der Wirbelsäule 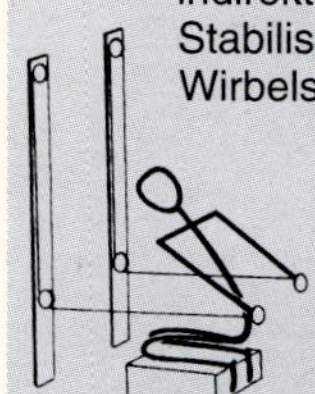	1. a) abwechselnd Arme nach hinten mit Innen- und b) Außenrotation im Schultergelenk	30 Repetitionen	___ Repetitionen	___ Repetitionen	___ Repetitionen
		3 Serien	___ Serien	___ Serien	___ Serien
	2. Hochkommen zum Kniestand, wobei die Arme nach vorn und auch nach oben bewegt werden	1kg	___ kg	___ kg	___ kg
		25 Repetitionen	___ Repetitionen	___ Repetitionen	___ Repetitionen
		3 Serien	___ Serien	___ Serien	___ Serien

Muskelfasertypen

Eine Besonderheit der Muskelzelle bzw. Muskelfaser ist die Existenz verschiedener Fasertypen. Man unterscheidet zwei Hauptgruppen:

1. Die rote, dünne und „langsame" Faser wird als ST-Faser (slow-twitch = langsam zuckende Faser) bezeichnet. Dieser Fasertyp wird bei Muskelarbeit geringer Intensität beansprucht. Sie wird auch tonische Typ-I-Faser genannt. Sie ist reich an Glykogen, weist aber besonders viele Enzyme des aeroben Stoffwechsels auf. Die ST-Fasern werden mit ca. 10 Hz vom Rückenmark innerviert. Sie müssen deshalb am besten jede Minute aktiviert werden.
2. Die weiße (helle), dicke und „schnelle" Faser wird als FT-Faser (fast-twitch = schnell zuckende Faser) bezeichnet. Sie ist vor allem bei schnellkräftigen und intensiven Muskelbeanspruchungen in Aktion. Sie wird auch phasische Typ-II-Faser genannt. Sie ist reich an Glykogen und Enzymen der anaeroben Energiegewinnung. Die FT-Fasern werden mit ca. 50 Hz vom Rückenmark innerviert. Sie brauchen also nur 1–3mal pro Tag aktiviert zu werden.

Muskelarbeit (Mellerowicz u. Meller 1980)

Isometrische (statische) Muskelarbeit (Abb. 1.**29**)

Die Muskellänge bleibt bei der Kontraktion unverändert.

1. maximal statische Muskelarbeit (Abb. 1.**28 a**)
2. statisch ausdauernde Muskelarbeit (Abb. 1.**28 d**)

Dynamische Muskelarbeit (Abb. 1.**29**)

Der kontrahierte Muskel verkürzt oder verlängert sich gegen einen beweglichen Widerstand.

1. maximal dynamische Muskelarbeit (Abb. 1.**28 b**)
2. dynamisch ausdauernde Muskelarbeit (Abb. 1.**28 c**).

Die dynamische Muskelarbeit verbessert die Zirkulation, die dynamische Kraft und den Bewegungsablauf (Koordination).

Dynamische Kontraktionen können in konzentrische und exzentrische unterteilt werden:

1. Konzentrische Kontraktionen
   Bewegungen gegen Widerstand durch einen sich verkürzenden Muskel.
2. Exzentrische Kontraktionen
   Bewegungen gegen Widerstand, wobei Muskelansatz und -ursprung sich voneinander entfernen.
3. Isokinetisches Training
   Die Bewegungsgeschwindigkeit bleibt während des Bewegungsablaufes konstant.

Im täglichen Leben kommen diese verschiedenen Arten der Muskelarbeit immer kombiniert vor.

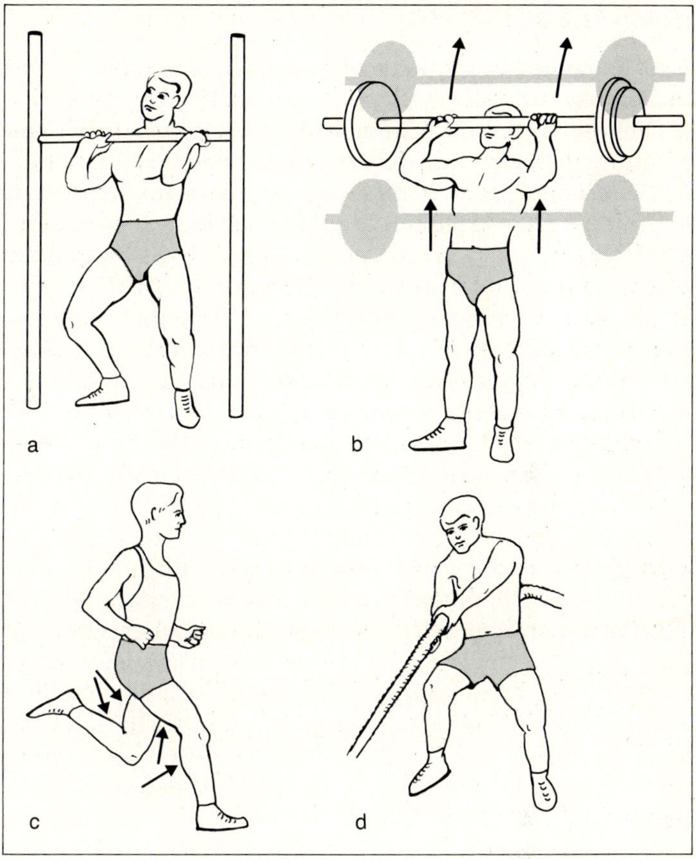

Abb. 1.**28 a–d** Muskelarbeit
a Statische Muskelkraft
b Dynamische Muskelkraft
c Dynamische Muskelausdauer
d Statische Muskelausdauer (nach Saltin)

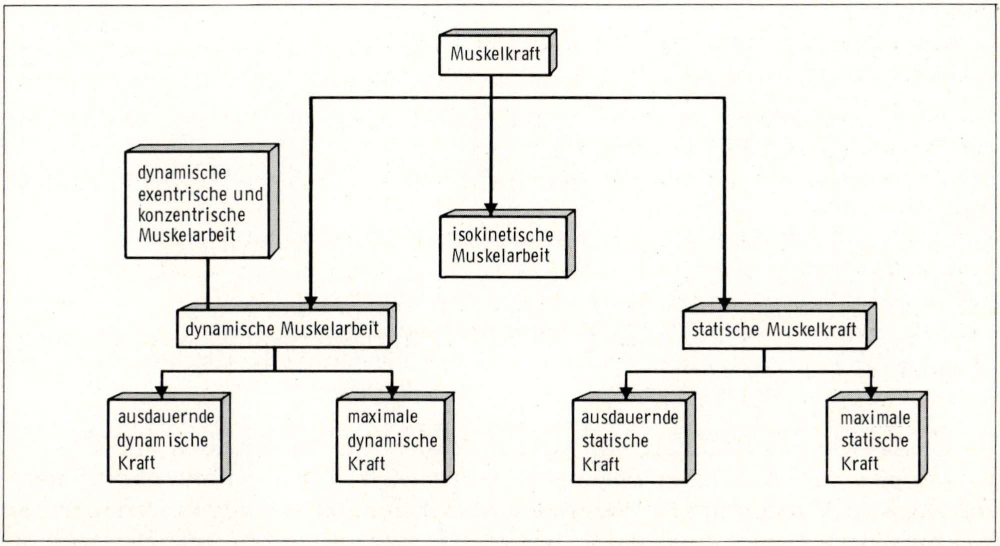

Abb. 1.**29** Krafttraining

Anamnese des Trainings (nach Hettinger)

Die ersten wissenschaftlichen Diskussionen auf dem Gebiet des Muskeltrainings gehen zurück auf das Jahr 1895. Roux stellte seinerseits fest, daß eine Zunahme der Muskelmasse und damit der Muskelkraft nur durch eine Erhöhung der Muskelspannung über das Maß der normalen täglichen Aktivität hinaus möglich ist. Häufige Wiederholungen von Muskelspannungen im Rahmen der normalen täglichen Arbeit führen trotz verlängerter Arbeitszeit jedoch zu keiner Kraftzunahme, stellen also keinen Trainingsreiz für das Muskelwachstum dar. Im Prinzip war also bereits zu diesem Zeitpunkt der wesentliche Faktor des Muskeltrainings bekannt, der dann in den folgenden Jahren durch zahlreiche Untersuchungen bestätigt werden sollte. Die Grundlagen der verschiedenen Trainingsmethoden müssen den biologischen Gesetzen des Trainings folgen. Andernfalls wird und muß das Training ohne Erfolg bleiben. Die Kenntnis der biologischen Gesetzmäßigkeiten des Trainings ist aber nicht nur für den Sportler, sondern noch viel mehr für die Klinik der prophylaktischen Medizin und der Rehabilitation von Patienten von Wichtigkeit.

Auf der Suche nach neuen optimalen Trainingsmethoden ist es fast immer eine logische Konsequenz, daß immer wieder über neue berichtet wird, die den früheren überlegen sind oder sein sollen. Unter dem Gesichtspunkt „Motivation“ werden die meisten neuen Methoden für eine Zeit der „alten“ Methode überlegen sein, sofern die neue den adäquaten Trainingsreiz beinhaltet. Oft ist auch, bei näherer Analyse, das Prinzip der neuen Methode keineswegs völlig neuartig.

In welcher Verpackung sich eine neue Trainingsmethode auch darstellt, sie muß den biologischen Gesetzen folgen. Dies gilt auch für das isokinetische Training (Perrine). Bei dieser Trainingsmethode spielt die Geschwindigkeit der Bewegung eine wesentliche Rolle, weniger die Gewichtsbelastung.

Wirkung des Trainings (Weineck 1988)

Die Maximalkraft ist abhängig vom physiologischen Muskelquerschnitt, von der intramuskulären Koordination (Koordination innerhalb eines Muskels) und der intermuskulären Koordination (Koordination zwischen den Muskeln, die bei einer gegebenen Bewegung zusammenarbeiten). Durch die Verbesserung der intramuskulären Koordination erwirbt der Mensch die Fähigkeit, mehr motorische Einheiten kontrahieren zu können.

Zur Beurteilung der Kraftentwicklung während eines Trainingsprozesses ist folgende Einteilung sinnvoll:

Anfangskraft	=	Maximalkraft zu Beginn des Trainings
Relativkraft	=	Maximalkraft während des Trainingsprozesses
Grenzkraft	=	individuell erreichbare Maximalkraft nach Abschluß des Trainingsprozesses

Der Kraftgewinn ist abhängig von kontralateralen Trainingseffekten und Zusatzspannungen. Beim Trainieren des linken Armes wird über den Kontralateraleffekt auch die Kraft des rechten Armes erhöht. Man nimmt an, daß die im verlängerten Rückenmark nicht zur Gegenseite kreuzenden Fasern – etwa 10 % – die gleichseitige Muskulatur direkt beeinflussen. Außerdem läßt sich feststellen, daß beim Trainieren der Armbeuger die Spannung der Flexoren des linken Armes und damit auch der Trainingsreiz zusätzlich erhöht wird, wenn gleichzeitig die Extensoren des rechten Armes angespannt werden.

Der Kraftgewinn steht in Abhängigkeit zur Trainingshäufigkeit. Hettinger (1966) stellte fest, daß sich beim isometrischen Training nach einem einmaligen Trainingsreiz die Ausgangskraft zwischen 1–4% (je nach Muskelgruppe) erhöht; dabei würde am 1. Trainingstag die Kraftzunahme 56% des Gesamtzuwachses, am 2. Tag 39%, am 7. Tag nur noch 0,6% betragen. Daraus geht hervor, daß der Kraftgewinn eines Trainings zur Hälfte schon am 1. Tag erzielt wird. Um diesen günstigen Effekt auszunutzen, ist für den effektivsten Kraftgewinn das tägliche Training (u. U. zweimaliges Training) anzustreben. Da nach 14tägigen Trainingsintervallen keine Wirkung des vorangegangenen Trainingsreizes nachzuweisen ist, kann angenommen werden, daß die Kraft nach einem einmaligen Trainingsreiz parabolisch ansteigt, um dann allmählich wieder abzufallen.

Kraftgewinn und Kraftverlust stehen in Abhängigkeit zum *Erwerbszeitraum.* Man kann sagen, daß ein schnell erworbener Kraftzuwachs bei Beendigung des Trainings schnell wieder zurückgeht, während ein über Jahre erworbenes hohes Kraftniveau nur allmählich wieder nachläßt. Bei völliger Inaktivität kann ein Muskel schon innerhalb einer Woche bis zu 30% seiner Kraft verlieren. Es konnte auch festgestellt werden, daß die erworbene Kraft länger erhalten bleibt, wenn der Kraftanstieg nicht nur auf die verbesserte Mehrinnervation motorischer Einheiten, sondern auch auf die Zunahme der Muskelmasse zurückzuführen ist.

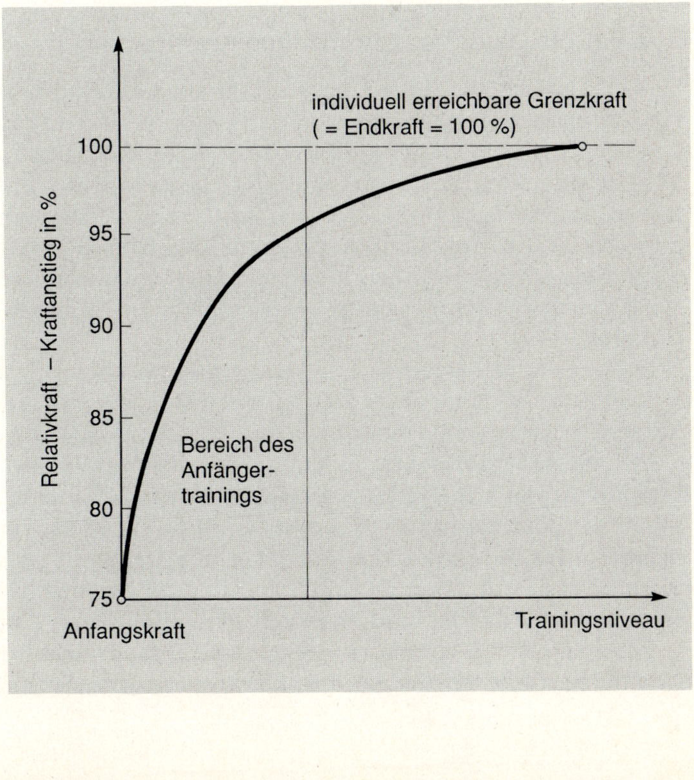

Abb. 1.**30** Zunahme der Relativkraft bis zur Grenzkraft unter besonderer Hervorhebung des Anfängerbereiches (nach Weineck)

Die Trainingswirkung steht in Abhängigkeit vom *Ausgangsniveau* der zu übenden Muskelgruppen. Abb. 1.**30** zeigt, daß zu Beginn des Trainings die größte Zuwachsrate erzielt wird, während sie bei fortgeschrittener Annäherung an die individuell erreichbare Grenzkraft stark abnimmt.

Die unterschiedliche Trainierbarkeit verschiedener Muskelgruppen ist abhängig von der Beanspruchung der Muskeln im täglichen Leben. So haben häufig gebrauchte Muskeln wie die Finger- und Handflexoren schon ein relativ hohes Kraftniveau und sind deshalb im weiteren Verlauf schlechter trainierbar als weniger beanspruchte Muskeln wie z. B. die Finger- und Handextensoren.

Trainingsmethoden (Weineck 1988)

Isometrisches Krafttraining

Beim isometrischen (statischen) Training ist die physikalische Arbeit gleich Null, weil das Produkt aus Kraft × Weg = Null ist. Bei diesem Training kommt es zu einer hohen Spannungsentwicklung. Die Durchführung eines solchen Trainings ist einfach, die Kraftzuwachsraten sind hoch, die Spannungssteigerung erhöht sich parallel zum Kraftgewinn. Es handelt sich um ein zeitsparendes Training mit hoher Trainingseffektivität und eignet sich gut für die Rehabilitation.

Nachteil des isometrischen Trainings ist, daß die Funktion der wichtigen Regelkreise und Koordinationssysteme in den Hintergrund tritt. Aufgrund der maximalen Muskelanspannung wird die Muskelelastizität und Dehnfähigkeit negativ beeinflußt. Es kommt leicht zur Preßatmung, das Training ist monoton.

Dynamisches oder auxotonisches Krafttraining

Das dynamische Krafttraining wird oft auch als isotonisches Krafttraining bezeichnet. Da es aber in der Praxis kein rein isotonisches Krafttraining gibt, sollte auf diese Bezeichnung verzichtet werden. In der Regel handelt es sich beim Krafttraining um Mischformen der Muskelanspannung, die isotonische und isometrische Anteile enthalten und demnach auxotonisch sind. Das dynamische Krafttraining beinhaltet zum einen ein positiv dynamisches Krafttraining (= überwindbares = konzentrisches = verkürzendes = beschleunigendes Krafttraining) und zum anderen ein negativ dynamisches Krafttraining (= nachgebendes = exzentrisches = bremsendes Krafttraining).

Beim positiv dynamischen Krafttraining kommt es nach der Formel Arbeit = Kraft × Weg zu einer Kraftentwicklung, die mit einer Muskelverkürzung einhergeht.

Mit dieser Trainingsform können Muskelketten und Bewegungsabläufe geübt werden. Außer zur Kraftzunahme kommt es auch zur Verbesserung des neuromuskulären Zusammenspiels (Koordination). Es eignet sich auch besonders für ein Muskelaufbautraining mit Patienten, da es mit geringem bis mittlerem Widerstand, mäßigem Ausführungstempo und hoher Repetitionsanzahl weder zu einer hohen physischen noch zu einer starken psychischen Belastung kommt.

Beim negativ dynamischen (exzentrischen) Training werden Widerstände langsam nachgebend zurückgeführt. Das exzentrische Training ermöglicht Spannungsspitzen, die über den positiv dynamischen und statischen Maximalkraftwerten liegen. Das exzentrische Kraftmaximum liegt 30–40% über dem isometrischen, das isometrische 10–15% über dem dynamisch-konzentrischen.

Durch den lange auf die Muskulatur einwirkenden Kraftreiz kommt es zu einer ausgeprägten Muskelhypertrophie. Da die nachgebende Muskelkraft weniger Energie erfordert als die überwindende, ist die exzentrische Muskelarbeit gut in der Rehabilitation zu verwenden.

Isokinetisches Krafttraining

Beim isokinetischen Krafttraining handelt es sich um eine positiv und negativ dynamische Mischform. Charakteristisch ist der gleichmäßige Bewegungsablauf. Isokinetische Trainingsgeräte ermöglichen einen konstanten Widerstand in jeder Bewegungsphase und eine gleichbleibende Bewegungsgeschwindigkeit. Bei dieser Trainingsform wird einerseits positiv dynamische Arbeit und auch negativ dynamische Arbeit verrichtet.

Beim isokinetischen Training wird während des gesamten Bewegungsablaufes mit vollem Krafteinsatz gearbeitet, die Muskulatur wird in allen Bewegungsabschnitten gleichmäßig gekräftigt. Da mit dieser Trainingsform schwache Muskelgruppen speziell gekräftigt werden können, scheint es sich gut für die Rehabilitation zu eignen. Bei Sportarten wie Schwimmen, Rudern oder Kanusport entspricht die Bewegungsstruktur dem gleichförmigen Kraftverlauf des isokinetischen Trainings. Für alle Sportarten, für die eine Bewegungsbeschleunigung mit veränderlichen Kraftverlaufsmerkmalen charakteristisch ist, wie beim Laufen, Werfen, Springen, ist das isokinetische Training weniger geeignet. Die beim Patiententraining erforderlichen physiologischen Bewegungsabläufe können mit dem isokinetischen Training nicht geübt werden.

Isokinetisches Training in der Rehabilitation (Capri)

Beispiel: Kniegelenk

Wird bei fixiertem Oberschenkel durch Aktivität des M. quadriceps der Unterschenkel bewegt und das Kniegelenk extendiert (= offene kinetische Kette), hat der M. quadriceps die Tendenz, die Tibia nach vorne zu ziehen. Diesem Ventralgleiten wirkt bei intaktem Kniegelenk die Funktion des vorderen Kreuzbandes entgegen. Liegt eine Insuffizienz des vorderen Kreuzbandes vor, sollte der M. quadriceps nicht so stark aktiviert werden, daß ein Ventralgleiten der Tibia zustande kommt.

Nach operativen Eingriffen bei einer Ruptur des vorderen Kreuzbandes darf während der Rehabilitationsphase keine starke Kraft auf das vordere Kreuzband einwirken. Der Zeitpunkt des Einsatzes des isokinetischen Trainings nach einem rekonstruktiven Eingriff wird noch offen diskutiert.

Paulos u. Mitarb. (1981) sehen diesen Zeitpunkt in der 3. Phase 24 Wochen nach der Operation. Seto u. Mitarb. (1989) beschreiben, daß im Falle einer bone-ligament-bone Rekonstruktion nach 4 oder 5 Monaten mit isokinetischem Training begonnen werden kann.

Nach Palmitier u. Mitarb. (1991) sind bei Kniegelenksbewegungen in der offenen kinetischen Kette die Kräfte, die auf das vordere Kreuzband einwirken, viel zu groß, um einen optimalen Heilungsprozeß zu gewährleisten und sind damit kontraindiziert.

Diese Untersuchergruppe stellt als Alternative Übungen in der geschlossenen kinetischen Kette vor, wie z. B. Kniebeugen im Stand. Im geschlossenen System arbeiten die Kniegelenksflexoren und -extensoren synergistisch, um das Gelenk zu stabilisieren. Yack u. Mitarb. (1993) zeigten, daß beim Trainieren in der geschlossenen kinetischen Kette der vordere Schubladeneffekt signifikant reduziert werden kann.

Hieraus folgt, daß der Einsatz isokinetischer Geräte in der Rehabilitation aufgrund der isolierten Bewegungsform und den daraus resultierenden hohen Belastungen auf die insuffizienten Strukturen problematisch ist.

Pyramidentraining

Das Pyramidentraining kann je nach Ausführungsart unterschiedliche Akzente setzen (Abb. 1.**31 a**).

Wird mit geringer Repetitionszahl (ca. 1–5) und hoher Intensität (ca. 75–100%) geübt, kommt es zur Entwicklung der Maximalkraft über die Verbesserung der intramuskulären Koordination. Wird mit etwa 8–12 Repetitionen und mit einer Intensität von ca. 40–60% geübt, kommt es zur Kraftsteigerung durch Muskelmassenzunahme (= Muskelaufbautraining). Beim Training mit vielen Repetitionen wie 15 und mehr und mit geringer Intensität (unter 40–20%) wird die Kraftausdauer verbessert.

Beim Pyramidentraining wird die Kraft über eine Hypertrophie und eine intramuskuläre Koordination verbessert, hierdurch kommt es zu einer Gesamtausnutzung des vorhandenen Muskelpotentials.

Methoden und Inhalte des Krafttrainings

(Trainingsart, Anwendungsbereich und Trainingsmethoden, Tab. 1.**3**).

Aus der Fragestellung ergibt sich eine entsprechende inhaltliche und methodische Orientierung für das Krafttraining.

- Ist ein allgemeines oder spezielles Krafttraining erforderlich?
- Wird Maximalkraft, Schnellkraft oder Kraftausdauer benötigt?
- Ist beim Training vor allem auf eine Verbesserung der intramuskulären Koordination oder eine Hypertrophie oder auf beides hinzuarbeiten?
- Ist das Krafttraining im Zusammenhang mit disziplinspezifischen Bewegungsabläufen durchzuführen?

Beim sportlichen Krafttraining handelt es sich meist um Mischformen der Muskelanspannung, die isotonische und isometrische Anteile beinhalten und demnach auxotonisch sind.

Kriterien und Wirkung des maximalen Krafttrainings

Belastung:	1–5 Repetitionen 2–3 Minuten Pause maximaler bis submaximaler Widerstand; 100–80% der Maximalkraft 5–10 Sekunden Haltewiderstand

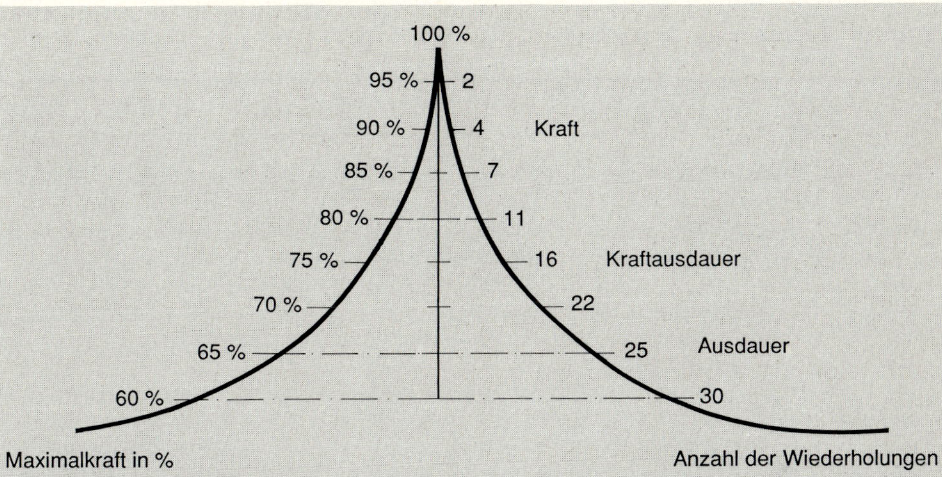

Bewegungsgeschwindigkeiten:

Bei 80 % der Maximalkraft	=	explosiv
80-65 % der Maximalkraft	=	im Atemrhythmus (~12-16/min)
65-60 % der Maximalkraft	=	25-30 Wiederholungen/min
60 % der Maximalkraft	=	an die bewegten Strukturen angepaßt (z.B.: Gelenk, Kapsel, Bänder usw.)

Abb. 1.**31 a** Oddvar Holtens Kurve stellt die Beziehung zwischen statischer Kraft (% der Maximalkraft) und höchstmöglicher Wiederholungszahl bei einer gegebenen Bewegungsgeschwindigkeit dar

artikuläre Einwirkung: Stabilisation/Mobilisation
muskuläre Einwirkung: Muskelkraft/Muskelausdauer
neuromuskuläre Einwirkung: Koordination

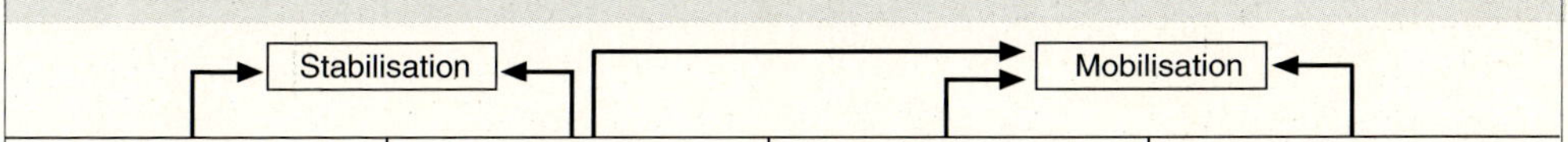

Muskelkraft	Koordination	Muskelausdauer	Gelenkbeweglichkeit
>60% der Maximalkraft <15-20 Repetitionen	<50% der Maximalkraft ~Repetitionen	<60% der Maximalkraft 30 bis ~Repetitionen	<60% der Maximalkraft ~Repetitionen, langsame Frequenz, Bewegungen durch die gesamte Bewegungsbahn des Gelenkes

Abb. 1.**31 b** Gelenktraining

Tabelle 1.**3** Trainingsart, Anwendungsbereich, Trainingsmethoden und Belastung zur Steigerung der Maximalkraft (nach Ehlenz, Grosser, Zimmermann in J. Weineck: Optimales Training, 6. Aufl. perimed, Erlangen 1988)

	Maximalkrafttraining		
Trainingsart	Muskelaufbautraining	Kombiniertes Training	Intramuskuläres Koordinationstraining
Charakterisierung	Muskelfaserverdickung (= Hypertrophie)	Hypertrophie und synchrone Aktivierungserhöhung motorischer Einheiten	Synchrone Aktivierungserhöhung motorischer Einheiten
Anwendungsbereiche	Für alle Sportarten und Anwendungsbereiche als Krafttrainingsgrundart	Vorwiegend für Leistungs- und Hochleistungssport	Leistungs- und Hochleistungssport
Trainingsmethoden und Belastung	Methode hoher Wiederholungszahlen (10–15) und geringer Intensitäten (40–60%)	Pyramidenmethode (40–100%)	1. Methode hoher und höchster Intensitäten (75–100%) und geringer Wiederholungszahlen (1–5) 2. Methode reaktiver Belastung (100% und > 100%)

Trainingseffekt: Zunahme der Muskelkraft
Zunahme des Muskelquerschnitts

lokale Wirkung: Geringe Wirkung auf die lokale Zirkulation, da die Anspannungsphase zu kurz ist.
Physiologische Bewegungsabläufe, so wie sie im täglichen Leben benötigt werden, können mit dem maximalen Krafttraining nicht geübt werden.

Wirkung auf Herz, Kreislauf und Atmung: Achtung! Preßatmung!

Um die Muskelkraft in kürzester Zeit zu verbessern, ist die maximale Belastung die optimale Stimulation. Das maximale bis submaximale Krafttraining ist das optimale Training für einen Leistungssportler (Tab. 1.**4**).

Kriterien und Wirkung des Muskelausdauertrainings

Belastung: 30 und mehr Repetitionen
1 Minute Pause
Widerstand: 60% oder weniger der Maximalkraft

Trainingseffekt: Verbesserung der Muskelausdauer
Verbesserung der Koordination

lokale Wirkung: Verbesserung der intramuskulären Zirkulation

allgemeine Wirkung: Verbesserung der Herz-Kreislauf-Funktion und der Atmung
Verbesserung der Sauerstoffaufnahme
Die allgemeine Wirkung ist abhängig von der Muskelmasse und der Summe der Arbeitsmenge.

Die Muskelausdauer läßt sich effektiv verbessern, wenn große Muskelgruppen mit Serien von 30 Repetitionen und mehr und relativ kurzen Pausen von ca. 1 Minute

Tabelle 1.4 Trainingsmodelle

Ausdauernde dynamische Kraft	Maximal dynamische Kraft	Ausdauernde statische Kraft	Maximal statische Kraft
1. a) relativ geringe Belastung b) Übungen werden bis zur Erschöpfung ausgeführt	1. a) Belastung: 85–100% der Maximalkraft b) 1–5 Repetitionen pro Serie c) 3–5 Serien d) 2–5 Min. Pause nach jeder Serie	1. a) relativ geringe Belastung b) maximale Anspannungsphase, d. h. bis zur Erschöpfung	1. a) unüberwindbare Belastung b) 1 Repetition (maximal) = 1 R M c) Haltephase: 4–6 Sek. d) Ausführung der Übungen: bis zu 5 Repeptionen e) Pause muß so groß sein, daß wieder maximal angespannt werden kann
2. a) Belastung muß so gering sein, daß 20 Repetitionen ausgeführt werden können b) 3–4 Serien c) 3–5 Min. Pause nach jeder Serie	2. Anfänger a) Belastung: 60–85% der Maximalkraft b) 5–10 Repetitionen pro Serie c) 3–5 Serien c) 2–5 Min. Pause nach jeder Serie	2. a) Belastung: submaximal b) Haltephase: 10–29 Sek. c) viele Repetitionen d) 5–10 Sek. Pause nach jeder Repetition	

zwischen jeder Serie geübt werden. Das Tempo muß allmählich gesteigert werden (Zirkeltraining) (Tab. 1.**4**).

Kriterien und Wirkung des Kraft-Ausdauertrainings

Belastung: 15–25 Repetitionen (langsame Frequenz beim Training mit Patienten)
1–2 Minuten Pause
Widerstand: 75–50% der Maximalkraft

Trainingseffekt: Verbesserung der Muskelkraft
Verbesserung der Muskelausdauer
Verbesserung der Koordination

lokale Wirkung: Verbesserung der Zirkulation am Übergang Muskel/Sehne und Sehne/Periost/Knochen

allgemeine Wirkung: Verbesserung der Herz-Kreislauf-Funktion und der Atmung; Verbesserung der Sauerstoffaufnahme. Die allgemeine Wirkung ist abhängig von der Muskelmasse und der Summe der Arbeitsmenge.

Patienten und Untrainierte müssen mit geringerer Intensität trainiert werden als Sportler, jedoch nach denselben – wissenschaftlich bewiesenen – physiologischen Gesichtspunkten. Die Progression muß langsam sein. Die Kriterien für ein optimales Training mit Patienten sind: 15–30 oder mehr Repetitionen mit einer Belastung von

30–50% der Maximalkraft (Abb. 1.**31 b** u. Tab. 1.**4**). Das Training mit Patienten erfordert eine große Individualisierung und muß der Arbeitssituation angepaßt sein. Die Belastbarkeit richtet sich nach dem Allgemeinzustand, Schmerzen, Bewegungseinschränkungen, neurologischen Störungen, kardiovaskulärem Zustand usw.

Mentales Training

Unter mentalem Training versteht man das Erlernen oder Verbessern eines Bewegungsablaufes durch intensives Vorstellen ohne gleichzeitiges tatsächliches Üben (Abb. 1.**32 a** u. **b**). Wie für alle Trainingsmethoden gilt für das mentale Training, daß optimale Lernbedingungen die Trainingswirkung optimieren. Somit beeinflussen innere und äußere Faktoren entscheidend die Effektivität des mentalen Trainings.

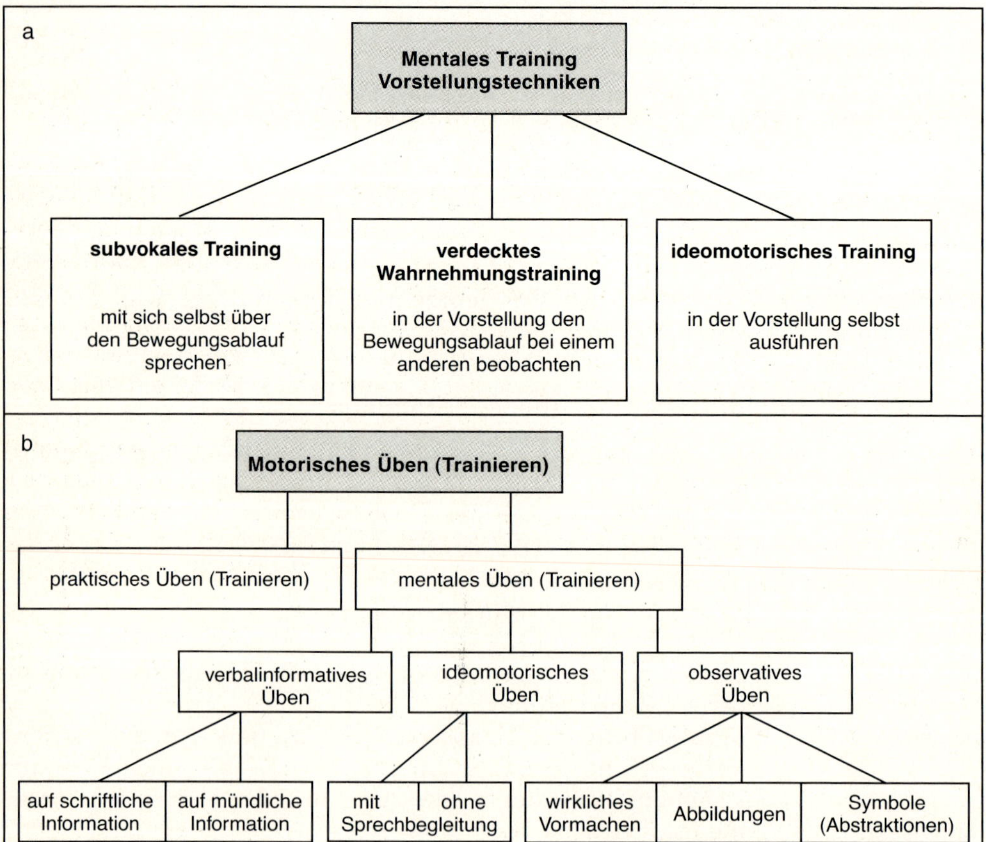

Abb. 1.**32 a** Psychologische Methoden zur Verbesserung des Lernprozesses (136 Formen des mentalen Trainings nach Kunze)

Abb. 1.**32 b** Motorisches Trainieren

Vorteile des mentalen Trainings

- Es verkürzt die Lernzeiten für die Aneignung sportlicher Techniken.
- Das gedankliche Üben eines Bewegungsablaufes erhöht die Stabilität einer Bewegungsfertigkeit.
- Es erhöht die Präzision und damit auch die Ausgangsgeschwindigkeit einer Bewegung.
- Die Anwendung des mentalen Trainings hat sich besonders in Verletzungspausen zur Erhaltung der Bewegungsvorstellung bewährt.
- Mentales Training kann zur Stimulierung vor dem Start in Wettkampfsituationen verwendet werden. Der Athlet geht dadurch unbelasteter an den Wettkampf heran, da er den Ablauf bereits vorher einige Male in der Vorstellung abrollen ließ.
- Es läßt sich beim Aufwärmen ergänzend verwenden.
- Es erweist sich als günstig bei Sportarten mit beschränkter Trainingszeit (Hallen, Anlagenbelegung).
- Mentales Training verringert bei Sportarten mit erhöhter Verletzungsgefahr die Angst, da durch intensive Bewegungsvorstellung nicht sicher erfaßte Bewegungselemente erkannt und damit besser realisierbar werden.

Trainingswirkung auf das Knochen- und Knorpelgewebe (Tab. 1.5)

Intermittierende Druckbelastung ist eine adäquate Stimulation zur Regeneration der Knochensubstanz und des hyalinen Knorpels. Die Knorpeldicke ist funktionsabhängig und nimmt mit intermittierender Druckbelastung zu. Die adäquate Belastung eines mäßig degenerierten Gelenkes ist nötig, um die Vitalität des Knorpels zu verbessern (Staff u. Mitarb.) (s. „Training mit Arthrosepatienten").

In der Regel haben Knochenstrukturen keine Priorität bei unseren Behandlungsverfahren. Man war der Ansicht, daß es sich beim Knochen um eine relativ inaktive und unproblematische Gewebsstruktur handelt. Knochengewebe ist ein wichtiger Bestandteil des Bewegungsapparates. Zusätzlich hat es blutbildende Eigenschaften und ist außerdem ein Lager für Mineralien. Ein wichtiger Bestandteil unserer Therapie ist die Behandlung von Frakturen, z.B. Frakturen bei Osteoporose. Es hat den Anschein, daß Trainingstherapie eine positive Wirkung auf die Knochendichte hat. Um zu erfahren, welche Stimulation nötig ist, um den Normalzustand des Knochens zu erhalten, wurden Versuche mit unterschiedlichen täglichen Belastungen durchgeführt (Astrand u. Rodahl 1986).

Die geringste Belastung unseres Skelettsystems ist unser Körpergewicht. Dieser intermittierenden Belastung müssen wir mindestens drei Stunden täglich ausgesetzt sein. Ist die Belastung zu gering, resultiert sehr schnell eine Atrophie.

Trainingswirkung auf die Muskulatur (Tab. 1.5)

Eine Neubildung von Muskelfibrillen scheint es beim Menschen nicht zu geben. Es kommt jedoch trotzdem zur Vermehrung der Muskelkraft. Zuerst werden ungenutzte „motorunits" in das Kontraktionsmuster einbezogen; später kommt es dann zur Hypertrophie der Muskulatur.

Tabelle 1.5 Trainingswirkung auf den Organismus

Eigenschaften	Organische Grundlagen	Einwirkungsfaktoren
Muskelkraft	1. motorische Einheit: a) Muskelzellen (Funktion: Kontraktion statisch, dynamisch) b) Innervation (Neuron, Synapse, Endplatte)	Erbanlagen, Geschlecht, Alter, Training, Gebrauch psychische Faktoren, Training, Zentralnervensystem
	2. Energieumsatz: chemische Energie – mechanische Arbeit Prozesse: a) aerob b) anaerob Verbrennungsstoffe: a) Fette b) Kohlenhydrate	Training, Kost
Gelenkbeweglichkeit	Knochen/Gelenk: a) Muskelansatz b) Knochen c) Gelenk: Bänder, Knorpel, Bursen, Synovia	Training, Gebrauch
Koordination	Neuromuskulärer Apparat: a) Strukturen: afferente und efferente Bahnen b) Funktion: Nervenimpulse, Regulation	Training psychische Faktoren Alkohol
Ausdauer	Oxygentransport: a) Lungenventilation b) O_2-Bindung des Blutes c) Minutenvolumen: Schlagvolumen (Herzpumpe), Schlagfrequenz (Herzklappen) d) Verhältnisse im Muskelgewebe, Leitungssystem, Venen-Muskel-Pumpen, Unterdruck im Thorax Flüssigkeitsbalance e) Flüssigkeitszufuhr, Wärme, psychische Faktoren	Rauchen, Luftverschmutzung hoher Eisengehalt, Training Ärzte, Training, Millieu
Einsatzwille	Zentralnervensystem	

Training führt zu positiven Veränderungen im Stoffwechsel der Muskelzellen. Dies bewirkt ein vermehrtes mitochondrales Volumen. Ebenso wird durch körperliche Aktivität die Blutzirkulation im Muskel gefördert.

Die Interzellularsubstanz im Bindegewebe hypertrophiert bei körperlicher Aktivität. Sehnen und Ligamente werden kräftiger, ebenso der Übergang Sehne – Periost, der schwächste Punkt des Knochen-Sehnen-Muskel-Apparates. Ist die Kontinuität in einer Sehne gestört, ist es wichtig, so früh wie möglich mit der Mobilisation in Form von Dehnungen und vorsichtiger Aktivität zu beginnen (Staff u. Mitarb.).

Trainingswirkung auf das Fettgewebe (Tab. 1.5)

Das Fettgewebe vermindert sich bei körperlicher Aktivität; bei Inaktivität nimmt es zu.

Trainingswirkung auf den Kreislauf (Tab. 1.5)

Training wirkt sich günstig auf das Herz-Kreislauf-System aus. Gut trainierte Menschen reagieren auf eine standardisierte Belastung mit geringerem Blutdruckanstieg als untrainierte (Staff u. Mitarb.).

Training mit Rheumatikern

Bei rheumatischen Erkrankungen muß untersucht werden, welche Strukturen die Veränderungen verursachen und welches Krankheitsstadium erreicht ist. Insbesondere wird auf die Teilfunktionen Gelenkbeweglichkeit, Muskellänge und Muskelkraft sowie die Behinderung bei komplexen Bewegungsabläufen (Alltagsbewegungen) geachtet. Den destruktiven Veränderungen in den Ligamenten muß besondere Aufmerksamkeit geschenkt werden, da hierdurch eine Instabilität in den Gelenken entstehen kann (z. B. Kniegelenk, Atlas-Axis).

Aus der Funktionsanalyse ergibt sich die Behandlung:

1. Mobilisation
2. Stabilisation.

Behandlungsziel ist die Funktionserhaltung und/oder Funktionsverbesserung. Durch folgende Maßnahmen wird dieses Ziel erreicht:

1. Instruktion
   a) Schmerzlinderung
   b) Kontrakturprophylaxe
   c) Verhinderung von Fehlstellungen
2. Trainingstherapie
3. Hilfsmittel
4. Das Milieu des Patienten (Arbeitsplatz, Wohnung usw.) muß angepaßt werden.

Die individuelle Behandlung besteht aus:

1. Schmerzlinderung.
2. Kontrakturprophylaxe – Kontrakturbehandlung. Wird bei der Kontrakturbehandlung mit langem Hebel und großer Kraft gedehnt, kommt es zu einer zehnmal so großen Belastung der Kapsel und des Gelenkknorpels. Ein Widerstand von 10 kp distal am Unterschenkel bewirkt eine Kniegelenksbelastung von 100 kp (Abb. 1.**33 a**–**d**) (Moritz 1971). Um eine Belastung der ossären Strukturen und des Gelenkknorpels zu vermeiden, sollten die Kontrakturen mit passiven translatorischen Bewegungen behandelt werden. Die Behandlung von Muskelkontrakturen erfolgt mit Muskeldehnungen.
3. Behandlung der schwachen Muskeln. Bei der rheumatischen Arthritis verursachen auch schwache Muskeln eine Fehlfunktion. Ein aktives progressives Training bei schmerzhafter Arthritis ist meist schwer durchführbar. Bei akuten Zuständen sollte mit isometrischen Anspannungen gearbeitet werden, um die vorhandene Muskelkraft zu erhalten. Sobald es der Gelenkprozeß zuläßt, wird das Training gesteigert. Beim statischen Muskelkrafttraining wird das Gelenk weniger belastet. Ziel ist nicht das Erreichen der maximalen Muskelkraft, sondern die möglichst ungehinderte Ausführung von Alltagsbewegungen.

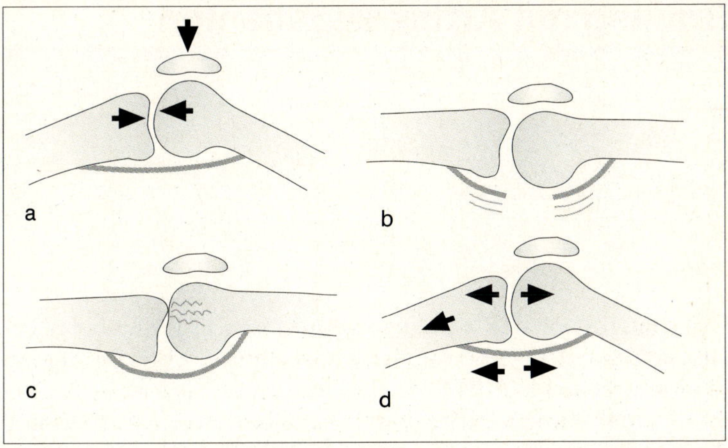

Abb. 1.**33a–d**
a Passiver Druck von ventral auf das Kniegelenk bewirkt eine Dehnung des Kapsel- und Bandapparates auf der dorsalen Seite und eine Kompression der Gelenkflächen
b Ruptur des Kapsel- und Bandapparates
c Kompressionsfraktur
d Traktion in Längsrichtung der Tibia, bewirkt eine Separation im Gelenk (nach Brattström, Junerfällt u. Moritz)

Gruppengymnastik ist bei Rheumatikern nur schwer durchführbar. Das Übungsprogramm muß sich nach der Funktionsanalyse richten und individuell auf den Patienten abgestimmt sein.

Training mit Arthrosepatienten

Es ist bewiesen, daß durch intermittierende Druckbelastung der Gelenke, deren Knorpelschicht degeneriert ist, Faserknorpel vom Bindegewebe im Knochenmark gebildet werden kann. Dieser Faserknorpel kann sich als Ersatz für den degenerierten hyalinen Knorpel über dem Gelenk bilden (Staff u. Mitarb. 1977). Krankenhäuser mit langer klinischer Erfahrung in Arthrosebehandlungen können eine Reihe von Beispielen für die oben beschriebene Entwicklung nennen. Es scheint, als könne sich ein neues Gelenk mit kongruenten Gelenkflächen bilden. Röntgenologisch findet sich ein schmaler Gelenkspalt. Diese Gelenke haben in der Regel eine ausgezeichnete Funktion und verursachen nur geringe oder keine Schmerzen.

Statische Druckbelastung führt zur Degeneration, während intermittierende Druckbelastung eine Stimulation zur Regeneration der Knochensubstanz und des hyalinen Knorpels ist. Die Knorpeldicke ist funktionsabhängig und nimmt offensichtlich mit intermittierender Druckbelastung zu (Staff u. Mitarb. 1977).

Degeneration hat nichts mit dem Alter zu tun; auch bei jungen Menschen können degenerative Veränderungen gefunden werden. Bei einem Symposion 1974 kam man zu der Schlußfolgerung, daß mit Hilfe eines gezielten Trainings und körperlicher Aktivität degenerativen Erkrankungen vorgebeugt werden kann.

Alvik erklärte 1953, daß die zum arthrotischen Gelenk gehörende Muskulatur immer so gut wie möglich auftrainiert werden sollte und nicht immer eine Operation erforderlich ist, um das Gelenk wieder schmerzfrei zu machen. Die Erfahrung hat gezeigt, daß mit einem gezielten Training Erleichterung geschaffen werden kann.

Körpererziehung in Schulen

Der Sportunterricht in Schulen besteht neben Gymnastik, Bodenturnen, Geräteturnen, Laufen, Springen, Werfen, Schwimmen, Handball, Volleyball usw. auch aus dem Haltungsturnen für Schüler mit Haltungsschwächen.

Da mit dem Haltungs- und orthopädischen Turnen keine objektive Kraft- und Funktionsverbesserung der Schüler erzielt werden konnte, führte Gustavsen 1976 in Moss / Norwegen den Versuch mit der alternativen Körpererziehung durch.

Es konnte bewiesen werden, daß bei Schülern mit Haltungsschwächen die Funktionsqualitäten (Muskelkraft, Muskelausdauer und Koordination) und damit auch funktionelle Bewegungsabläufe durch ein gezieltes Training objektiv verbessert werden können.

Bevor das Training mit den Schülern begann, wurden in einem Kurs über alternative Körpererziehung die Gymnastiklehrer in die Trainingsprinzipien eingeführt. Für die Schüler wurden ein Testschema und verschiedene Übungen erarbeitet. Zu Beginn des Versuches wurden Muskelkraft, Muskelausdauer, Vitalkapazität und Sauerstoffaufnahme der einzelnen Schüler getestet. Diese Teste wurden nach den einzelnen Trainingsperioden wiederholt. Die Resultate sind in den Tab. **1.7** u. 1.**8** aufgezeigt. Der Versuch dauerte vom 1. 2. 1976 bis 30. 5. 1976.

Zwei Gruppen (eine Gruppe Mädchen, eine Gruppe Jungen) mit jeweils 8 Schülern im Alter von 14–16 Jahren trainierten zwei- bis viermal pro Woche 80 Min.

Das Training bestand aus erwärmenden Übungen (Ergometertraining, Seilspringer, Zirkeltraining) und bestimmten Übungen an Zugapparaten. Hauptprinzip dieses Trainings war und ist, daß bei Schülern mit wenig Gewicht und vielen Repetitionen (30 und mehr) gearbeitet wird.

Folgende Geräte wurden benutzt:
2 Zugapparate
1 Schenkeltrainer
1 Winkeltisch
2 zweigeteilte Trainingstische
8 Gewichtsstäbe
8 Hanteln (1 kg)
6 Hanteln (2 kg)
3 Schrägbretter
4 Halbmondkissen
4 Pezzibälle
8 Springseile.

Erläuterungen zum Training

Testprogramm

Alle Übungen, die in Abb. 1.**34 a** u. **b** beschrieben sind, wurden bei den Schülern getestet.

Zirkeltraining

Alle Übungen wurden auf der Matte ausgeführt. Das Zirkeltraining bestand aus fünf Übungen. Der Zirkel wurde dreimal wiederholt mit 1 Min. Pause zwischen jedem Zirkel. Das Training setzte sich aus folgenden Übungen zusammen (Beschreibung der Übungen: Abb. 1.**34 a** u. **b**):

Bauchmuskulatur: Übung Nr. 6
Hüftgelenks- und Rückenmuskulatur: Übung Nr. 2
Schultergürtelmuskulatur: Übung Nr. 5
Hüftgelenksbeuger: Übung Nr. 1
Armstrecker: Übung Nr. 4

Die Dosis beim Zirkeltraining betrug 50% der maximalen Kraft und maximalen Ausdauer.

Übungsprogramm

Zusätzlich zu den in der Tab. **6** aufgeführten Übungen wurden bei den Schülern haltungskorrigierende Übungen (mit verschiedenen Hilfsmitteln) verwendet. Sie mußten lernen, wie man einen Gegenstand richtig hebt, drückt oder zieht usw. Zur Durchführung der funktionellen Haltungsübungen wurden Zugapparate, Gewichtsstäbe, Pezzibälle usw. benutzt (Abb. 1.**35 a–f** u. 1.**36 a** u. **b**).

Alle Übungen wurden mit wenig Gewicht und vielen Repetitionen durchgeführt, wodurch zusätzlich eine Verbesserung der Koordination erzielt werden konnte.

Resultate nach der Versuchsperiode

Obwohl der Versuch zeitlich und auch in der Anzahl der Schüler begrenzt war, kann man sagen, daß die Resultate bei den Jungen und Mädchen eine deutliche Verbesserung der Funktionsqualitäten zeigten. Dies wird auch aus den Tab. 1.**7**–1.**11** ersichtlich.

Die geringste und größte Verbesserung der *Muskelausdauer* betrug:
bei Jungen 33 und 139%,
bei Mädchen 42 und 85% (Tab. 1.**9**).

Die geringste und größte Verbesserung der *Muskelkraft* betrug:
bei Jungen 43 und 86%,
bei Mädchen 40 und 85% (Tab. 1.**9**).

Diese große Verbesserung der Muskelausdauer und Muskelkraft in relativ kurzer Zeit war möglich, da bei Untrainierten eine große Leistungssteigerung erfolgt. Dies entspricht auch allgemeinen Trainingserfahrungen und den Untersuchungsergebnissen von E. A. Hettinger u. Müller (1961).

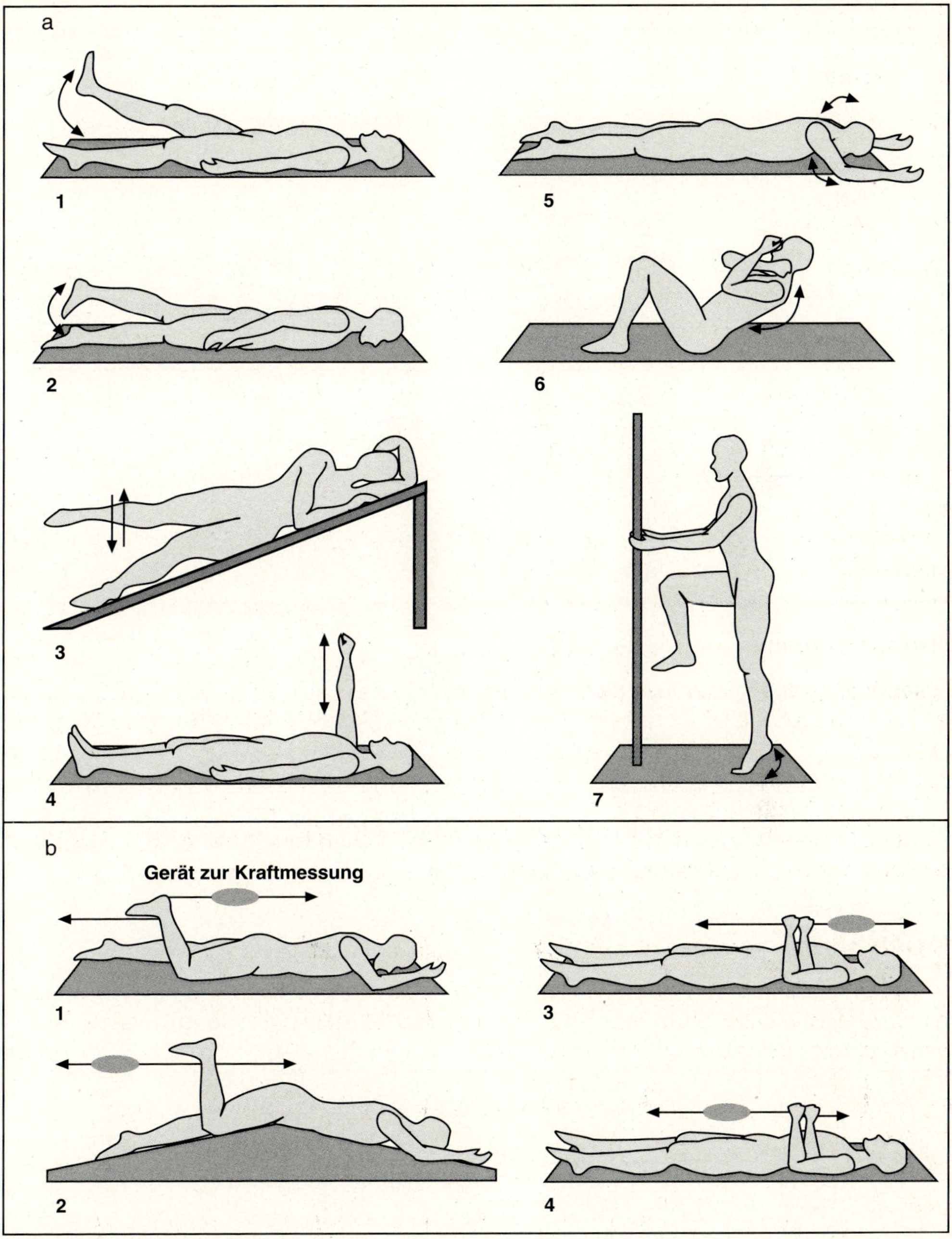

Abb. 1.**34 a** u. **b** Übungen des Testschemas
a Muskelausdauerteste
b Muskelkraftteste

Tabelle 1.6 Testschema

Name: ______________________________ Klasse: ______________

1.

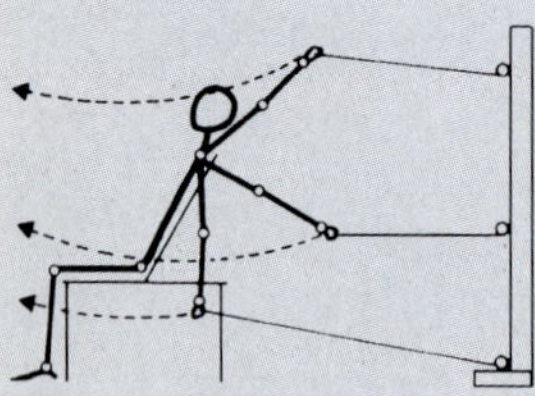

M. pectoralis major, oberer, mittlerer und unterer Anteil

3 kg (nach Bedarf)

15–20 Repetitionen

3 Serien

(Widerstand wird in der Progression gesteigert)

2.

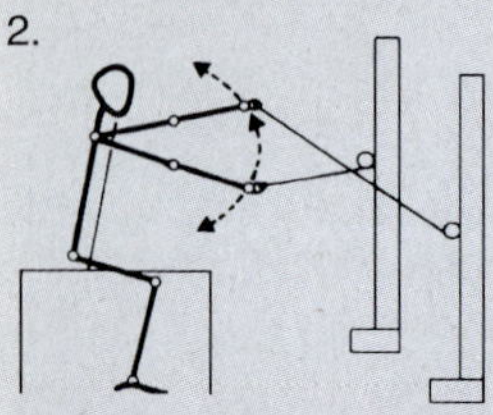

interskapuläre Muskulatur

___ kg (nach Bedarf)

___ Repetitionen

___ Serien

3.

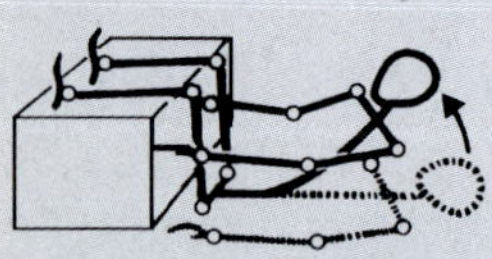

Bauchmuskulatur

___ Repetitionen

___ Serien

4.

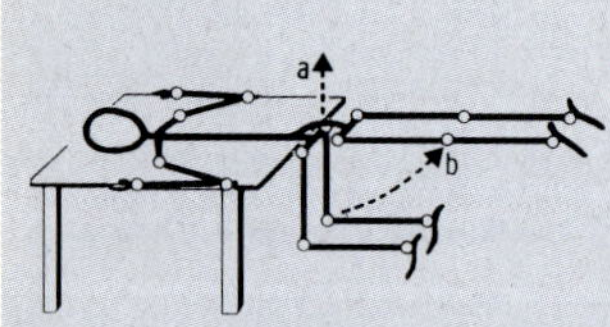

a) M. erector spinae (Gesäß anheben)

b) Hüftgelenksextensoren

___ kg (nach Bedarf)

___ Repetitionen

___ Serien

5.

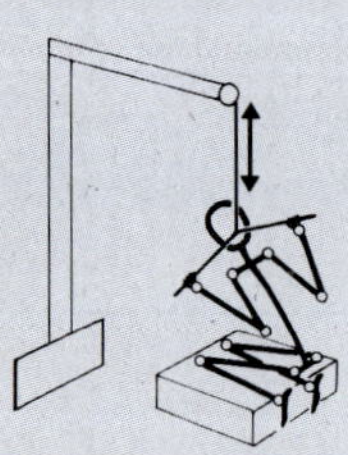

vertikaler Zugapparat (Zug hinter dem Kopf)

___ kg (nach Bedarf)

___ Repetitionen

___ Serien

Tabelle 1.**6** (Fortsetzung)

6.	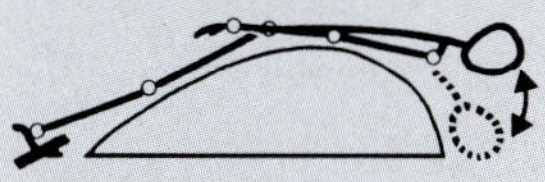	Rückenstrecker ___ kg (nach Bedarf) ___ Repetitionen ___ Serien
7.	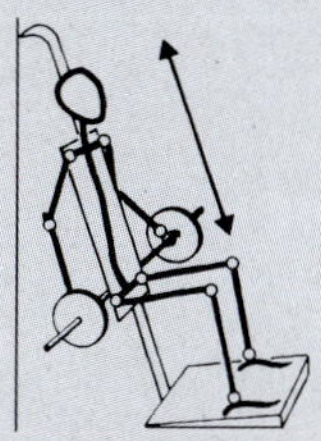	Knie- und Hüftgelenksextensoren (Schenkeltrainer) ___ kg (nach Bedarf) ___ Repetitionen ___ Serien
8.	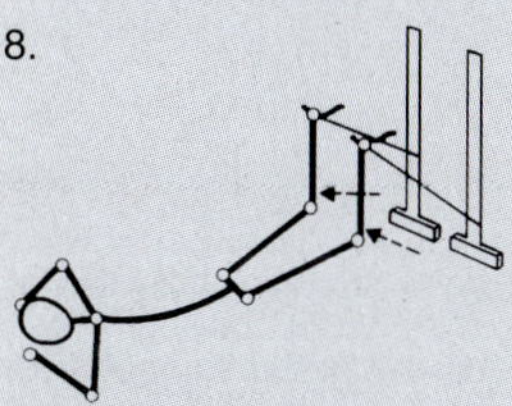	Kniegelenksflexoren (doppelter Zugapparat) ___ kg (nach Bedarf) ___ Repetitionen ___ Serien
9.	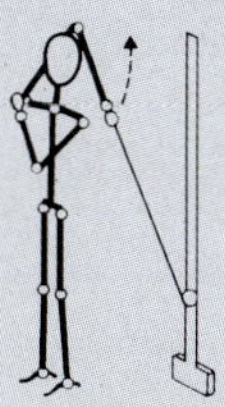	M. triceps brachii, Caput longum (rechts und links) ___ kg (nach Bedarf) ___ Repetitionen ___ Serien
10.	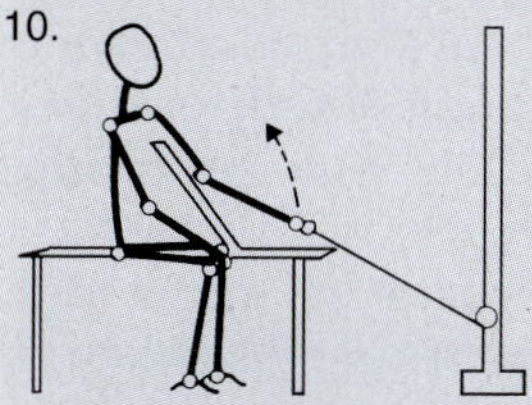	M. biceps brachii (rechts und links) ___ kg (nach Bedarf) ___ Repetitionen ___ Serien
11.	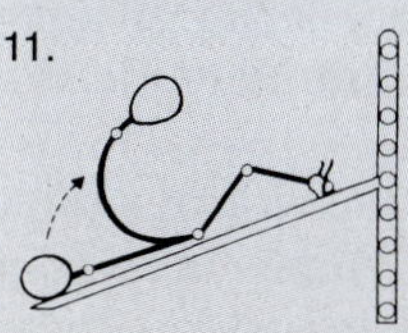	Bauchmuskulatur (Schrägbrett) ___ Repetitionen ___ Serien

Tabelle 1.6 (Fortsetzung)

12. a 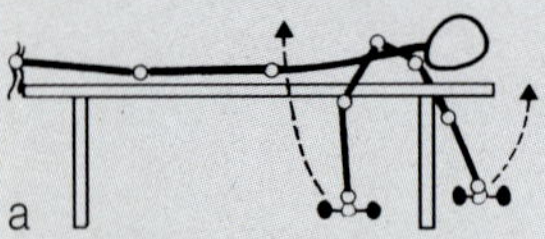 b 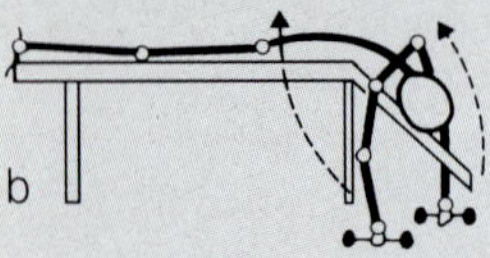 c 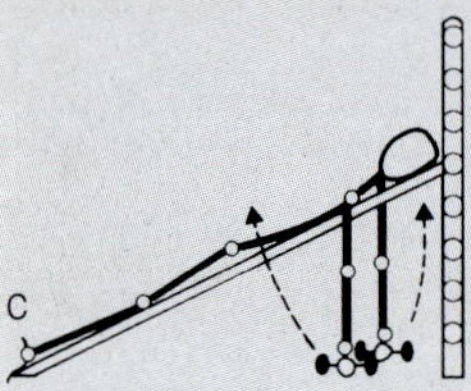	M. trapezius a) mittlerer Anteil ___ kg (nach Bedarf) ___ Repetitionen ___ Serien b) unterer Anteil ___ kg (nach Bedarf) ___ Repetitionen ___ Serien c) oberer Anteil ___ kg (nach Bedarf) ___ Repetitionen ___ Serien
13. 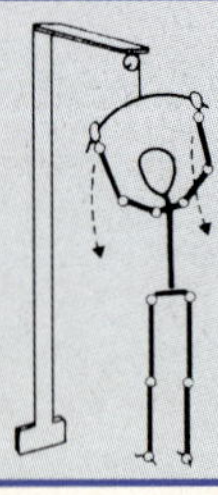	M. teres major u. M. trapezius, unterer Anteil (vertikaler Zugapparat) ___ kg (nach Bedarf) ___ Repetitionen ___ Serien

Über die Resultate bei der Vitalkapazität sollte man sich nicht wundern. Bereits vor dem Versuch vermuteten wir, daß die Vitalkapazität mit den ausgewählten Übungen wahrscheinlich nicht verbessert werden kann. Um die Vitalkapazität zu verbessern, ist ein spezifisches Ausdauertraining wie Waldlauf usw. erforderlich. Ein solches Training führen wir jetzt mit den Schülern durch.

Bemerkenswert bei dem Versuch mit der alternativen Körpererziehung und der weiteren Arbeit mit den Schülern war, daß diese ihre ganze Aufmerksamkeit der Verbesserung der Resultate widmeten.

Das Übungsprogramm war jedem Schüler individuell angepaßt. Hierdurch konnte sowohl ein besserer Trainingseffekt als auch eine psychisch stimulierende Wirkung erzielt werden.

Durch das individuelle Trainingsprogramm schien kein Schüler schwächer als ein anderer zu sein. Kein Schüler mußte sich blamieren wie in den Gymnastikstunden, in denen einer sehr gut und ein anderer sehr schlecht ist. Nach dem ersten Versuch haben 75 Schüler im nächsten Schuljahr die alternative Körpererziehung als Wahlfach ausgesucht (= 20% aller Schüler dieser Schule).

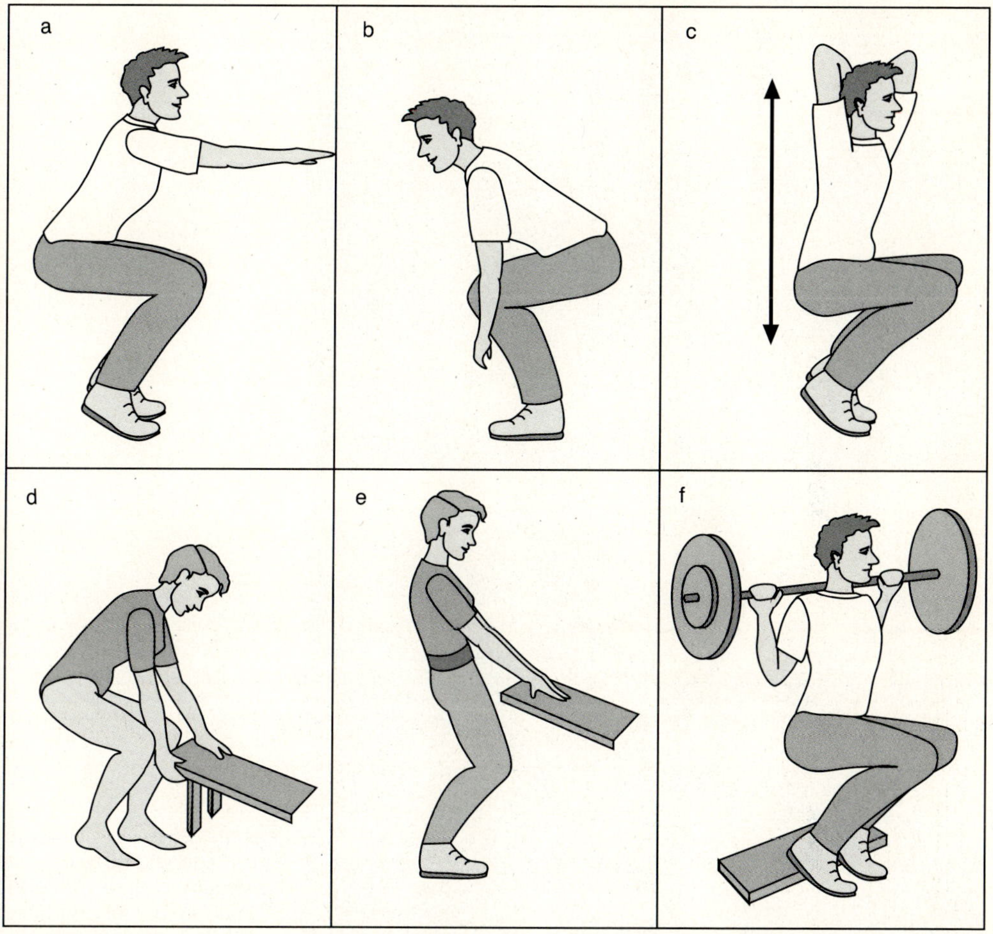

Abb. 1.**35 a–f** Beispiele für ein Krafttraining
a–d Muskelgruppen, die zur Durchführung einer richtigen Hebetechnik erforderlich sind. Um diese Hebetechnik korrekt zu erlernen, müssen folgende Muskeln kräftig genug sein: M. triceps surae, Flexoren und Extensoren der Knie- und Hüftgelenke, Bauch-, Rücken- und Glutäalmuskulatur
e Bauch-, Rücken- und Glutäalmuskulatur, Extensoren und Flexoren der Kniegelenke, insbesondere des M. rectus femoris (aus Nullstellung im Hüftgelenk)
f Bauch-, Rücken- und Glutäalmuskulatur, Extensoren und Flexoren der Knie- und Hüftgelenke und des M. triceps surae (mit erhöhter Ferse) (nach Eie u. Johnson 1974)

Die gleichen Versuche wurden 1980 mit Arbeitern in der Zelluloseindustrie durchgeführt (50 Arbeiter im Alter von 30–50 Jahren). Es konnten die gleichen Resultate erzielt werden.

Diese Versuchsergebnisse mit jungen und alten Menschen, Kranken und Gesunden zeigen, daß ein spezifisches Training zur Verbesserung der Funktionsqualitäten wie Muskelkraft, Muskelausdauer und Koordination durchgeführt werden kann (= Prophylaxe und Rehabilitation).

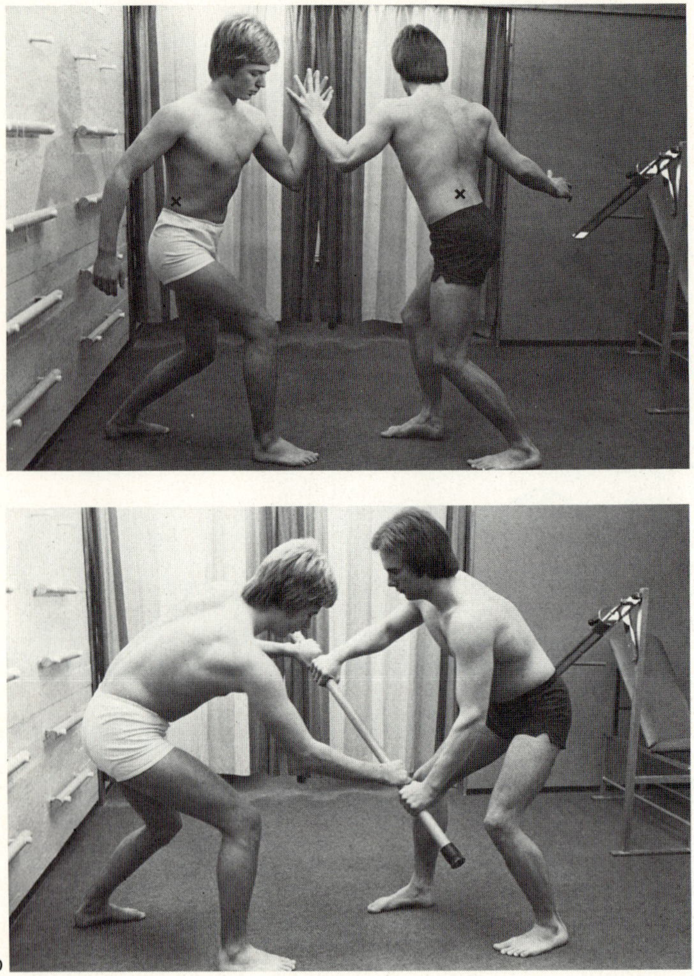

a

b

Abb. 1.**36 a** u. **b** Übungen im diagonalen Bewegungsmuster mit indirekter Stabilisation der Lenden- und auch der Halswirbelsäule

Tabelle 1.7 Muskelausdauer (Anzahl der Repetitionen beim ersten und letzten Test und Verbesserung in Prozent)

	Hüftbeuger			Hüftstrecker			Hüftabduktoren						Armstrecker			Schultergürtel-muskulatur			Bauchmusku-latur			M. triceps surae					
Nr.	E	L	%	E	L	%	E		L		%		E	L	%	E	L	%	E	L	%	E		L		%	
							re.	li.	re.	li.	re.	li.										re.	li.	re.	li.	re.	li.
Jungen																											
1	50	100	100	100	350	250	60	45	150	120	150	166	30	40	33	50	100	100	33	60	83	40	40	85	70	112	75
2	110	130	18	100	100	0	33	45	100	100	203	122	13	50	284	21	52	147	17	74	335	57	30	60	50	5	66
3	50	60	20	70	110	57	50	50	70	70	40	40	30	40	33	17	30	76	20	40	100	15	15	50	50	223	233
4	60	80	33	90	175	94				20	80	300	50	120	140	26	60	130									
5	35	72	105	50	106	112	42	70	63	92	50	31	31	40	29	15	30	100	24	45	87	60	50	80	70	33	40
6	60	150	150	65	110	69	60	50	80	60	33	20	30	50	66	60	70	16	42	52	24	40	35	60	50	50	43
7	100	110	10	65	104	60	44	76	70	80	59	5	25	30	20	55	60	9	30	40	33	40	33	60	55	50	51
Mädchen																											
8	40	60	50	90	200	122	70	60	120	100	71	66	40	45	12	30	40	33	33	50	51	40	45	50	50	25	12
9	56	108	92	102	124	21							82	120	46	30	38	26	23	34	48						
10	90	100	11	44	90	104							20	40	100	37	50	35	34	43	26						
11	27	58	114	37	50	35							40	50	25	27	28	3	10	22	120						
12	20	40	100	79	100	26							18	25	39	25	30	20	20	25	25						
13	70	90	28	37	80	116							50	70	40	18	20	11	8	18	125						
14	36	80	122	66	90	36							45	66	46	26	36	38	29	38	31						
15	90	160	77	98	130	32							45	60	33	20	40	100	22	30	36						

E = erster Test, L = letzter Test

Tabelle 1.**8** Verbesserung der Muskelkraft (in Kg)

	Kniestrecker						Kniebeuger						Ellenbogenstrecker						Ellenbogenbeuger						Vitalkapazität			Gewicht	
Nr.	E		L		%		E		L		%		E		L		%		E		L		%		E	L	%	E	L
	re.	li.	re.	li.	re.	li.	re.	li.	re.	li.	re.	li.	re.	li.	re.	li.	re.	li.	re.	li.	re.	li.	re.	li.					
Jungen																													
1	21	16	28	35	33	118	14	14	35	29	136	107	7	7	13	15	85	114	18	14	22	22	22	36	2000	2000	0	39	40
2	25	28	28	35	12	25	16	19	37	33	131	73	8	6	15	15	87	150	18	18	29	27	61	50	1900	2850	50	49,8	49,5
3	18	15	22	23	22	53	7	8	26	26	271	225	9	7	12	13	33	85	13	13	21	21	61	61	2600	2700	3,8	42	44
4	20	26					10	14					8	7					13	16					2450	2500	2	41	42
5	28	28	35	28	25	0	21	18	24	25	14	39	7	6	12	16	71	166	25	18	26	23	4	27	3300	3200	–3	46,8	42,7
6	17	19					13	13					6	8					18	16					2450	2350	–4	46,5	49
7	15	17	27	25	80	47	11	11	26	17	136	54	6	4	10	12	66	150	10	13	15	16	50	23	2500	2600	4	45,5	47,5
8	20	22	22	23	10	4	9	14	26	22	189	57	6	4	12	11	100	175	17	20	23	21	35	5	2200	2600	18	41,3	44
Mädchen																													
9	22	21	47	33	113	57	16	9	25	24	56	166	12	8	13	12	8	50	22	18	26	24	18	33	2100	2500	19	56,6	59,8
10	27	27	33	32	22	18	20	13	23	20	15	54	10	5	15	11	50	120	21	20	22	27	5	35	3000	3700	23	55,9	57,4
11	18	18	22	28	22	55	16	18	23	24	44	33	11	8	16	14	45	75	18	17	20	24	11	41	2000	3000	50	57,5	56,2
12	20	20	34	27	70	35	15	11	20	17	33	35	6	5	11	10	83	100	16	15	18	17	19	13	2010	2500	24	47,2	48,2
13	13	14	15	17	15	21	10	7	21	17	110	143		6	15	11	275	83	14	14	17	17	17	17	1950	2300	18	48	48,6
14	18	14	22	26	22	86	11	7	18	18	63	157	6	6	12	12	100	100	14	13	17	17	17	23	2700	2300	–15	41,2	42,2
15	19	22	25	26	31	18	6	5	12	12	100	140	5	5	11	12	140	140	19	16	21	20	10	25	2030	2800	38	54	55,4

E = erster Teil, L = letzter Teil

Tabelle 1.9 Prozentuale Verbesserung bei den einzelnen Übungen

	Muskelausdauer										Muskelkraft								
Nr.	Hüft-beuger	Hüft-strecker	Hüft-abduk-toren		Arm-strecker	Schulter-gürtelmus-kulatur	Bauch-musku-latur	M. triceps surae		Durch-schnitt	Knie-strecker		Knie-beuger		Ellen-bogen-strecker		Ellen-bogen-beuger		Durch-schnitt
Jungen			re.	li.				re.	li.		re.	li.	re.	li.	re.	li.	re.	li.	
1	100	250	150	166	33	100	82	112	75	119	33	118	136	107	85	114	22	36	81
2	18	0	203	122	284	147	335	5	66	131	12	25	131	73	87	150	61	50	73
3	20	57	40	40	33	76	100	233	233	92	22	53	271	225	33	85	61	61	86
4	33	94	–	–	300	140	130	–	–	139	–	–	–	–	–	–	–	–	–
5	105	112	50	31	29	100	87	33	40	65	25	0	14	39	71	166	4	27	43
6	150	69	33	20	66	16	24	50	43	52	–	–	–	–	–	–	–	–	–
7	10	60	59	5	20	9	33	50	51	33	80	47	136	54	66	150	50	23	75
8	50	122	71	66	12	33	51	25	12	49	10	4	189	57	100	175	35	5	72
Mädchen																			
9	92	21	–		46	26	48	–		42	113	57	56	166	8	50	18	33	62
10	11	104	–		100	35	26	–		55	22	18	15	54	50	120	5	35	40
11	114	35	–		25	3	120	–		59	22	55	44	33	45	75	11	41	41
12	100	26	–		39	20	25	–		42	70	35	33	35	83	100	19	13	48
13	28	116	–		40	11	125	–		64	15	21	110	143	275	83	17	17	85
14	122	36	–		46	38	31	–		54	22	86	63	157	100	100	17	23	71
15	77	32	–		33	100	36	–		55	31	18	100	140	120	140	10	25	73

Tabelle 1.**10** Muskelkraft in kg beim ersten und letzten Test

	Erster Test									Letzter Test									
Nr.	Kniestrecker		Kniebeuger		Ellenbogen-strecker		Ellenbogen-beuger		Total kg	Kniestrecker		Kniebeuger		Ellenbogen-strecker		Ellenbogen-beuger		Total kg	%
Jungen	re.	li.	re.	li.	re.	li.	re.	li.		re.	li.	re.	li.	re.	li.	re.	li.		
1	21	16	14	14	7	7	18	14	11	28	35	35	29	13	15	22	22	199	79
2	25	28	16	19	8	6	18	18	138	28	35	37	33	15	15	29	27	219	58,6
3	18	15	7	8	9	7	13	13	90	22	23	26	26	12	13	21	21	164	82
4	20	26	10	14	8	7	13	16	114										
5	28	28	21	18	7	6	25	18	151	35	28	24	25	12	16	26	23	189	25
6	17	19	13	13	6	8	18	16	110										
7	15	17	11	11	6	4	10	13	87	27	25	26	17	10	12	15	16	148	70
8	20	22	9	14	6	4	17	20	112	22	23	26	22	12	11	23	21	160	42,8
									913									1079	
								durchschnittlich:	114								durchschnittlich:	180	57,8
Mädchen																			
9	22	21	16	9	12	8	22	18	128	47	33	25	24	13	12	26	24	204	59
10	27	27	20	13	10	5	21	20	138	33	32	23	20	15	11	22	27	183	32,6
11	18	18	16	18	11	8	18	17	124	22	28	23	24	16	14	20	24	171	38
12	20	20	15	11	6	5	16	15	108	34	27	20	17	11	10	18	17	154	42,5
13	13	14	10	7	4	6	14	14	82	15	17	21	17	15	11	17	17	130	58,5
14	18	14	11	7	6	6	14	13	89	22	26	18	18	12	12	17	17	142	59,5
15	19	22	6	5	5	5	19	16	97	25	26	12	12	11	12	21	20	139	43
									765									1123	
								durchschnittlich:	109								durchschnittlich:	160	46,8

Tabelle 1.11 Totale Muskelausdauer beim ersten und beim letzten Test (Anzahl der Repetitionen)

Nr.	Erster Test							Letzter Test							
	Hüft-beuger	Hüft-strecker	Hüft-abduk-toren	Arm-strecker	Schulter-gürtelmus-kulatur	Bauch-musku-latur	Total	Hüft-beuger	Hüft-strecker	Hüft-abduk-toren	Arm-strecker	Schulter-gürtelmus-kulatur	Bauch-musku-latur	Total	Verbes-serung in %
Jungen															
1	50	100		30	50	33	263	100	350		40	100	60	500	124,3
2	110	100		13	21	17	261	130	100		50	52	74	406	55,5
3	50	70		30	17	20	187	60	110		40	30	40	280	49,7
4	60	90		20	50	26	246	80	175		80	120	60	515	109,5
5	35	50		31	15	24	155	72	106		40	30	45	293	89
6	60	65		30	60	42	257	150	110		50	70	52	432	68
7	100	65		25	55	30	275	110	104		30	60	40	344	25
8	40	90		40	30	33	233	60	200		45	40	50	395	69,5
Mädchen															
9	56	102		82	30	23	293	108	124		120	38	34	424	44,7
10	90	44		20	37	34	225	100	90		40	50	43	323	43,5
11	27	37		40	27	10	141	58	50		50	28	22	208	47,5
12	20	79		18	25	20	162	40	100		25	30	25	220	35,8
13	70	37		50	18	8	183	90	80		70	20	18	275	51,9
14	36	66		45	26	29	202	80	90		66	36	38	310	53,4
15	90	98		45	20	22	275	160	130		60	40	30	420	52,7

Training mit Industriearbeitern

In den letzten Jahren ist in Norwegen das Verständnis für die Notwendigkeit einer effektiven prophylaktischen Physiotherapie im Berufsleben gewachsen.

Die Statistik über Krankmeldungen zeigt, daß Erkrankungen der Muskulatur, des Knochen-, Nerven-, Blut- und Kreislaufsystems die häufigsten Ursachen für Krankschreibungen sind. Dieser Tatsache wurde große Aufmerksamkeit geschenkt, und der Begriff Ergonomie wurde bekannter. Innerhalb der Physiotherapie nimmt die Ergonomie inzwischen einen breiten Platz ein.

Sie befaßt sich mit den Arbeitsstellungen (wie z. B. eine Maschine stehen muß, damit der Arbeiter eine für ihn günstige Arbeitsstellung einnehmen kann), mit Bewegungsabläufen und deren Ausführung.

Es stellt sich die Frage, warum heute mehr Verschleißerkrankungen vorkommen. Früher brauchte man kräftige Arbeiter zur Verrichtung von schweren Tätigkeiten wie Heben und Tragen, und diese Arbeiter besaßen meist aus Erfahrung eine gute Technik (Abb. 1.**37**). Heute werden anstelle der Schwerarbeit mehr und mehr einseitige Arbeitsvorgänge ausgeübt, Arbeitsvorgänge mit statischer Muskelarbeit und verhältnismäßig geringem Energieverbrauch. Die Arbeitsstellungen sind ungünstig und die Bewegungsabläufe (Technik) schlecht. Diese ungünstige Situation mit gleichzeitigem psychischen Streß führt zu Störungen des lokomotorischen Systems, also zu Schmerzen in der Muskulatur, den Gelenken und anderen Strukturen.

Es wird deutlich, daß die Industrie interessiert sein müßte, einen Beitrag zur Verbesserung dieser Situation zu leisten, da sich die Krankheitssymptome durch das Arbeitsmilieu, den Arbeitsplatz, eine ungünstige Arbeitsstellung sowie -ausführung verschlechtern. Um nicht zu erkranken, muß der arbeitende Mensch die genannten Funktionsqualitäten wie Muskelkraft, Muskelausdauer und Koordination aufweisen. Eine wichtige Rolle spielt dabei die physische Konstitution des einzelnen. Oft sind die schwachen Individuen am meisten gefährdet. Sie bekommen Überlastungssymptome, da sie mit ihrer schwach ausgebildeten Muskulatur zirka 75% ihrer eigenen Kapazität benutzen müssen, um ihre Arbeit zu schaffen. Die starken Individuen mit kräftiger Muskulatur benötigen ungefähr 30% ihrer Arbeitskapazität. Es ist verständlicherweise kaum möglich, eine statische Arbeit über einen längeren Zeitraum mit mehr als 15% der eigenen Kapazität zu verrichten.

Immer gibt es eine Reihe von Industriearbeitern, die der Überlastung und den Krankheitssymptomen stärker ausgesetzt sind. Die Gründe sind der Arbeitsplatz, das Werkzeug und/oder „menschliches Versagen" durch ungenügende Muskelkraft, Muskelausdauer und Koordination (Abb. 1.**38**).

Man hat versucht, den Arbeitsplatz (z. B. bessere Bürostühle, geeignete Maschinen usw.) und die Werkzeuge funktionsgerechter zu verändern. Dies ist jedoch nicht

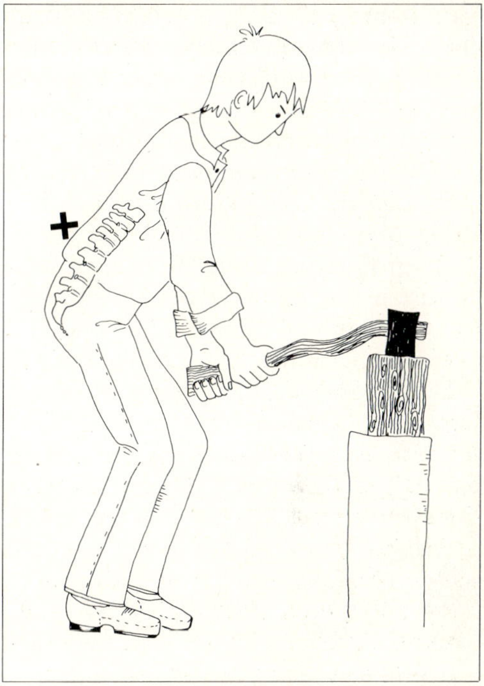

Abb. 1.**37** Gute Technik beim Holzhacken, Flexion der Knie- und Hüftgelenke, Stabilisation der mittleren Hals- und der Lendenwirbelsäule

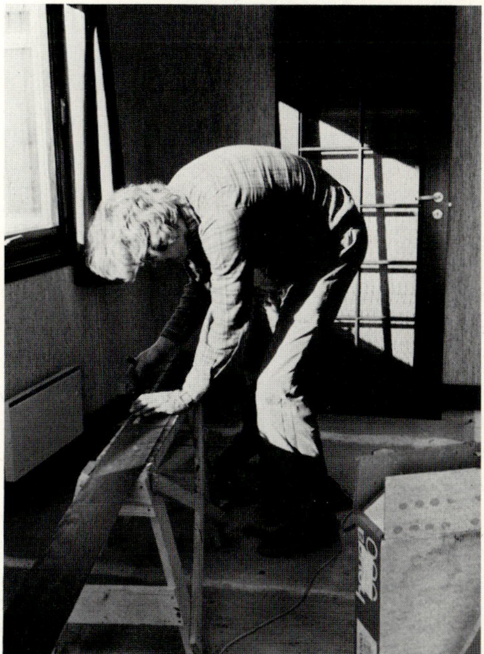

Abb. 1.**38** Typische Arbeitsstellung eines Handwerkers: Kyphose der gesamten Brust- und Lendenwirbelsäule, Hyperlordose der Halswirbelsäule

ganz gelungen, da die Eigenschaften, gute und schlechte Arbeitsstellungen zu adaptieren, bei den einzelnen Werktätigen zu unterschiedlich sind.

Auch die Einführung einer Pausengymnastik als Ausgleich und Instruktionen, wie: „Sie müssen richtig sitzen", konnten den physischen Zustand nicht objektiv, sondern nur subjektiv beeinflussen.

Will man die genannten Funktionsqualitäten, das Herz-Kreislauf- und Lungensystem objektiv verbessern, nützt es nicht, zwei- bis dreimal wöchentlich Entspannungsübungen oder Ausgleichsgymnastik durchzuführen. Ist der Trainingsreiz nicht groß genug, erzielt man auch keine objektive Verbesserung. Das Training eines Industriearbeiters muß der jeweiligen Arbeitssituation angepaßt sein.

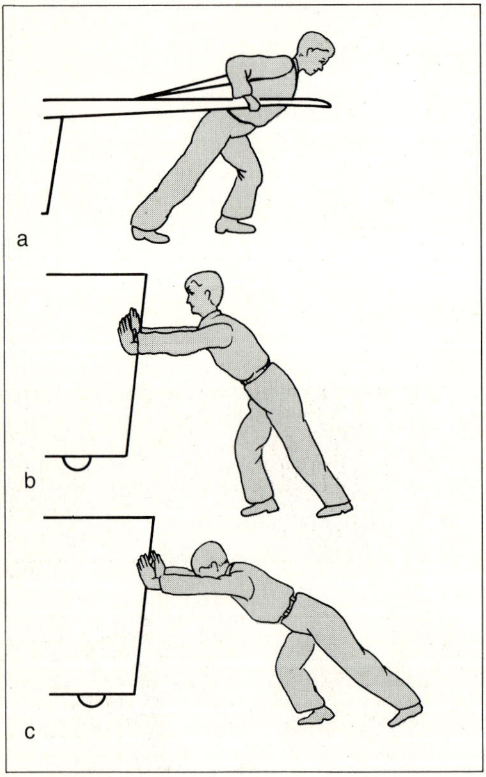

Abb. 1.**39 a – c** Richtige Bewegungsausführung
a Beim Ziehen,
b beim Schieben,
c beim Schieben eines Gegenstandes

Abb. 1.**40 a – d**
a Bewegungsabläufe beim richtigen Heben: 4. Phase: Zuerst müssen die Hüftgelenke gestreckt werden, erst danach erfolgt die Extension der Kniegelenke. In der Regel werden die Kniegelenke zu früh gestreckt, woraus eine große Belastung der Lendenwirbelsäule resultiert. 5. Phase: Extension der Knie- und Hüftgelenke
b Heben eines Gegenstandes von unten nach oben unter Ausnutzung des Beinschwungs
c Bewegen eines Gegenstandes von oben nach unten
d Einsetzen des eigenen Körpergewichtes beim Bewegen von Gegenständen

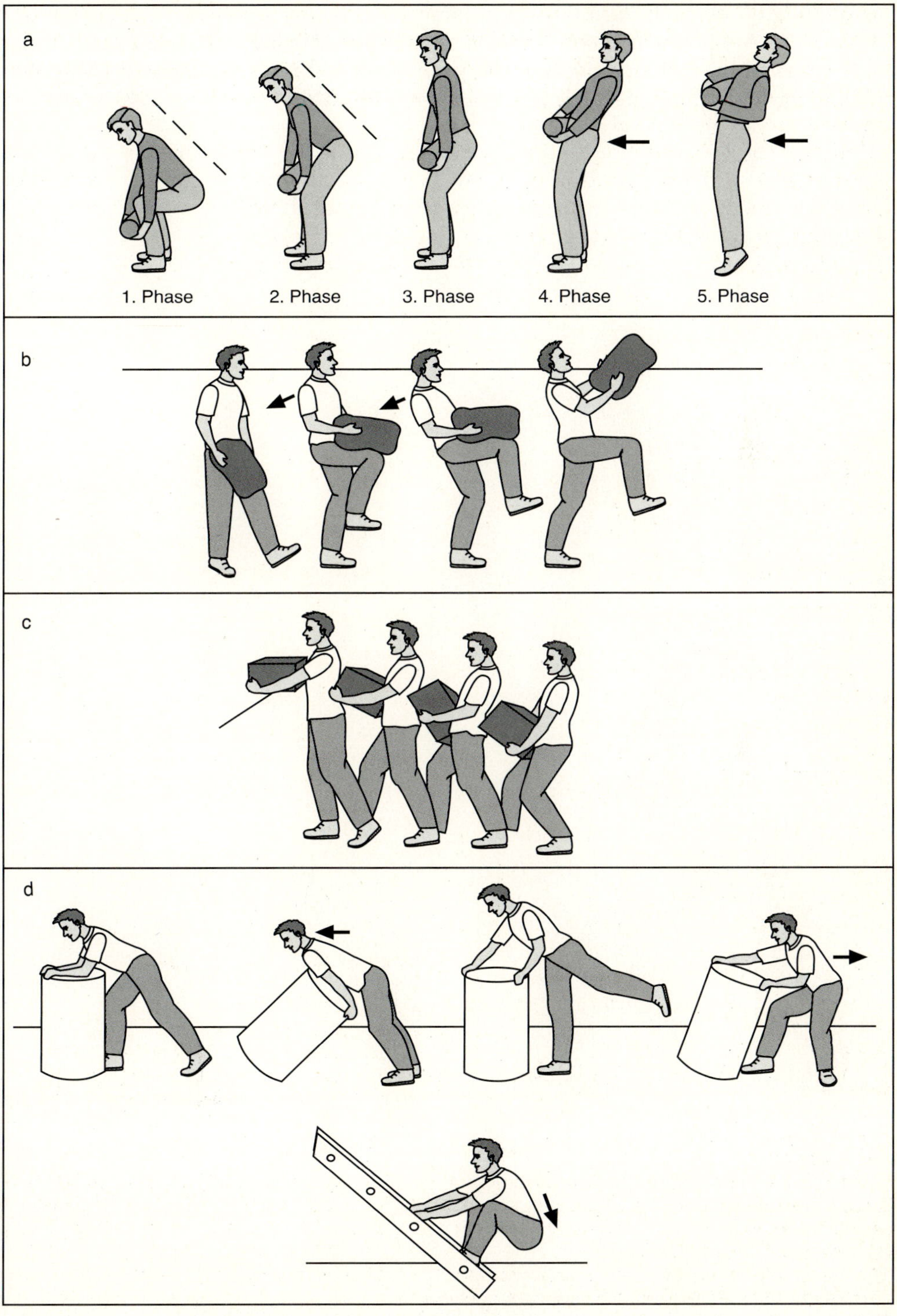
a
1. Phase
2. Phase
3. Phase
4. Phase
5. Phase
b
c
d

Um die gewünschten Funktionsqualitäten zu erzielen, wird ein Uhrmacher z. B. auf statische Ausdauer und ein Schwerarbeiter auf Muskelkraft, Muskelausdauer und Technik trainiert. Ferner ist es wichtig, die nach mehreren Wochen und Monaten erreichte Stufe durch weiteres Training zu erhalten (Abb. 1.**39 a–c** u. 1.**40 a–d**).

Literatur

Alvik, I.: Generell othopedisk kirurgie. Norlis, Oslo 1953

Astrand, P. O., K. Rodahl: Textbook of work, Physiology. Mc-Graw-Hill, New York 1977

Astrand, P. O., K. Rodahl: Arbeid og Fysiologie. Schweden 1986

Brattström, H., J. Junerfält, U. Moritz: Behandlung av sträckdefekter i leder: Kontraktur eller fraktur? Lärkatidningen 8 (1971) Nr. 4

Brockmeier, A.: Manuelle Therapie. Enke, Stuttgart 1995

Buchmann, J.: In Neumann, H. D., H. D. Wolff: Theoretische Fortschritte und praktische Erfahrungen der Manuellen Medizin, Konkordia, Bühl 1979

Buetti-Bäuml, C.: Funktionelle Röntgendiagnostik der Halswirbelsäule. Thieme, Stuttgart 1954

Bührle, M., D. Schmidtbleicher: Der Einfluß des Maximalkrafttrainings auf die Bewegungsschnelligkeit. Leistungssport 7 (1977) 3

Cabri, J. M. H.: Isokinetische Bewegungen als Diagnose- und Rehabilitationsprinzip. Med. Orth. Tech. 4/94, Center Verlag, Stuttgart

Chapchal, G., B. Dolanc, L. Jani: Orthopädische Krankenuntersuchung, 2. Aufl. Enke, Stuttgart 1971

Chaput: Teknikk og Trening. Norges Bedriftsidrettsforbund, Oslo 1958

Dovřák, J., V. Dvořák: Manuelle Medizin, 4. Aufl., Thieme, Stuttgart 1991

Eie, N., S. Johnson: Ja til god rygg Norges Idrettsforbund, 1974

Ellingsen, R. R.: Fysioterapi – slik jeg ser det. Danske Fysioterapeuten Bd.-Nr. 12 (1973) 363–368

Evjenth, O., J. Hamberg: Muskeldehnung, warum und wie? Remed, Zug, 1981

Farfan, H. F.: Biomechanik der Lendenwirbelsäule. Hippokrates, Stuttgart 1978

Frisch, H. u. Mitarb.: Arbeitsheft zum E2- und E3-Kup des Ärzteseminars Hamm (FAC) e. V. der Deutschen Gesellschaft für Manuelle Medizin. Springer, Berlin 1988 (Sonderausgabe)

Frisch, H.: Programmierte Untersuchung des Bewegungsapparates (Chirodiagnostik). 3. Aufl., Springer, Berlin 1989

Frisch, H. u. Mitarb.: Arbeitsheft zum W2- und W3-Kup des Ärzteseminars Hamm (FAC) e. V. der Deutschen Gesellschaft für Manuelle Medizin. Springer, Berlin 1990 (Sonderausgabe)

Frisch, H.: Programmierte Therapie am Bewegungsapparat. Springer, Berlin 1995

Gutmann, G.: Das schmerzhaft gehemmte und das schmerzhaft gelockerte Kreuz. Asklepios 6 (1965) 305–311

Gutmann, G.: Statische Aspekte bei der Coxarthrose. Manuelle Med. 8 (1970) 111–120

Gustavsen, R.: Fra aktiv avspenning til trening. Norlis, Oslo 1977

Hettinger, Th.: Physiologie of strength. Thomas, Springfield, III 1961

Hettinger, Th.: Trainingsgrundlagen im Rahmen der Rehabilitation. Krankengymnastik 30 (1978) 339

Hettinger, Th.: Fit sein – Fit bleiben, 7. Aufl. Thieme, Stuttgart 1980

Hettinger, Th.: Isometrisches Muskeltraining, 5. Aufl. Thieme, Stuttgart 1983

Hoepke, H., M. Kantner: Das Muskelspiel des Menschen. Fischer, Stuttgart

Hollmann, W., Th. Hettinger: Sportmedizin – Arbeits- und Trainingsgrundlagen, 2. Aufl. Schattauer, Stuttgart 1979

Holten, O.: Medisinisk Treningsterapi. Fysioterapeuten Bd.-Nr. 5 (1962) 114–128

Hoppenfeld, S.: Klinische Untersuchung der Wirbelsäule und der Extremitätengelenke. Fischer, Stuttgart 1982

Junghans, H.: Die Wirbelsäule in der Arbeitsmedizin, Teil I u. II. Hippokrates, Stuttgart 1979

Junghans, H.: Wirbelsäule und Beruf. Hippokrates, Stuttgart 1980
Kaltenborn, F. M.: Manuelle Therapie der Extremitätengelenke. Norlis, Oslo 1982
Kaltenborn, F. M., A. Sivertsen, E. Hansen, J. Basiansen, O. Aass, R. Gustavsen, H. Fröseth, O. Hagen, O. Bakland, R. Stensnes: Artikkelsamling. Frigjöring av ekstremitetsledd. Fysioterapeuten, 12 (1960) Nr. 1, 2, 3, 4 (1961)
Kemmler, R.: Psychologisches Wettkampftraining. blv Leistungssport, München–Bern–Wien 1973
Klapp, B.: Das Klappsche Kriechverfahren, 11. Aufl. Thieme, Stuttgart 1982
Kunze, G.: Mentales Training – System und Anwendung. In Motivation im Sport, Ausschuß Deutscher Leibeserzieher. Hofmann, Schorndorf 1971
Lewit, K.: Manuelle Medizin im Rahmen der medizinischen Rehabilitation. Urban & Schwarzenberg, München 1977
MacConnaill, M. A., J. F. Basmajian: Muscles and Movements. Williams and Wilkens, Baltimore 1969
Mellerowicz, H., W. Meller: Training. Springer, Heidelberg 1980
Mennell, J.: The Science and Art of Joint Manipulation. Churchill, London 1952
Müller, E. A.: Influence of training and of inactivity on muscle strength. Arch. phys. Med. 51 (1970) 449
von Ow, D., G. Hüni: Muskuläre Rehabilitation. perimed, Erlangen 1987
Petrén, T. T.: Der Einfluß des Trainings auf die Häufigkeit der Kapillaren in Herz- und Skelettmuskulatur. Arbeitsphysiologie 9 (1936) 376
Seyffarth, H.: Slapp av – og bli frisk. Cappelens, Oslo 1953
Staff, P. H., S. Maehlum, K. Rodahl: Trening av Pasienter. Gyldendal Norsk, Oslo 1977
Tilscher, H.: Die Rehabilitation von Wirbelsäulengestörten. Schriftenreihe Manuelle Medizin, Verlag für Medizin, Heidelberg 1975
Tilscher, H.: Schmerzsyndrome der Wirbelsäule, 2. Aufl. Hippokrates, Stuttgart 1982
Tipton, C. M. et al.: The Influence of Physical Activity on Ligaments and Tendons. Med. Sci. Sports 7 (1976) 165
Weineck, J.: Optimales Training, 6. Aufl. perimed, Erlangen 1988

2 Praktischer Teil

Automobilisation

Bei den spezifischen Automobilisationen (Abb. 2.**1**–2.**27**) müssen die Ausgangsstellungen so gewählt werden, daß es nicht zu Mitbewegungen und / oder Schmerzen in hypermobilen und / oder schmerzhaften Bewegungssegmenten kommt.

Die Nachbarsegmente eines zu mobilisierenden Bewegungssegmentes werden durch die Ausgangsstellung so eingestellt, daß eine spezifische Mobilisation möglich ist. So werden z. B. bei der Automobilisation der mittleren Brustwirbelsäule in Extension die kaudalen Bewegungssegmente in Kyphose eingestellt. Die Fixation des kaudalen Wirbels eines Bewegungssegmentes kann auch mit Hilfe eines Keiles, einer Rolle, eines Sandsacks erreicht werden.

Erläuterungen zum praktischen Teil:

Die Übungsbeispiele im praktischen Teil sind nach Schwierigkeitsgrad geordnet; das bedeutet, daß die leichteren Übungen jeweils zu Beginn der einzelnen Kapital zu finden sind, die schwereren dagegen am Ende.

Zeichenerklärung
× = Fixation, ↑↓ = Bewegungsrichtung, ↯ = Schmerzprovokation

Abb. 2.**2 a–c** Automobilisation zur Verbesserung der Ventralflexion („Nickbewegung") ▶
a Ausgangsstellung: Tubersitz, aufrechte Sitzhaltung mit dem Schwerpunkt über den Hüftgelenken, die Kopfgelenke befinden sich in Dorsalextension, Rechtsseitneigung (Okziput/C1) und Linksrotation (C1/C2), die Halswirbelsäule ist kaudal von C2 so weit wie möglich nach links rotiert und etwas nach rechts geneigt, wodurch eine Fixation der Halswirbelsäule erreicht wird
b Endstellung: Der Patient führt eine Nickbewegung in den Kopfgelenken durch
c Endstellung von dorsal gesehen: Gleichzeitig mit der Nickbewegung zieht der Patient die Schulterblätter nach dorsal/kaudal und stemmt die Hände gegen die Sitzfläche

Automobilisation der Kopfgelenke (Okziput–C2) Abb. 2.1 u. 2.2

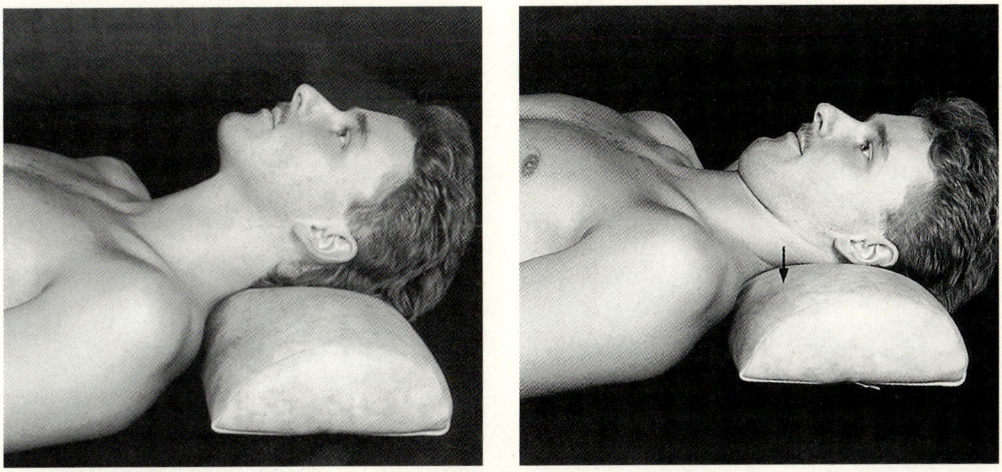

a b

Abb. 2.**1 a** u. **b** Automobilisation für die Ventralflexion
a Ausgangsstellung, Dorsalextension in den Kopfgelenken
b Endstellung, Ventralflexion in den Kopfgelenken. Die mittlere Halswirbelsäule wird durch Druck gegen das Kissen in dorsale Richtung aktiv durch Anspannung der prävertebralen Hals- und der langen Nackenmuskulatur stabilisiert
Hinweis: Bei der Flexionsmobilisation können die Kopfgelenke auch in Seitneigung und gegensinniger Begleitrotation eingestellt werden.

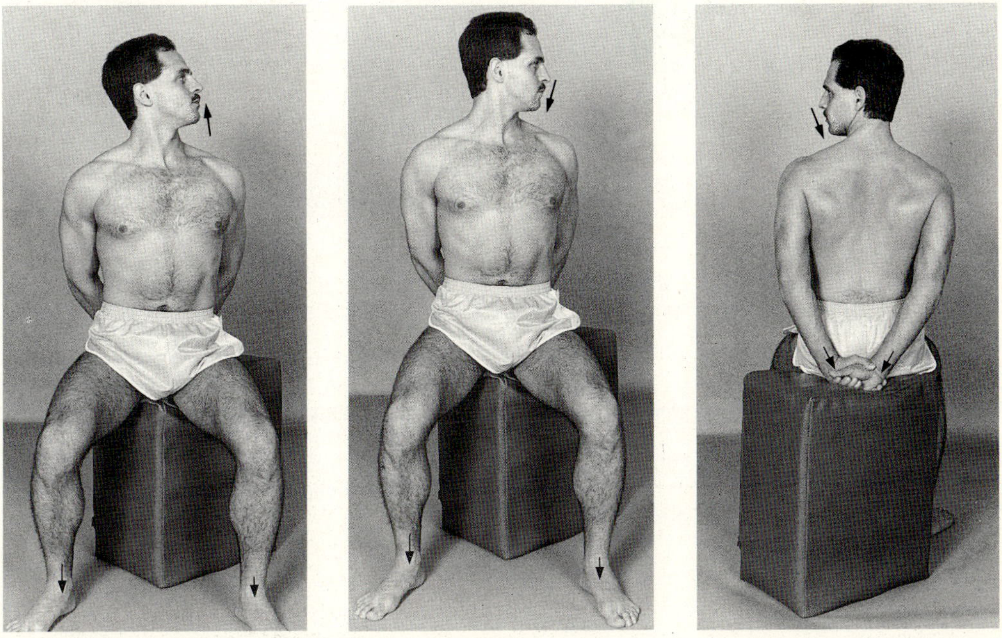

a b c

Automobilisation des zervikothorakalen Übergangs Abb. 2.3–2.7

Die Übungen werden mit indirekter Stabilisation der Bewegungssegmente C4/C5 ausgeführt, wodurch es zum Training der prävertebralen Hals- und der langen Nakkenmuskulatur kommt.

Automobilisationen für die Extension Abb. 2.3–2.5

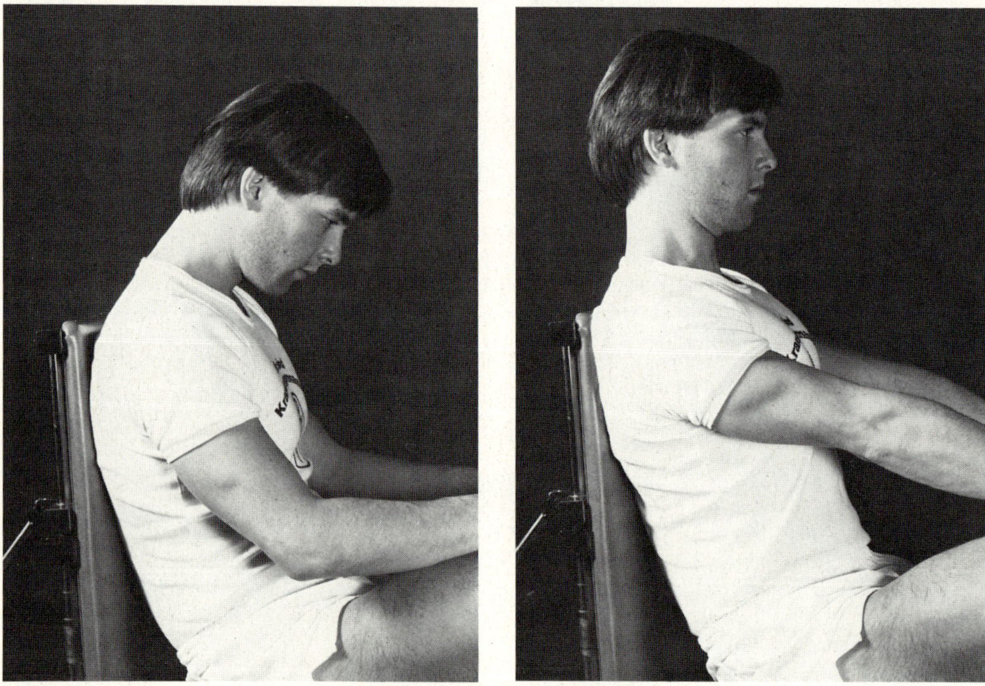

a b

Abb. 2.**3 a** u. **b**

a Ausgangsstellung: Sitz, die Lendenwirbelsäule ist in Kyphose eingestellt, der zervikothorakale Übergang ist flektiert (Umdrehungsachse für die Bewegung stellt die obere Kante der Rückenlehne dar)

b Endstellung: Der Patient drückt mit den Händen gegen die Oberschenkel, zieht die Schulterblätter nach dorsal/kaudal und führt zervikothorakal eine Extension durch. Durch die Anspannung der prävertebralen Hals- und der langen Nackenmuskulatur ist die mittlere Halswirbelsäule stabilisiert.

Hinweis: Wird in der Ausgangsstellung die Halswirbelsäule z.B. in Flexion/Rechtsseitneigung/Rechtsrotation eingestellt (vgl. Abb. 2.**6 a**) und der Patient bewegt – wie oben beschrieben – eine Extension zervikothorakal aus, kommt es zur Verbesserung der Extension/Rechtsseitneigung/Rechtsrotation des zervikothorakalen Übergangs (vgl. Abb. 2.**6 b**)

Abb. 2.**4 a** u. **b**

a Ausgangsstellung: Der kaudale Wirbel des zu mobilisierenden Bewegungssegmentes wird mit einem Keil unterlagert. Zur Vermeidung einer LWS-Lordose sind die Beine des Patienten angestellt. Die Halswirbelsäule wird durch die Handfassung stabilisiert. Der zervikothorakale Übergang befindet sich in Flexion

b Endstellung: Der Patient bewegt den zervikothorakalen Übergang in Extension

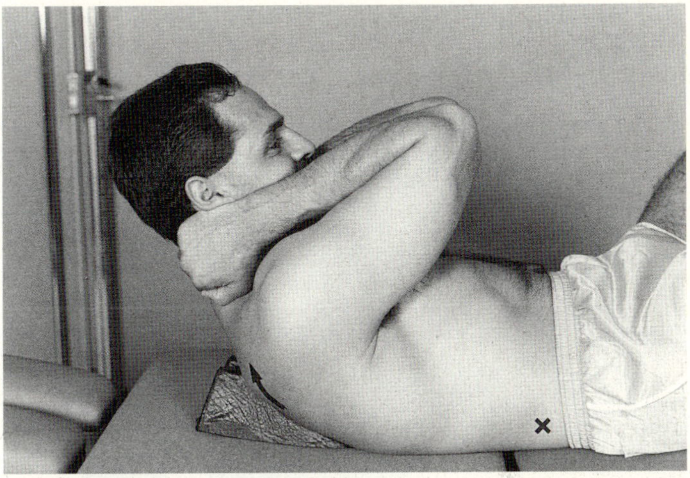

2.4 a

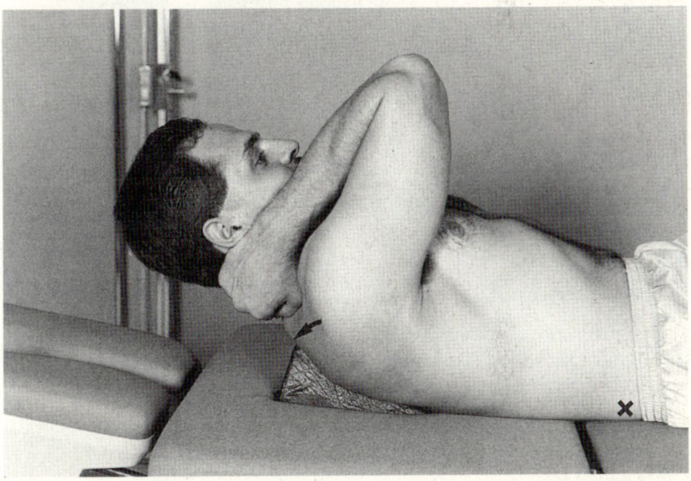

2.4 b

Abb. 2.**5**

1. Automobilisation für die Nickbewegung in den Kopfgelenken
2. Autostabilisation der mittleren Halswirbelsäule (C4/C5)
3. Automobilisation für die Extension des zervikothorakalen Übergangs
4. Kräftigung der prävertebralen Hals- und der langen Nackenmuskulatur

Durch die angestellten Beine ist die Lendenwirbelsäule in Kyphose eingestellt. Der Patient führt eine Nickbewegung in den Kopfgelenken durch, drückt die mittlere Halswirbelsäule gegen die Rolle, die Arme und Hände gegen die Unterlage und hebt sein Sternum, so daß eine Extension zervikothorakal entsteht.
Hinweis: Wird in der Ausgangsstellung die Halswirbelsäule z. B. in Rechtsrotation eingestellt (vgl. Abb. 2.**7**), so wird bei der Durchführung der oben beschriebenen Bewegung die Extension/Rechtsseitneigung/Rechtsrotation des zervikothorakalen Übergangs verbessert

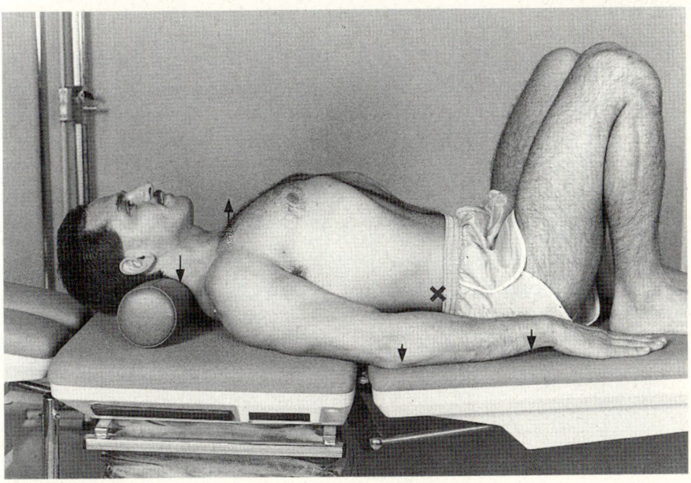

2.5

Automobilisationen für die Extension/Rechtsseitneigung/Rechtsrotation Abb. 2.6 u. 2.7

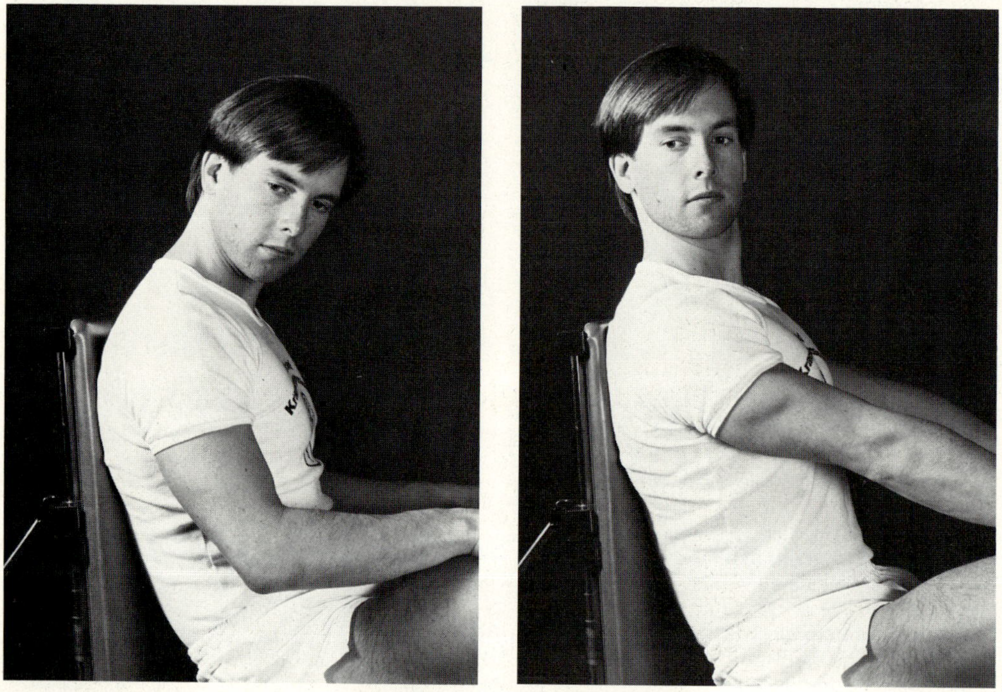

a b

Abb. 2.**6 a** u. **b**
a Ausgangsstellung, Legende: s. Abb. 2.**3 a** u. **b**
b Endstellung, Legende: s. Abb. 2.**3 a** u. **b**

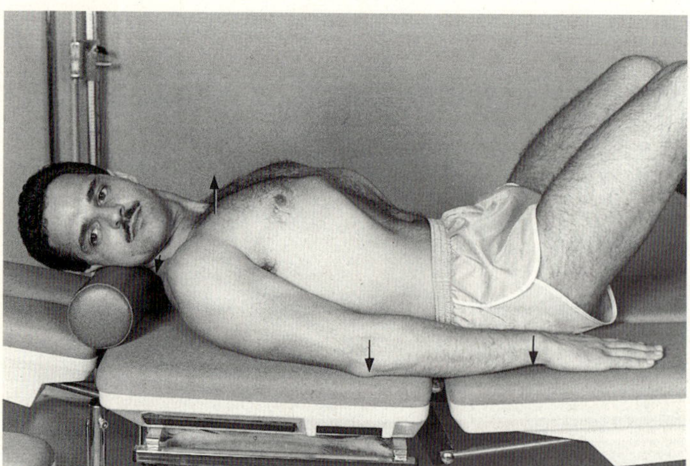

Abb. 2.**7** Legende: s. Abb. 2.**5**

Automobilisation der Brustwirbelsäule Abb. 2.8–2.22

Die Lendenwirbelsäule wird bei den verschiedenen Übungen durch die gewählte Ausgangsstellung fixiert.

Die Automobilisationen (Abb. 2.**18**–2.**23**) stellen auch ein Training für die Bauch- und Rückenmuskulatur und den M. quadratus lumborum dar. Beim Trainieren der diagonalen Bewegungsmuster (Abb. 2.**19**–2.**23)** werden insbesondere die kleinen gelenknahen Muskeln trainiert.

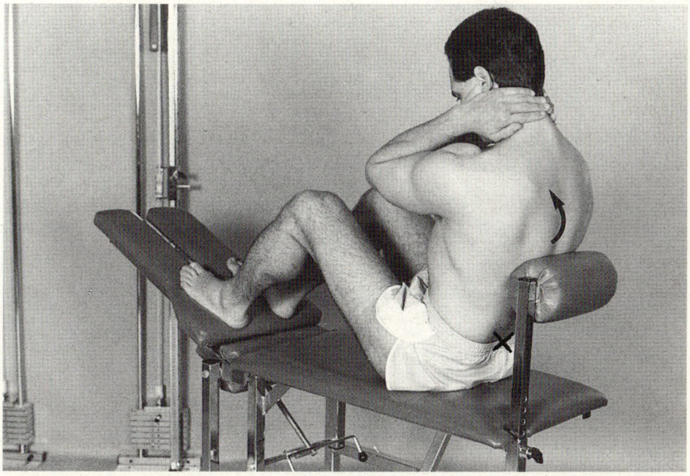

a

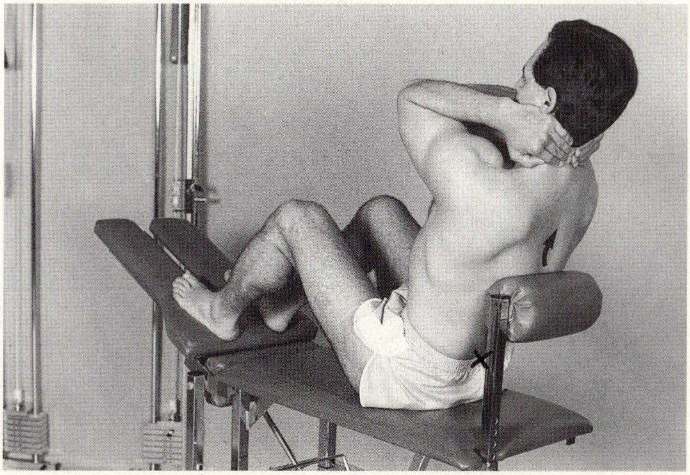

b

Abb. 2.**8 a** u. **b** Automobilisation für die Extension
a Ausgangsstellung: Die Rolle stellt die Umdrehungsachse für die Bewegung dar. Einstellung der Lendenwirbelsäule in Kyphose, Stabilisation der HWS durch die Handfassung. Die BWS ist flektiert
b Endstellung: Der Patient führt eine Extensionsbewegung in der mittleren BWS aus

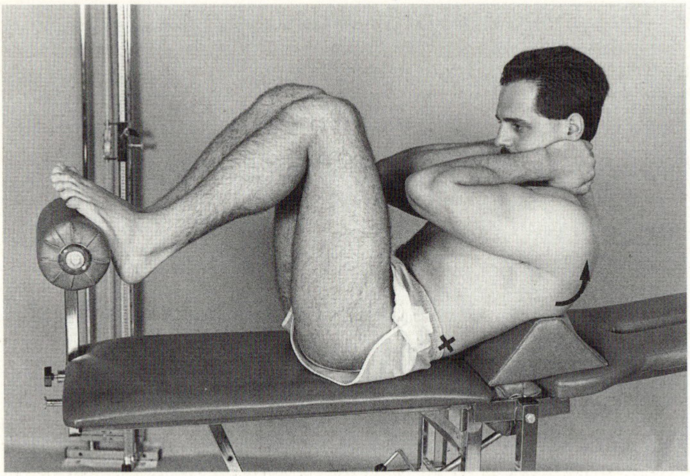

a

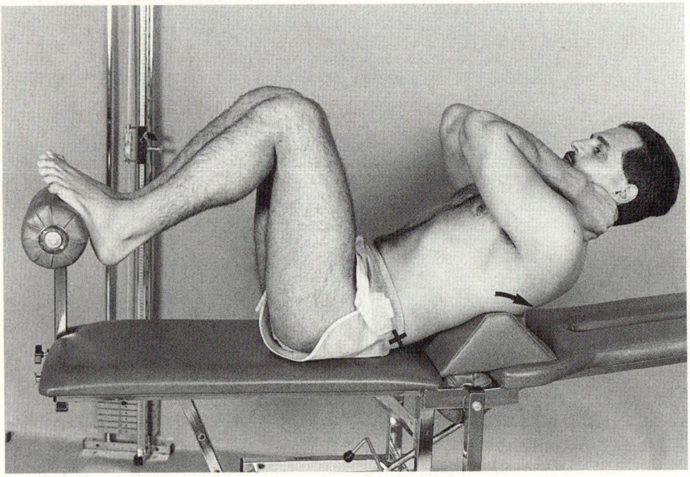

b

Abb. 2.**9 a** u. **b** Automobilisation für die Extension

a Ausgangsstellung: Das dreieckige harte Kissen stellt die Umdrehungsachse für die Bewegung dar. Einstellung der Lendenwirbelsäule in Kyphose

b Endstellung: Der Patient führt eine Extensionsbewegung in der mittleren BWS aus

Hinweis: Mit dieser Übung werden auch die oberen Rippen mobilisiert.

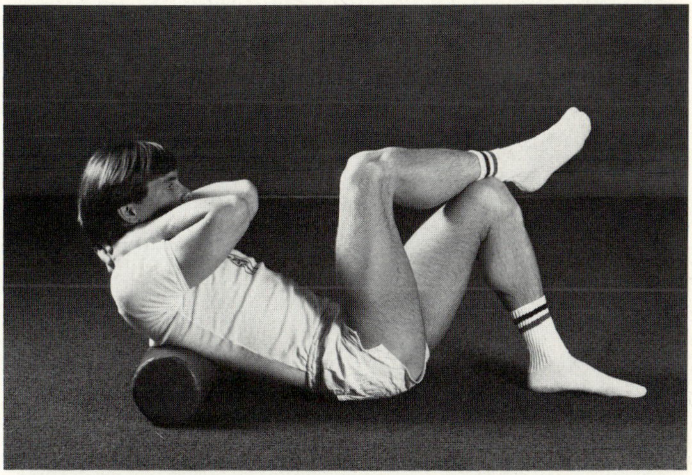

a

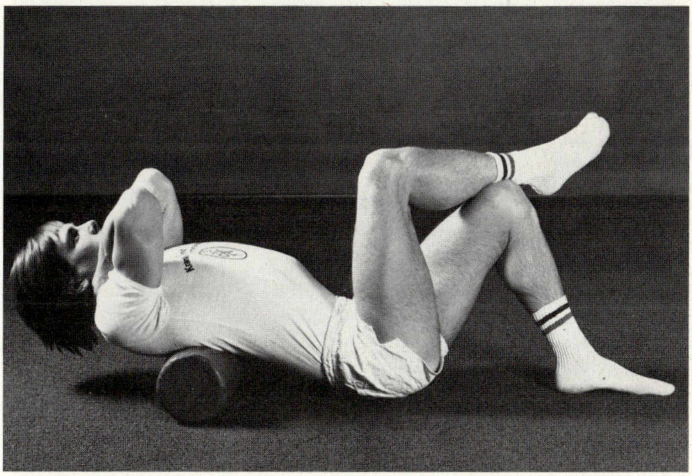

b

Abb. 2.**10 a** u. **b** Automobilisation für Extension (Einstellung der Lendenwirbelsäule in Kyphose)
a Ausgangsstellung
b Endstellung (vgl. Abb. 2.**9 a** u. **b**)
Hinweis: Mit dieser Übung werden auch die oberen Rippen mobilisiert

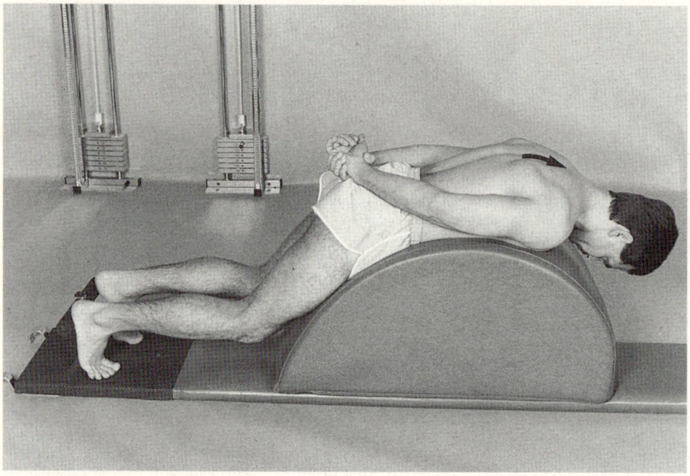

a

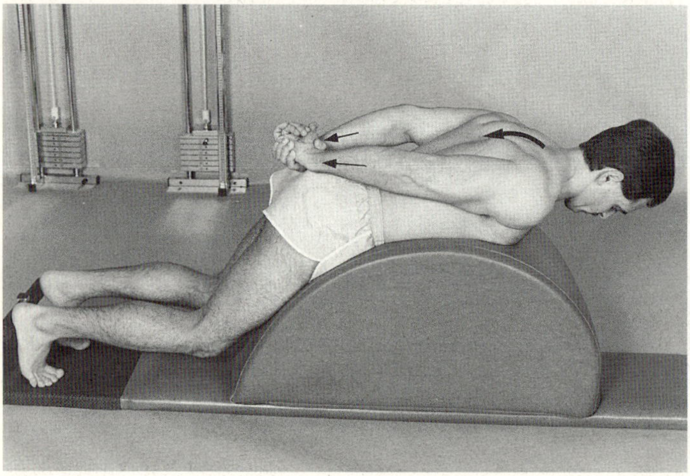

b

Abb. 2.**11 a** u. **b** Automobilisation für die Extension (Kräftigung der Rückenmuskulatur aus gedehnter Stellung)

a Ausgangsstellung: Der Patient liegt mit flektierter BWS, der höchste Punkt des Halbmondkissens stellt die Umdrehungsachse für die Bewegung dar. Die LWS wird durch Dorsalextension der oberen Sprunggelenke und Flexion der Hüftgelenke (durch Druck der Oberschenkel gegen das Kissen) aktiv stabilisiert (Kokontraktion von Bauch- und Rückenmuskulatur)

b Endstellung: Der Patient führt eine Extensionsbewegung in der mittleren BWS aus, indem er zuerst die mittlere HWS stabilisiert, den zervikothorakalen Übergang extendiert, die Schulterblätter nach dorsal/kaudal zieht und die Arme nach kaudal stemmt

Hinweis: Diese Übung kann auch mit Extension/Rechtsseitneigung/Linksrotation oder Extension/Linksseitneigung/Rechtsrotation durchgeführt werden.

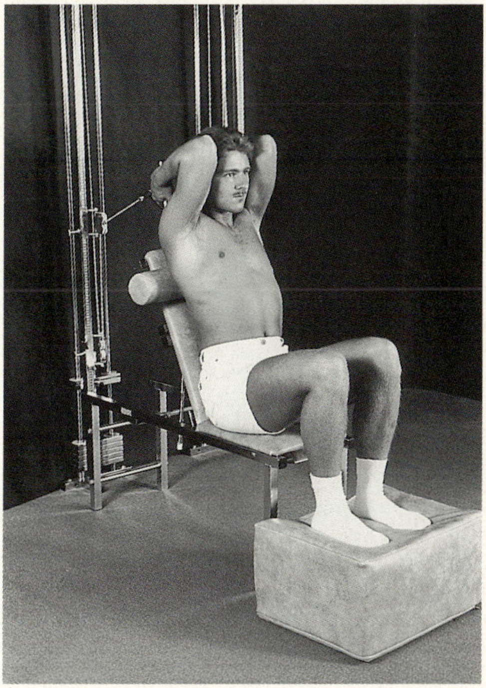

Abb. 2.**12** Automobilisation für die Extension Umdrehungsachse für die Bewegung stellt die Rolle dar. Fixation der Lendenwirbelsäule in Kyphose. Bei dieser Übung werden auch die oberen Rippen mobilisiert

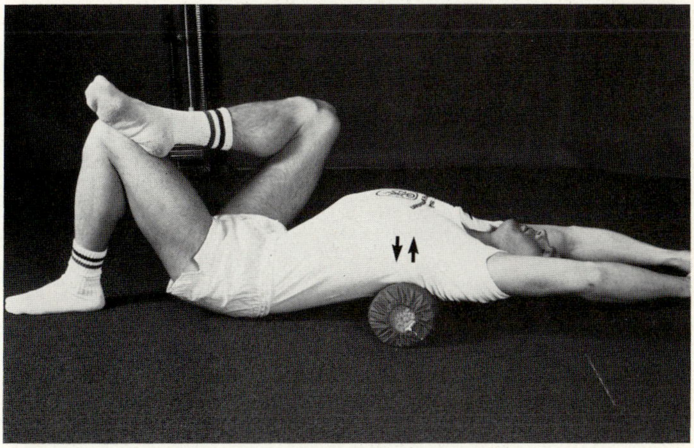

Abb. 2.**13** Automobilisation für die oberen Rippen und für die Extension in der BWS. Umdrehungsachse für die Bewegung ist die Rolle. Einstellung der Lendenwirbelsäule in Kyphose.
Aktive Stabilisation der mittleren Halswirbelsäule durch Kokontraktion der prävertebralen Hals- und der langen Nackenmuskulatur.

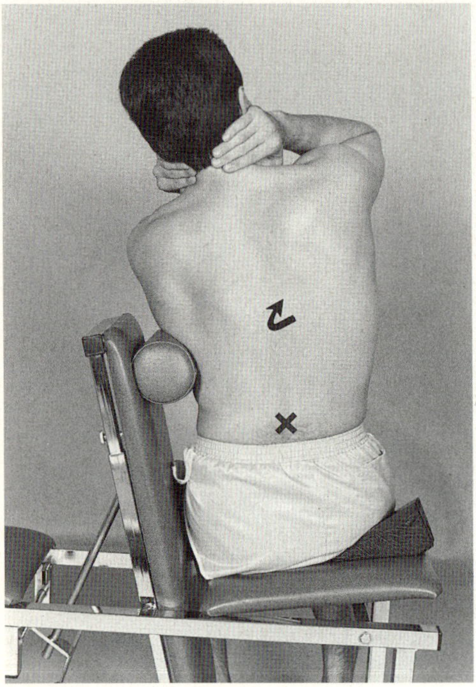

Abb. 2.**14** Automobilisation für die Extension/Linksseitneigung/Rechtsrotation der mittleren BWS. Umdrehungsachse für die Bewegung ist die Rolle. Die Lendenwirbelsäule ist in Extension und durch die Unterlagerung der rechten Beckenhälfte in Rechtsseitneigung eingestellt, so daß die mit dem Thorax ausgeführte Rechtsrotation unphysiologisch wird und damit zur Fixation führt
Hinweis: Mit dieser Übung werden auch die unteren Rippen mobilisiert.

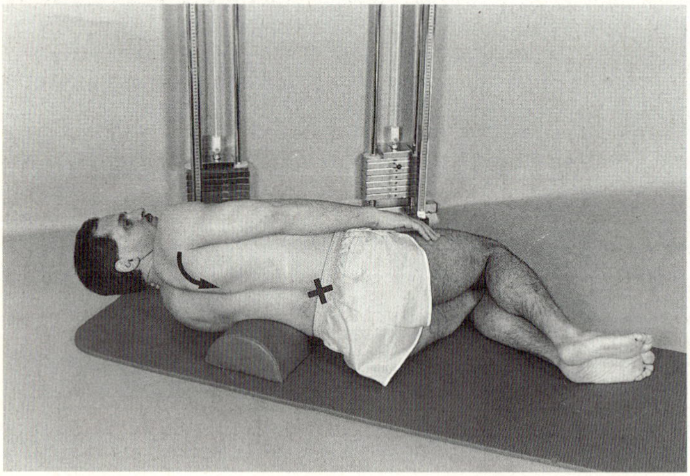

Abb. 2.**15** Automobilisation für die Extension/Linksseitneigung/Rechtsrotation der unteren BWS.
Umdrehungsachse für die Bewegung stellt der höchste Punkt des harten Kissens dar.
Die Lendenwirbelsäule ist in Flexion und Linksseitneigung eingestellt, so daß die mit dem Thorax ausgeführte Rechtsrotation unphysiologisch für die Lendenwirbelsäule wird
Hinweis: Diese Übung kann auch mit Widerstand vom Zugapparat für die Extensoren und Rechtsrotatoren der BWS ausgeführt werden.

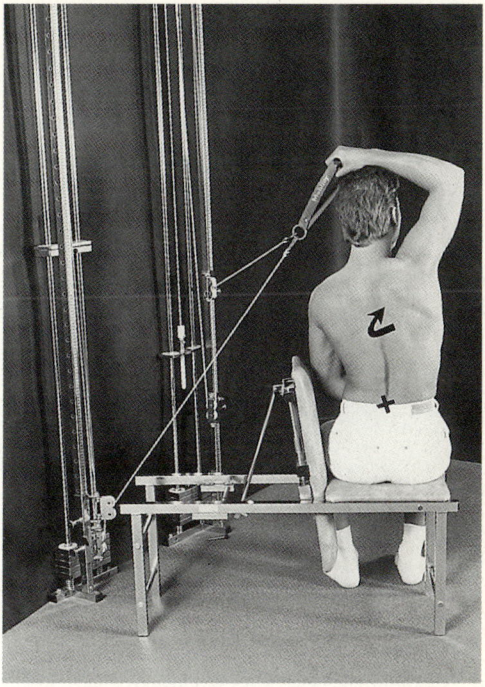

Abb. 2.**16** Automobilisation der BWS zur Verbesserung der Extension/Linksseitneigung/Rechtsrotation und der unteren Rippen
Die Lendenwirbelsäule kann entweder in Flexion und Linksseitneigung oder in Extension und Rechtsseitneigung (Unterlagerung der rechten Beckenhälfte) eingestellt werden

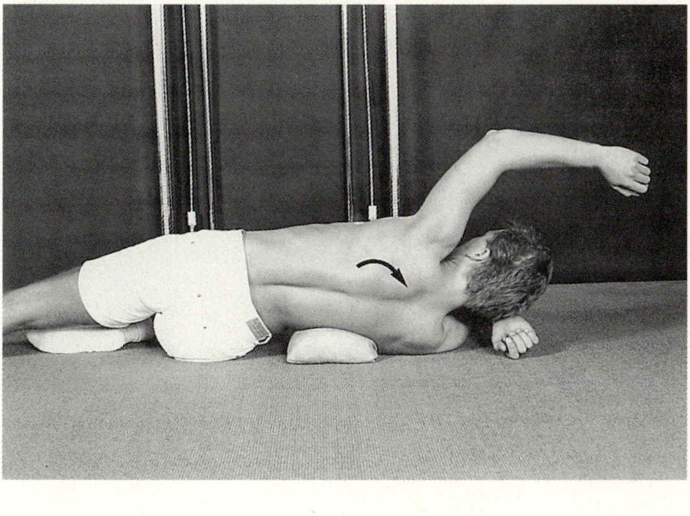

Abb. 2.**17** Automobilisation für die unteren Rippen und zur Verbesserung der Extension/Rechtsseitneigung/Linksrotation in der BWS. Umdrehungsachse für die Bewegung ist der höchste Punkt des harten Kissens (s. auch: Legende Abb. 2.**18 a** u. **b**)

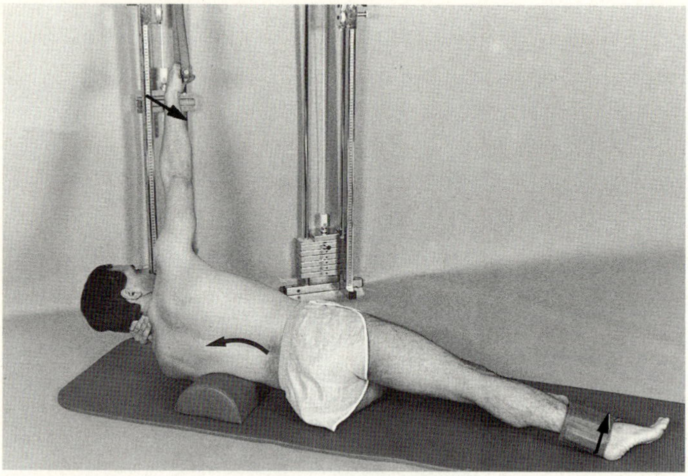

a

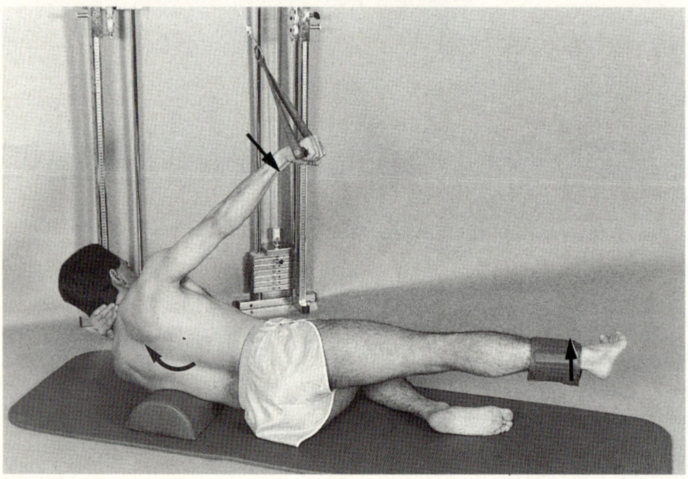

b

Abb. 2.**18a** u. **b** Automobilisation zur Verbesserung der Flexion/Rechtsseitneigung/Rechtsrotation. Kräftigung der Bauch- und Rückenmuskulatur, des M. quadratus lumborum, der Hüftgelenksabduktoren sowie des M. latissimus dorsi

a Ausgangsstellung: Umdrehungsachse für die Bewegung ist das harte Kissen. Das rechte Hüftgelenk soll in Nullstellung sein. Die BWS befindet sich in Extension/Linksseitneigung/Rechtsrotation. In dieser Stellung kommt es auch zur Mobilisation der unteren Rippen

b Endstellung: Der Patient führt gegen Widerstand eine Adduktion und Extension im Schultergelenk und eine Abduktion im Hüftgelenk aus und bewegt den Oberkörper in Flexion/Rechtsseitneigung/Rechtsrotation (= Kräftigung der oben genannten Muskeln)

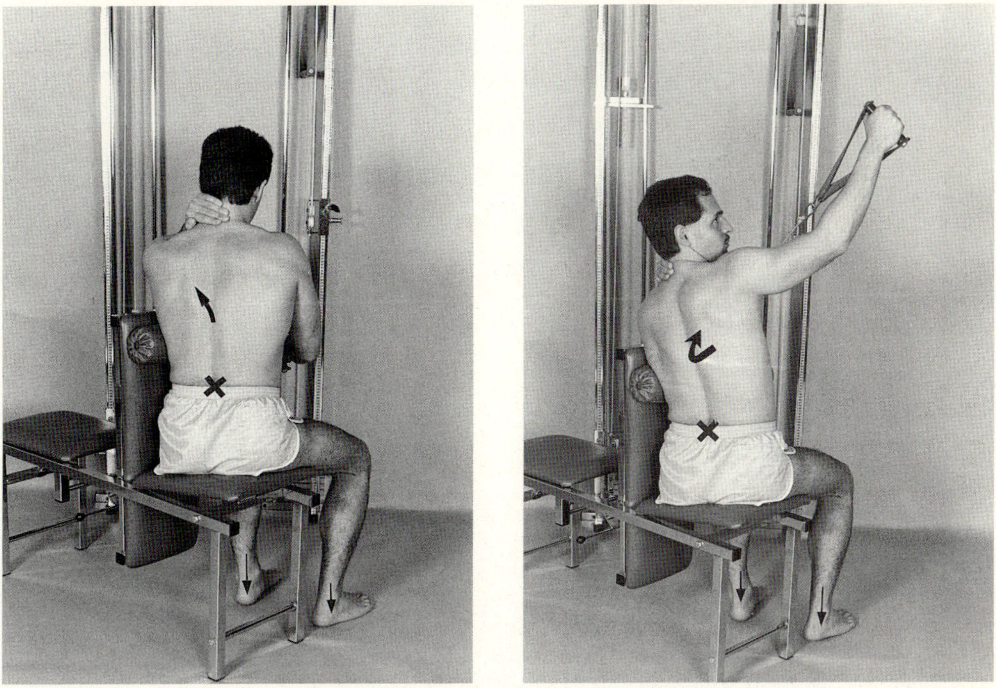

a b

Abb. 2.**19a** u. **b** Automobilisation für die Extension/Linksseitneigung/Rechtsrotation.
Kräftigung der Extensoren und Rechtsrotatoren der WS aus gedehnter Stellung.
Kräftigung der Flexoren/Abduktoren/Außenrotatoren des Schultergelenks und der interskapulären Muskulatur

a Ausgangsstellung: Der Patient sitzt im Tubersitz (Schwerpunkt über den Hüftgelenken) und drückt mit den Füßen gegen den Boden. Die Brustwirbelsäule ist flektiert, nach links geneigt und nach links rotiert. Die harte Rolle stellt die Umdrehungsachse für die Bewegung dar. Die Lendenwirbelsäule ist in Extension und durch Unterlagerung der rechten Beckenhälfte in Rechtsseitneigung eingestellt, so daß die mit dem Thorax ausgeführte Rechtsrotation für die Lendenwirbelsäule unphysiologisch wird

b Endstellung: Der Patient hat den Kopf und die Halswirbelsäule nach rechts gedreht, den Thorax unter Beibehaltung der Linksseitneigung extendiert und nach rechts rotiert und den Arm in Flexion/Abduktion/Außenrotation bewegt

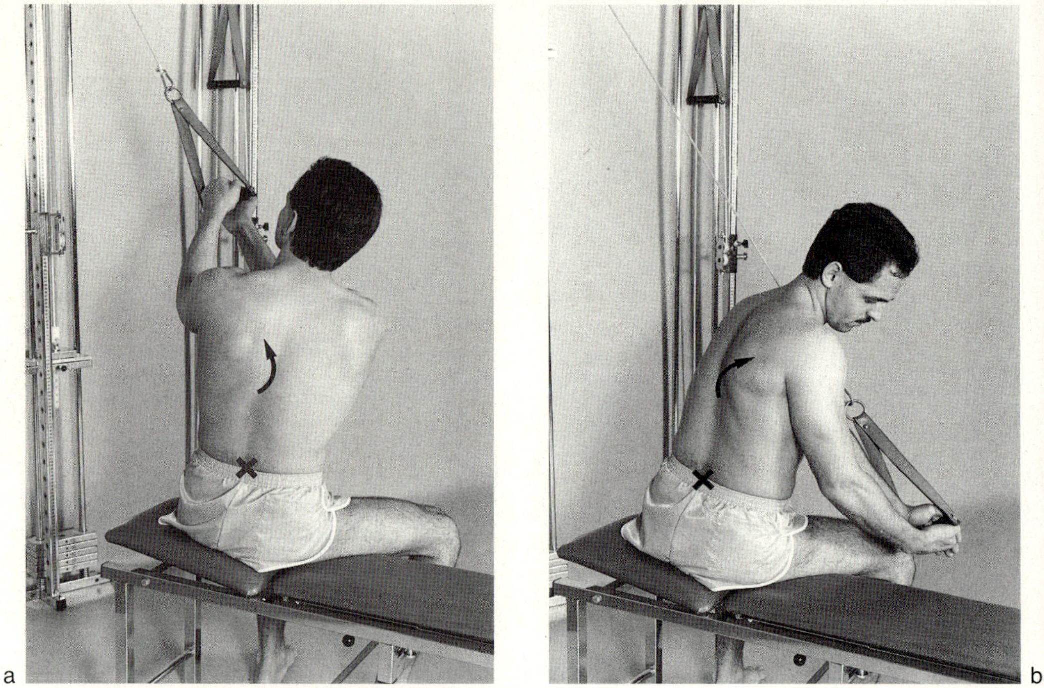

Abb. 2.**20a** u. **b** Automobilisation für die Flexion/Rechtsseitneigung/Rechtsrotation

a Ausgangsstellung: Der Patient sitzt im Tubersitz (Schwerpunkt über den Hüftgelenken) und drückt die Füße gegen den Boden. Die Brustwirbelsäule ist extendiert, nach rechts geneigt und nach links gedreht. Die Lendenwirbelsäule ist in Flexion und durch die Unterlagerung der linken Beckenhälfte in Linksseitneigung eingestellt, so daß die mit dem Thorax ausgeführte Rechtsrotation für die Lendenwirbelsäule unphysiologisch wird

b Endstellung: Der Patient hat den Kopf und die Halswirbelsäule nach rechts gedreht und die Brustwirbelsäule flektiert, nach rechts geneigt und nach rechts gedreht

Hinweis: Mit dieser Übung wird auch die schräge Bauchmuskulatur gekräftigt

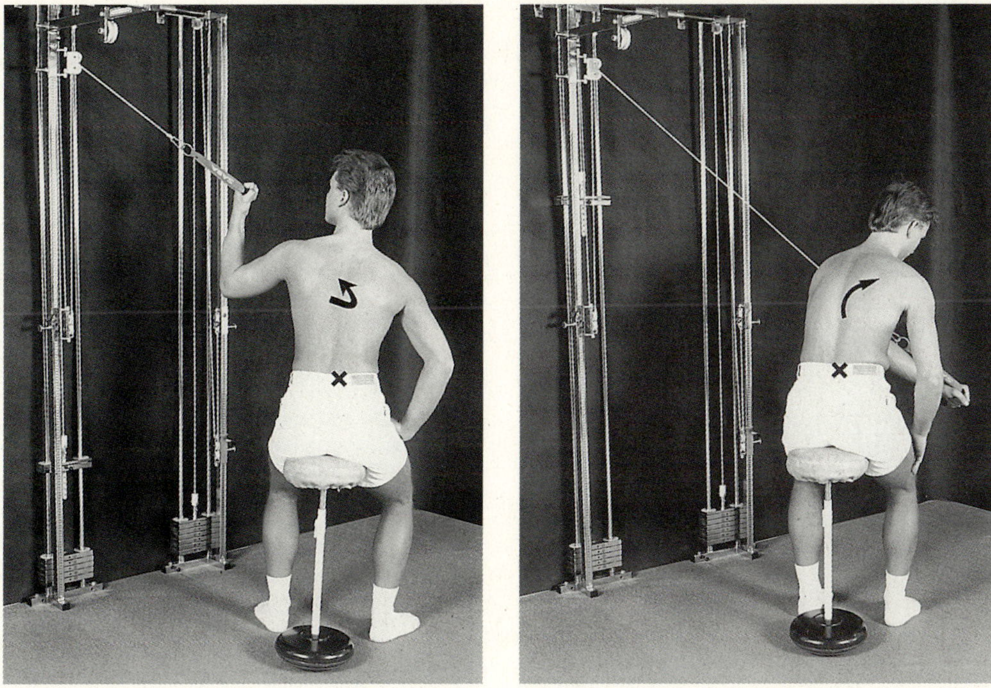

a b

Abb. 2.**21 a** u. **b** Automobilisation für die Flexion/Rechtsseitneigung/Rechtsrotation

a Ausgangsstellung: Tubersitz (Schwerpunkt über den Hüftgelenken), Druck mit den Füßen gegen den Boden zur aktiven Stabilisation der Lendenwirbelsäule durch Kokontraktion von Bauch- und Rückenmuskulatur

b Endstellung: Gegen den Widerstand vom Zugapparat hat der Patient die Brustwirbelsäule flektiert, nach rechts geneigt und nach rechts gedreht

Hinweis: Mit dieser Übung wird auch die schräge Bauchmukulatur gekräftigt.

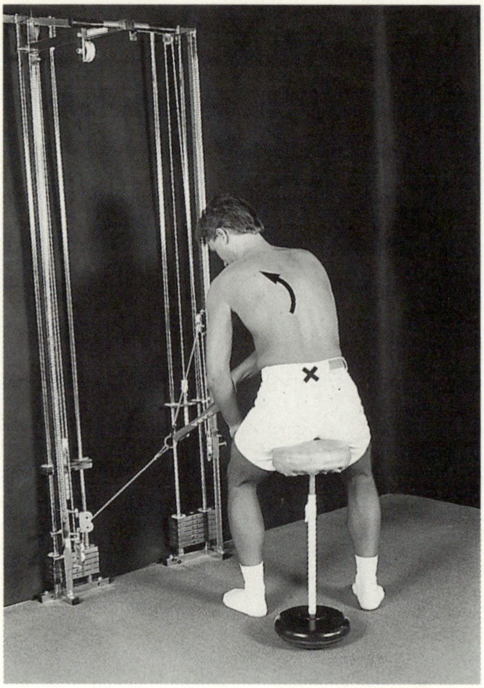

Abb. 2.**22** Automobilisation für Extension/Linksseitneigung/Rechtsrotation. Kräftigung der Extensoren und Rechtsrotatoren der WS aus gedehnter Stellung
Ausgangsstellung: Tubersitz (Schwerpunkt über den Hüftgelenken), Druck mit den Füßen gegen den Boden zur aktiven Stabilisation der Lendenwirbelsäule durch Kokontraktion von Bauch- und Rückenmuskulatur. Die Brustwirbelsäule ist flektiert, nach links geneigt und nach links gedreht

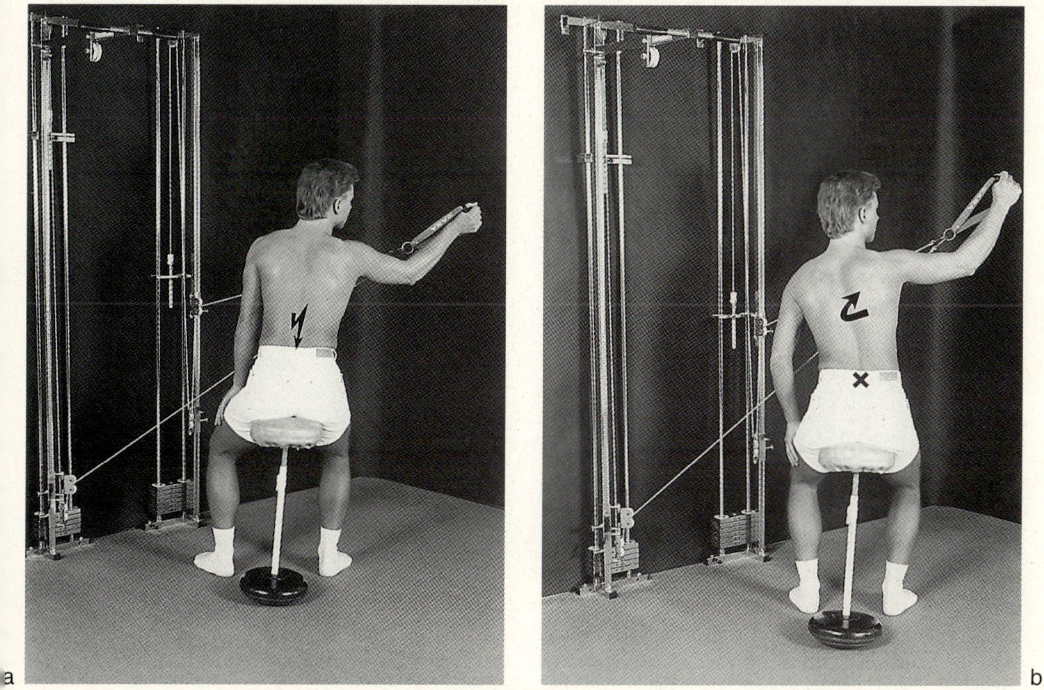

Abb. 2.**23a** Falsche Endstellung: mit Extension/Rechtsseitneigung/Rechtsrotation der BWS und LWS, Durchführung eines falschen diagonalen Bewegungsmusters mit Provokation der hypermobilen Bewegungssegmente
b Richtige Endstellung: Der Patient hat gegen den Widerstand des Zugapparates die Brustwirbelsäule extendiert, links geneigt und nach rechts gedreht

Automobilisation der Lendenwirbelsäule Abb. 2.24–2.27

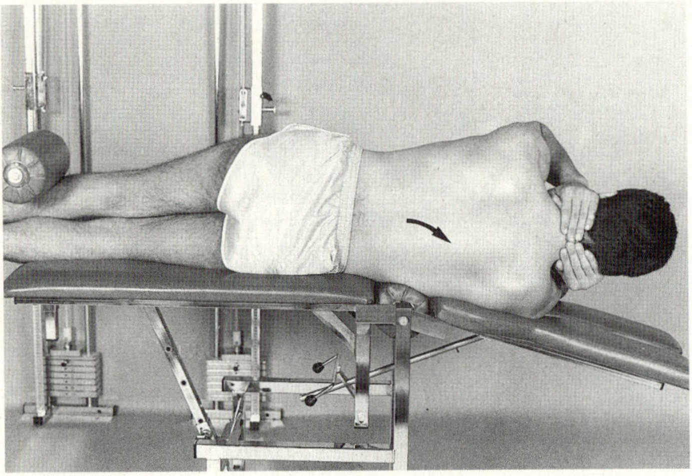

a

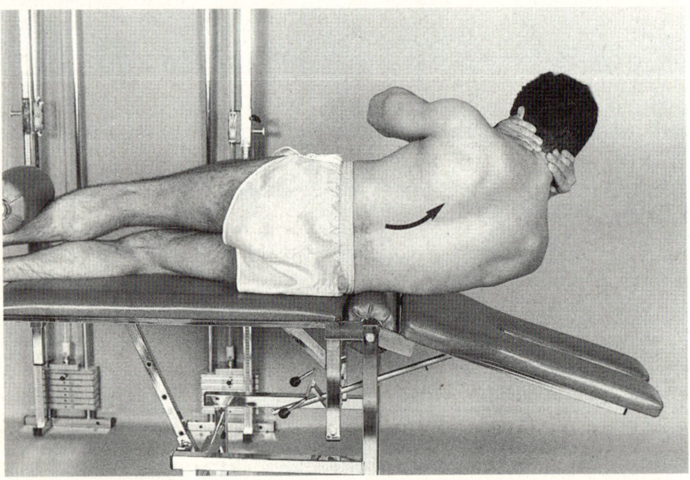

b

Abb. 2.**24 a** u. **b** Automobilisation für die obere Lendenwirbelsäule zur Verbesserung der Flexion/ Linksseitneigung/Linksrotation.
Kräftigung von Bauch- und Rückenmuskulatur (Kokontraktion) des M. quadratus lumborum und der linken Hüftgelenksabduktoren

a Ausgangsstellung: Seitlage auf dem Winkeltisch (Kopfteil ca. 15° negativ eingestellt). Fixation der Unterschenkel, Fixation der Halswirbelsäule durch den Nakkengriff. Die Rolle zwischen dem Kopf- und Fußteil des Winkeltisches stellt die Umdrehungsachse für die Bewegung dar. Die Wirbelsäule ist extendiert und nach rechts geneigt

b Endstellung: Der Patient hat die Unterschenkel gegen die Fixationsrolle gedrückt und den Oberkörper flektiert, nach links geneigt und nach links gedreht

Abb. 2.**25 a** Automobilisation für die untere Lendenwirbelsäule zur Verbesserung der aktiven Extension oder der Flexion in der postisometrischen Entspannungsphase. Umdrehungsachse für die Bewegung ist die Kante des Winkeltisches. Der Patient hebt (= Extension untere LWS, Hyperextension vermeiden!) und senkt das Becken (= Flexion unter LWS) *Hinweis:* Mit dieser Übung werden die Rückenmuskeln über den kurzen Hebel des Beckens gekräftigt. Da der Patient die Extensionsbewegung in seiner für ihn physiologischen Lordose abbremsen soll, kommt es zur *Kokontraktion von Bauch- und Rückenmuskulatur.*

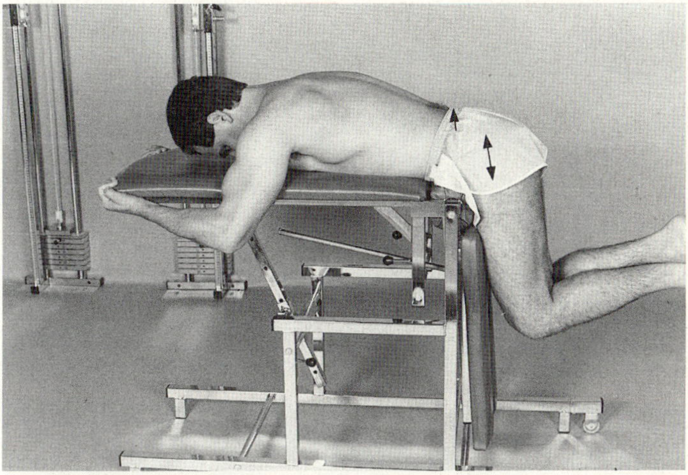

a

Abb. 2.**25 b** Automobilisation für die untere Lendenwirbelsäule zur Verbesserung der Extension/Rechtsseitneigung/Linksrotation. Kräftigung der Extensoren und Linksrotatoren der LWS über den kurzen Hebel des Beckens, Kokontraktion von Bauch- und Rückenmuskulatur (vgl. Legende 2.**25 a**) Der Patient extendiert die untere LWS und zieht gleichzeitig die rechte Bekkenhälfte nach kranial (= Rechtsseitneigung)

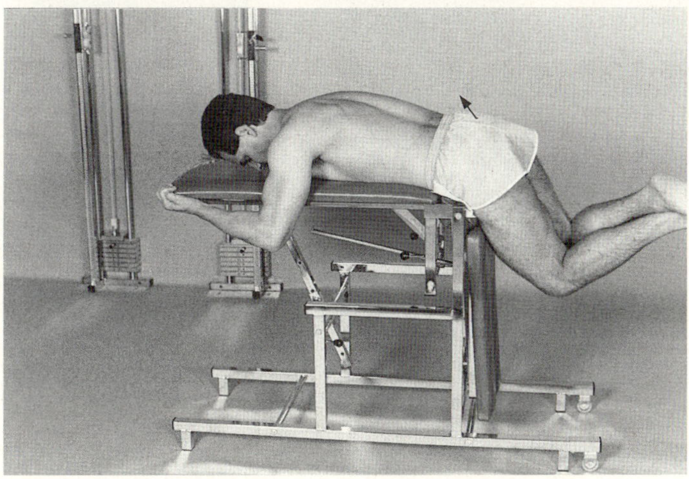

b

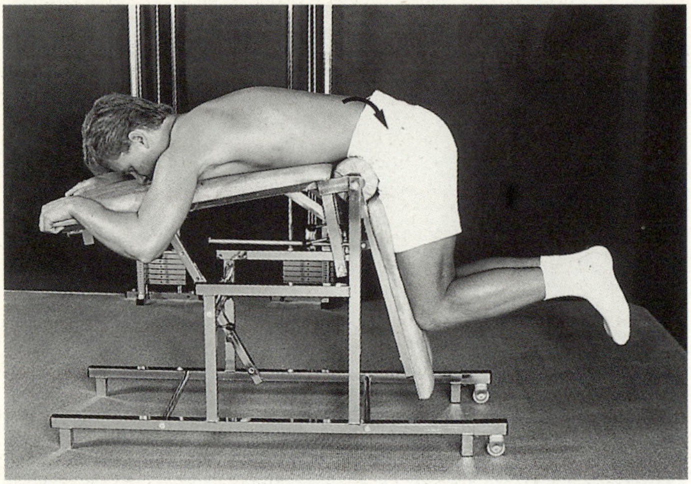

a

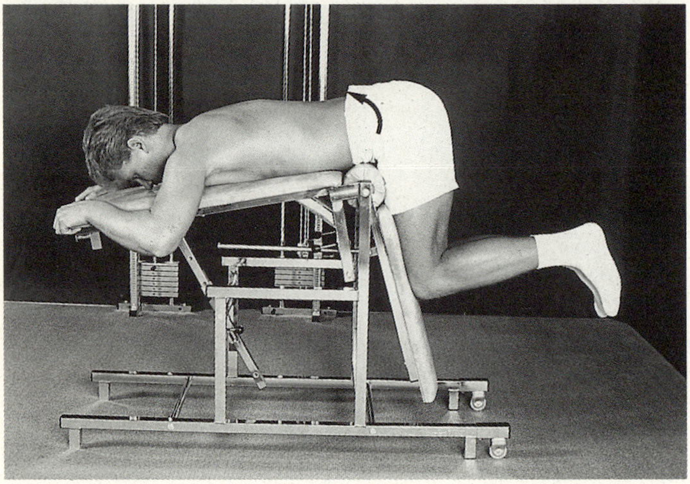

b

Abb. 2.**26 a** u. **b** Automobilisation für die obere Lendenwirbelsäule zur Verbesserung der aktiven Extension oder der Flexion in der postisometrischen Entspannungsphase.
Durch die Kippung des Winkeltisches wird die Umdrehungsachse für die Bewegung weiter nach kranial verlagert (vgl. Abb. 2.**25 a**)
a Ausgangsstellung
b Endstellung

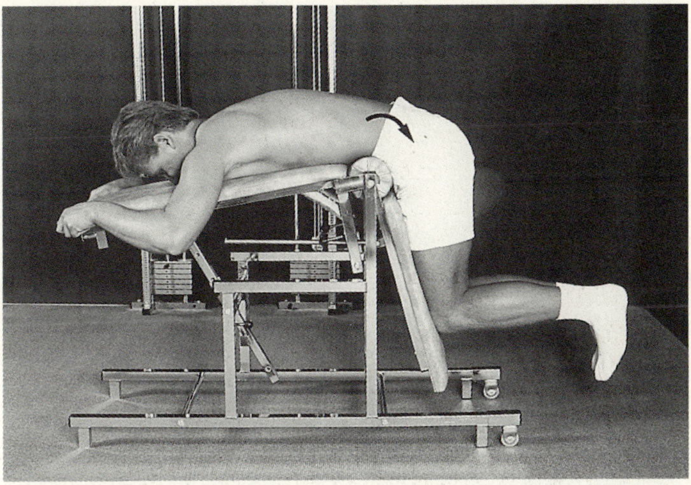

a

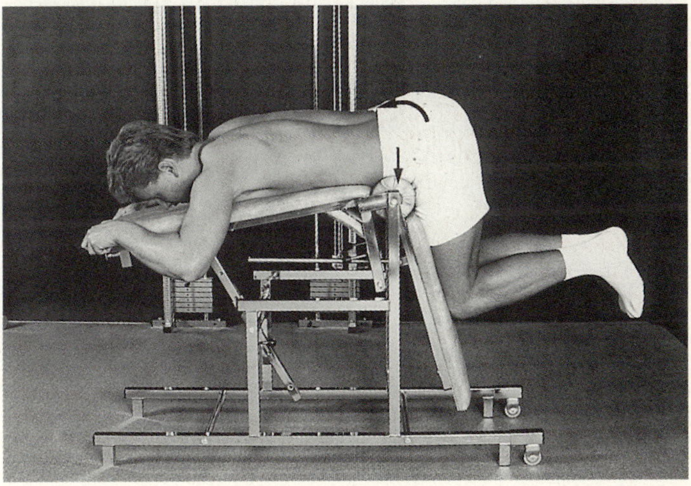

b

Abb. 2.**27 a** u. **b** Automobilisation für die obere Lendenwirbelsäule zur Verbesserung der Extension/Rechtsseitneigung/Linksrotation, Kräftigung der Extensoren und Linksrotatoren der LWS über den kurzen Hebel des Beckens, *Kokontraktion der schrägen Bauch- und Rückenmuskulatur* (vgl. Abb. 2.**25 b** u. 2.**26**)
a Ausgangsstellung
b Endstellung

Autostabilisation

Die Autostabilisationen (Abb. 2.**28**–2.**62**) werden unter Berücksichtigung der tonischen Nackenreflexe, also mit herangezogenem Kinn und freier Beweglichkeit der Kopfgelenke ausgeführt. Ebenso ist auf die Stellung der Knie- und Hüftgelenke zu achten; sie sollten im Stand leicht flektiert sein. Bei den Stabilisationsübungen aus verschiedenen Ausgangsstellungen (Stand, Sitz, Fersensitz usw.) wird die Flexion der Hüftgelenke erreicht, indem das Becken einschließlich der Lendenwirbelsäule über die Femurköpfe bewegt wird. Mit Hilfe der Beckenbewegung wird die Lendenwirbelsäule – je nach Befund des Patienten – mehr oder weniger in Kyphose oder Lordose eingestellt.

Alle Autostabilisationen stellen gleichzeitig ein indirektes Training für die prävertebralen Hals- und die langen Nackenmuskeln sowie für die Bauch- und Rückenmuskulatur dar. Direkt werden diejenigen Arm- und Schultergürtelmuskeln trainiert, mit denen die verschiedenen Übungen ausgeführt werden.

Autostabilisation der Lendenwirbelsäule

Da alle Übungen unter Berücksichtigung der Stellung des Kopfes und der Halswirbelsäule ausgeführt werden, erfolgt gleichzeitig eine Autostabilisation der Halswirbelsäule.

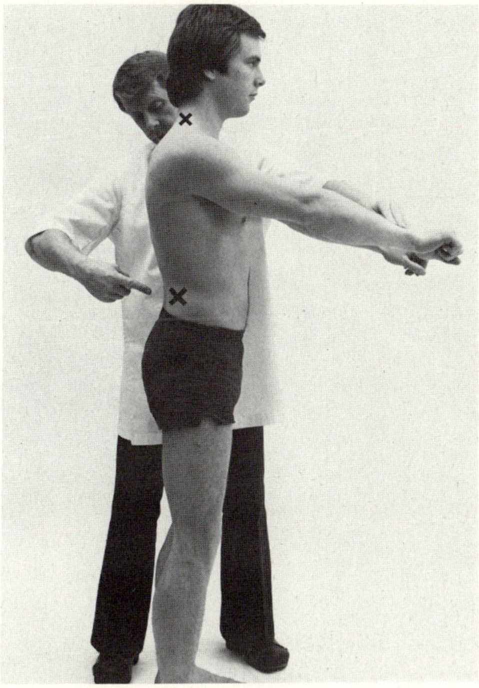

Abb. 2.**28** Rhythmische Stabilisation im Stand

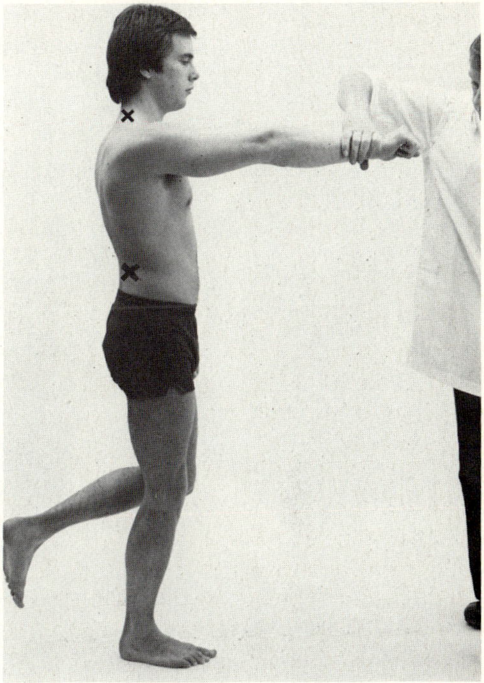

Abb. 2.**29** Rhythmische Stabilisation im Einbeinstand

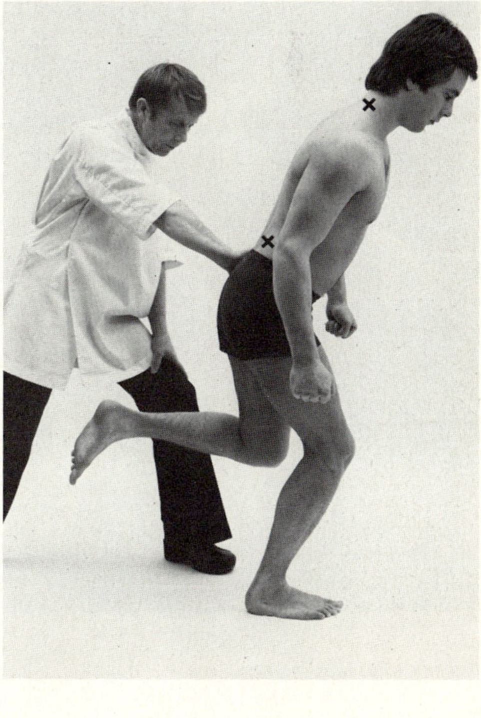

Abb. 2.**30** Rhythmische Stabilisation im Einbeinstand mit stärkerer Flexion des Knie- und Hüftgelenkes

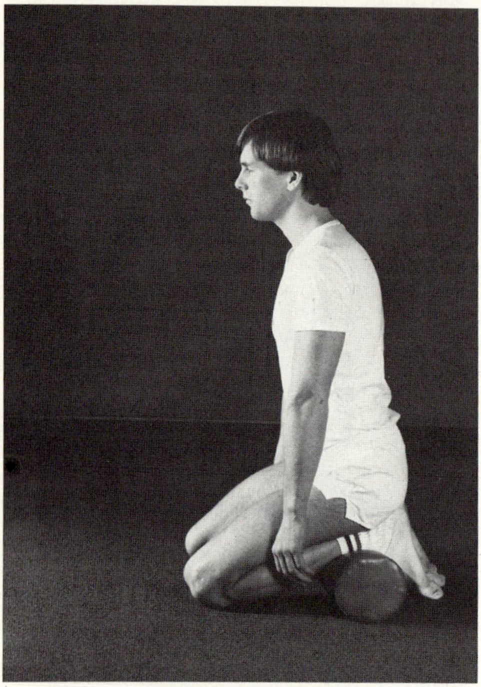

a

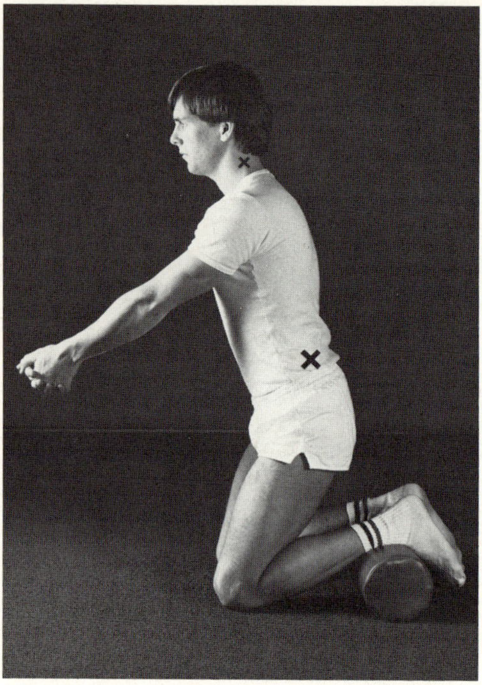

b

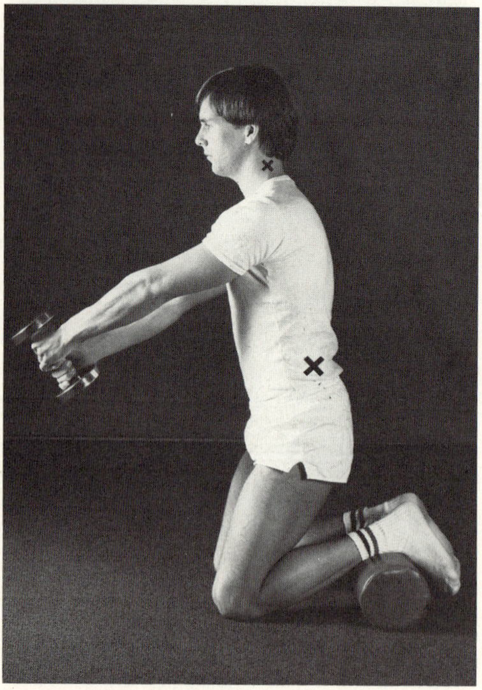

c

Abb. 2.**31 a** Erlernen der Beckenbewegung im Fersensitz (Schwerpunkt liegt über den Hüftgelenken).
Der Patient bewegt den Oberkörper zusammen mit dem Becken nach vorn (= Flexion der Hüftgelenke) und wieder in die Ausgangsstellung zurück

Abb. 2.**31 b** u. **c**
b Hochkommen zum Kniestand aus dem Fersensitz mit stabilisierter Lendenwirbelsäule. Bei dieser Armhaltung müssen die Schulterblätter am Thorax stabilisiert werden
c wie **b**. Erschwerung der Übung durch das Gewicht einer Hantel

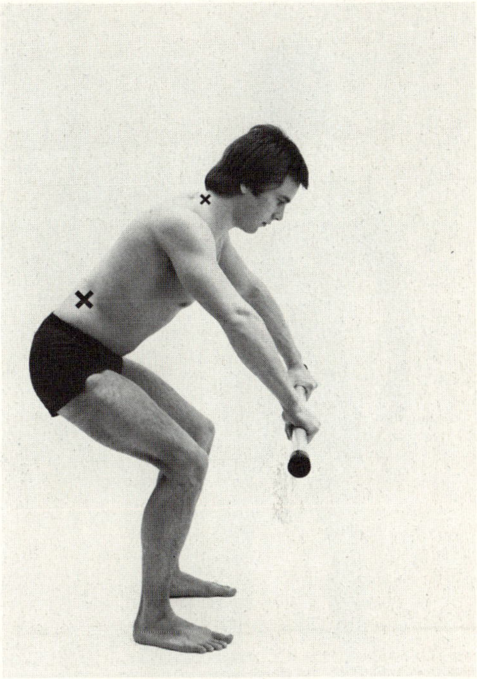

Abb. 2.**32** Stabilisation im Stand mit einem Gewichtsstab.
Der Patient hebt und senkt die Arme. Diese Übung kann auch mit Flexions- und Extensionsbewegung der Hüft- und Kniegelenke durchgeführt werden und als Vorübung für das richtige Heben von Gegenständen benutzt werden

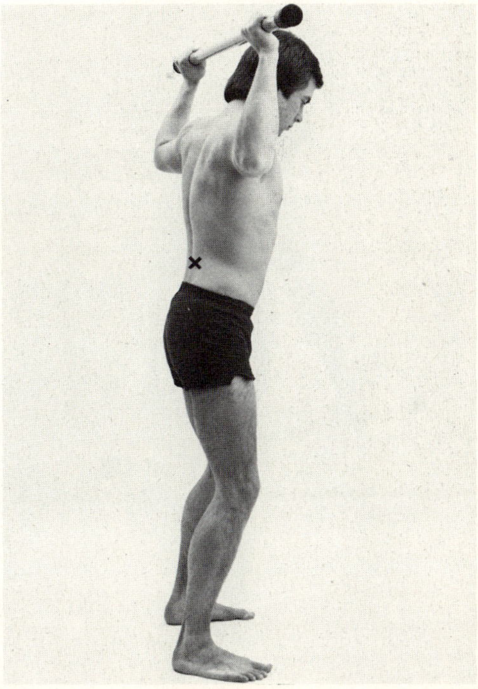

Abb. 2.**33** Stabilisation im Stand mit einem Gewichtsstab.
Der Patient bewegt den Gewichtsstab nach oben und wieder hinter den Kopf zurück

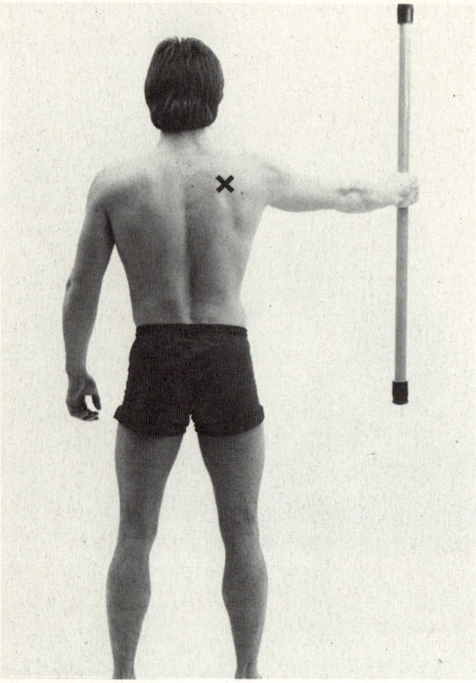

Abb. 2.**34** Stabilisation im Stand. Halten des Gewichtsstabes mit stabilisierter Skapula, HWS und LWS

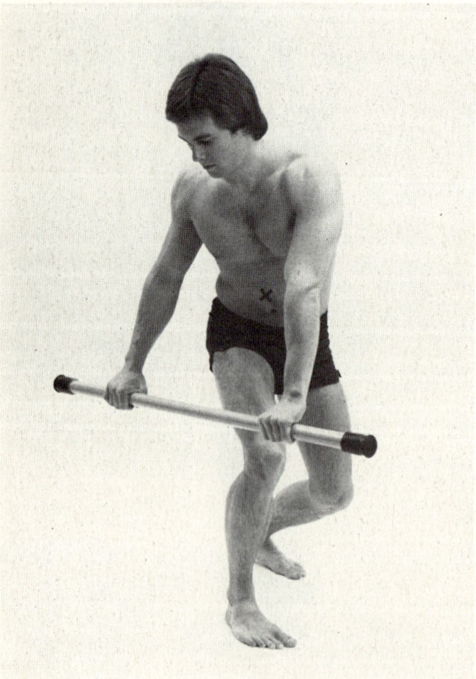

Abb. 2.**35** Physiologischer Bewegungsablauf aus Flexion/Rechtsseitneigung/Rechtsrotation in Extension/Rechtsseitneigung/Linksrotation. Mit dieser Übung kann das diagonale Heben eingeübt werden, wie z. B. einen Gegenstand von rechts unten nach links oben bewegen. Die Belastung liegt auf dem rechten Bein.
Beim Hochkommen verkürzt der Patient zuerst den langen Hebel des Oberkörpers, indem er die Kniegelenke weiter flektiert und das Becken in Richtung Boden bewegt und sich dann über eine Extensionsbewegung in den Hüftgelenken und Extension/Rechtsseitneigung/Linksrotation der WS aufrichtet. Die Kniegelenke werden zuletzt gestreckt

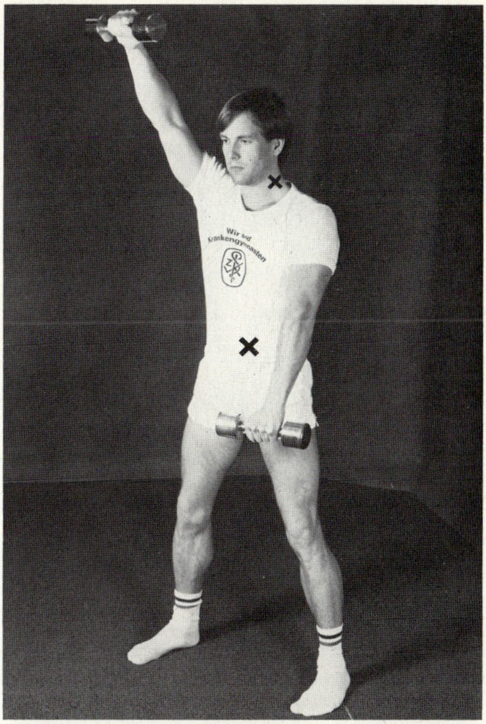

Abb. 2.**36** Stabilisation im Stand mit Hanteln. Der Patient hebt und senkt abwechselnd den rechten und linken Arm

a

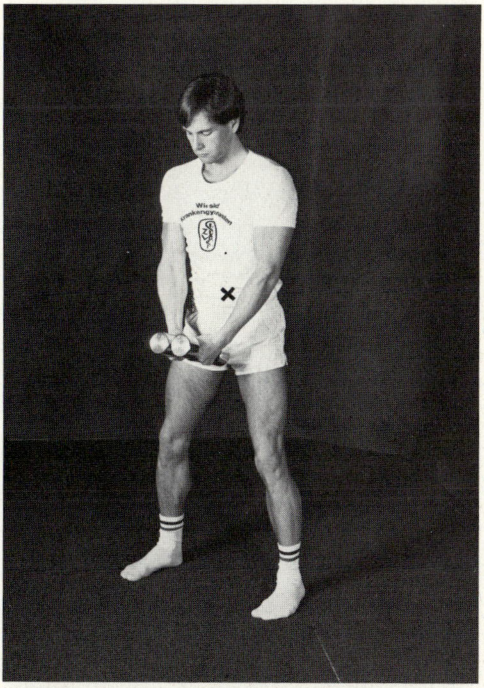

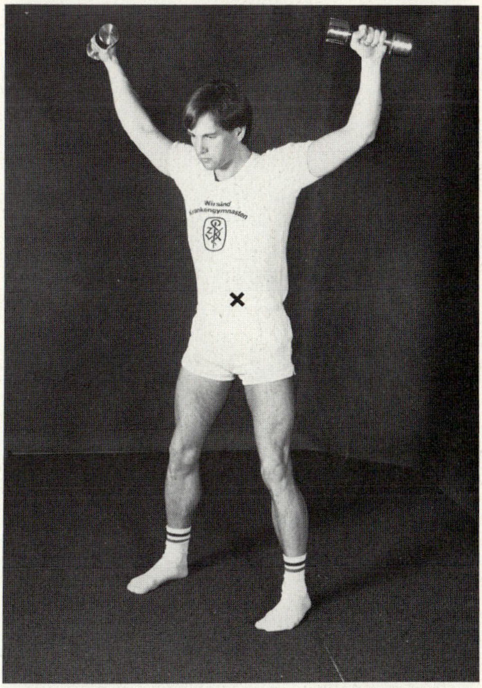

b

Abb. 2.**37 a** u. **b** Stabilisation im Stand mit Hanteln, Kräftigung des M. trapezius, oberer Anteil, sowie der Abduktoren und Außenrotatoren des Schultergelenkes
a Ausgangsstellung **b** Endstellung

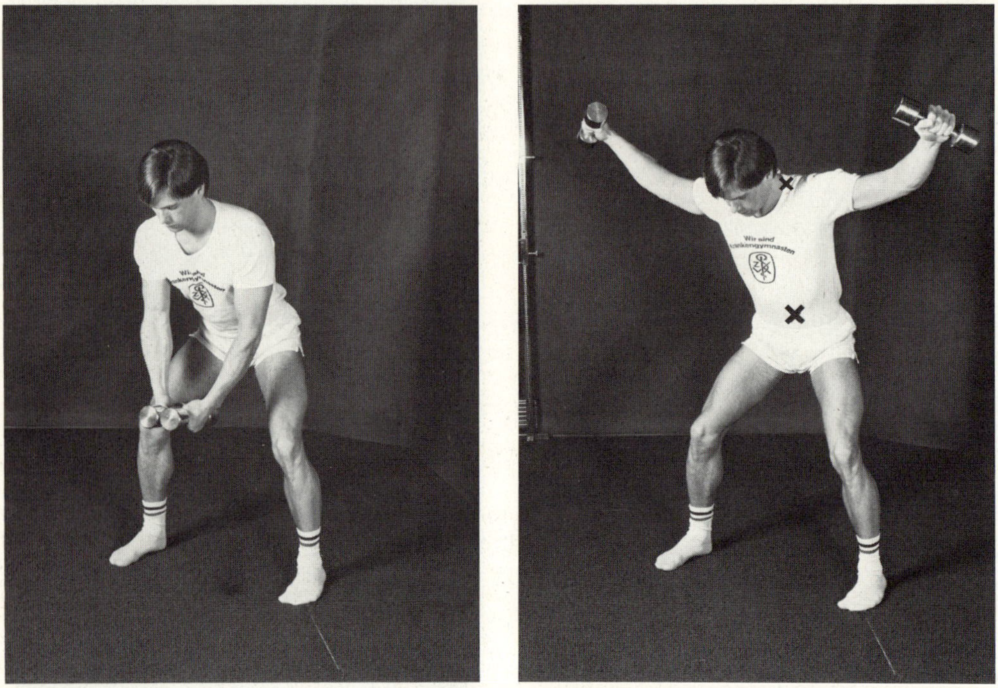

a b

Abb. 2.**38 a** u. **b**

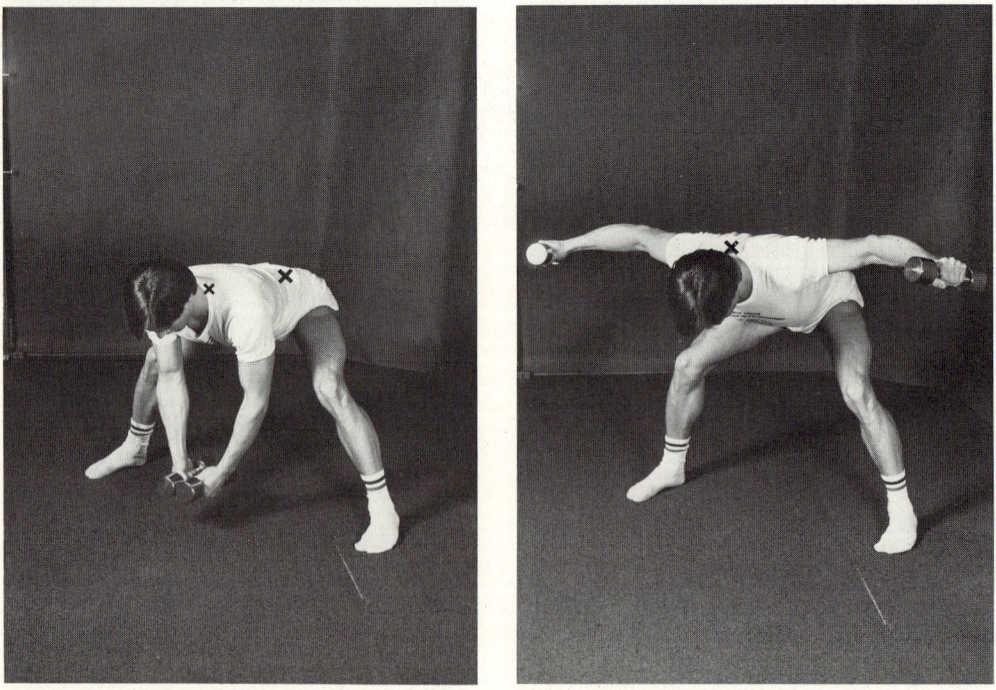

a b

Abb. 2.**39 a** u. **b**

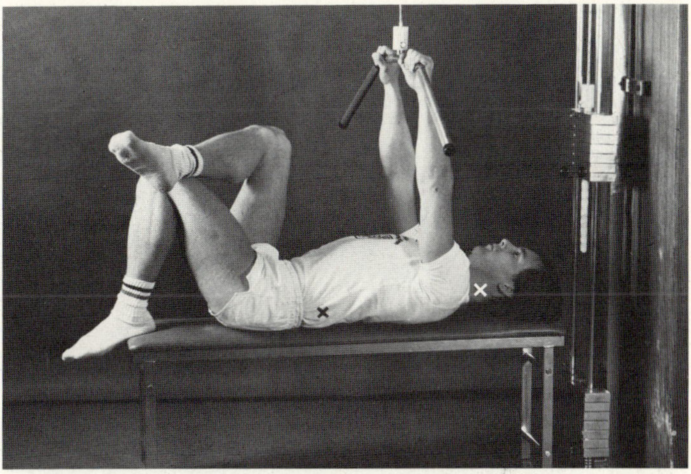

a

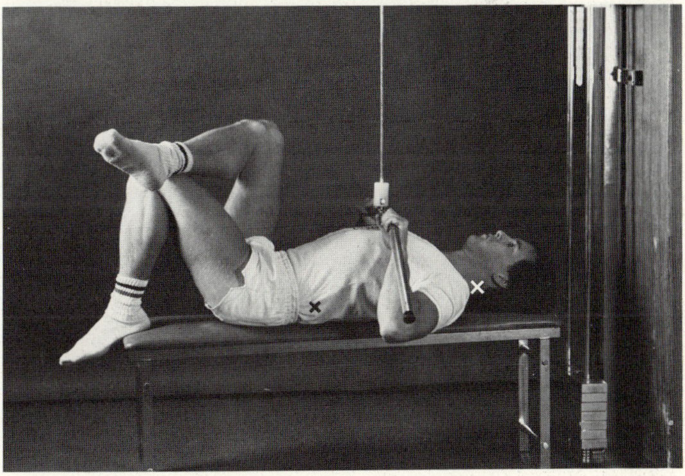

b

Abb. 2.**40 a** u. **b** Stabilisation in Rückenlage mit Widerstand durch das Gewicht am vertikalen Zugapparat.
Kräftigung: M. pronator teres u. M. brachialis, M. teres major u. interskapuläre Muskulatur
a Ausgangsstellung
b Endstellung

◀ Abb. 2.**38 a** u. **b** Stabilisation im Stand mit Hanteln, Kräftigung des M. trapezius, oberer Anteil
a Ausgangsstellung
b Endstellung

Abb. 2.**39 a** u. **b** Stabilisation im Stand mit Hanteln, Kräftigung des M. trapezius, mittlerer Anteil, der Abduktoren und Außenrotatoren des Schultergelenkes
a Ausgangsstellung
b Endstellung

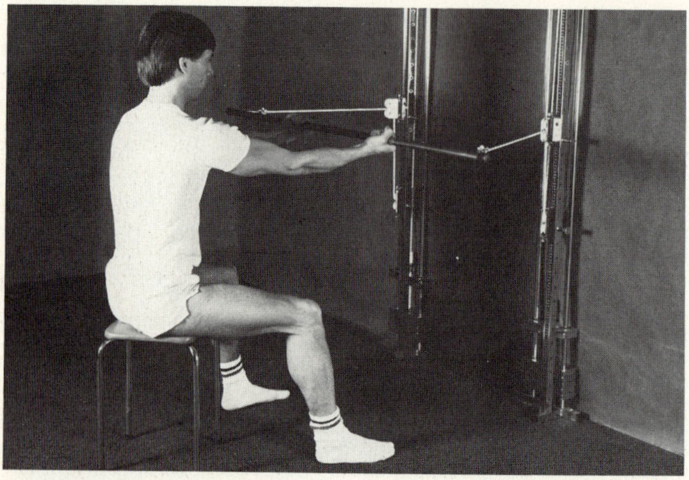

a

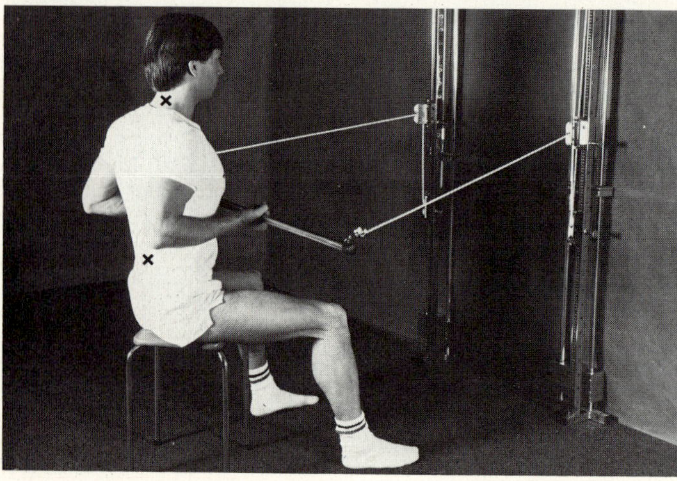

b

Abb. 2.**41 a** u. **b** Stabilisation im Tubersitz

a Ausgangsstellung: Schwerpunkt über den Hüftgelenken, Druck mit den Füßen gegen den Boden

b Endstellung: Kräftigung: M. biceps brachii, M. teres major u. interskapuläre Muskulatur

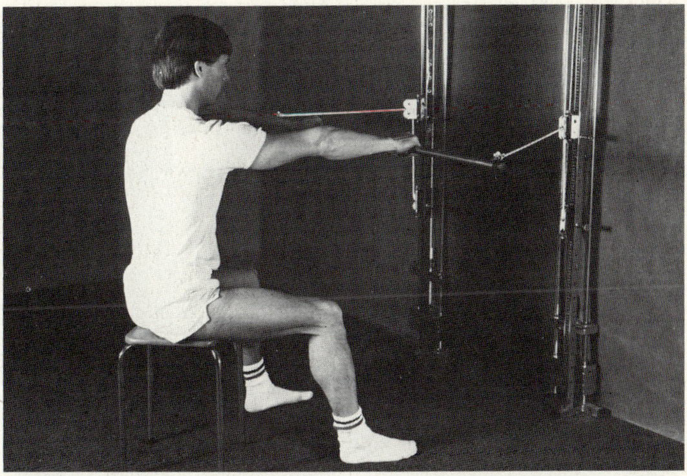

a

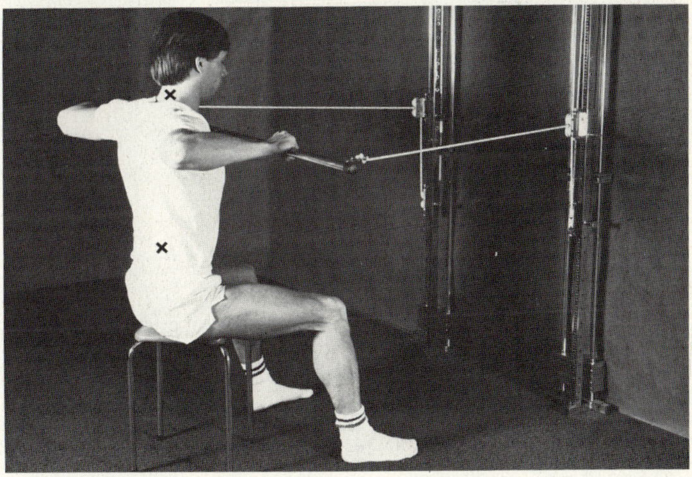

b

Abb. 2.**42 a** u. **b** Stabilisation im Tubersitz
a Ausgangsstellung: vgl. Abb. 2.**41 a**
b Endstellung: Kräftigung M. pronator teres und M. brachialis, Schultergelenksabduktoren, interskapuläre Muskulatur

a 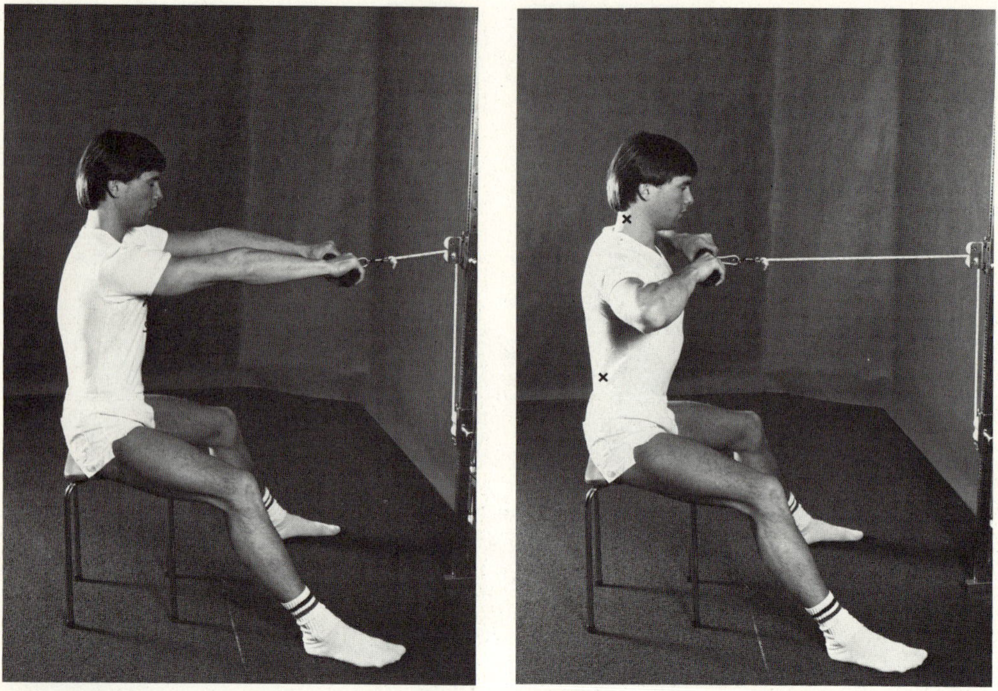 b

Abb. 2.**43a** u. **b**

a 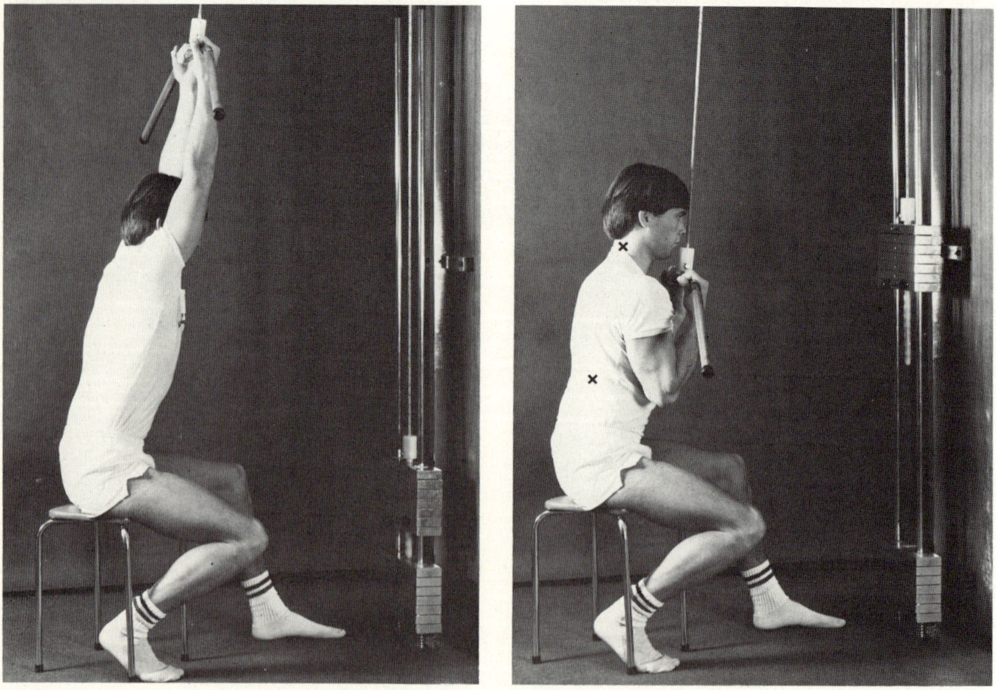 b

Abb. 2.**44a** u. **b**

a
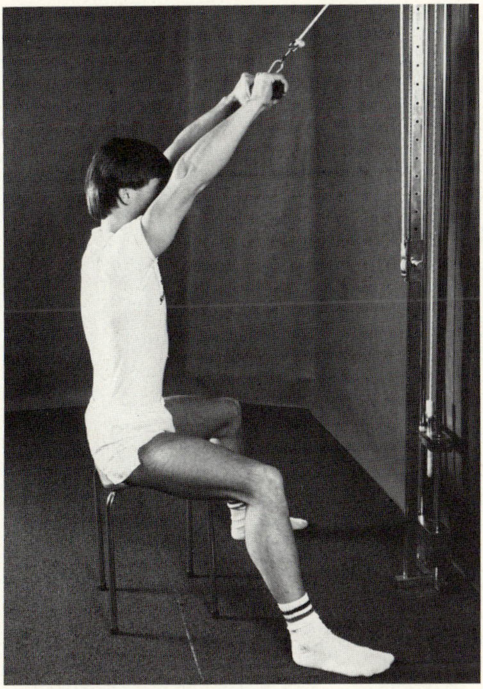
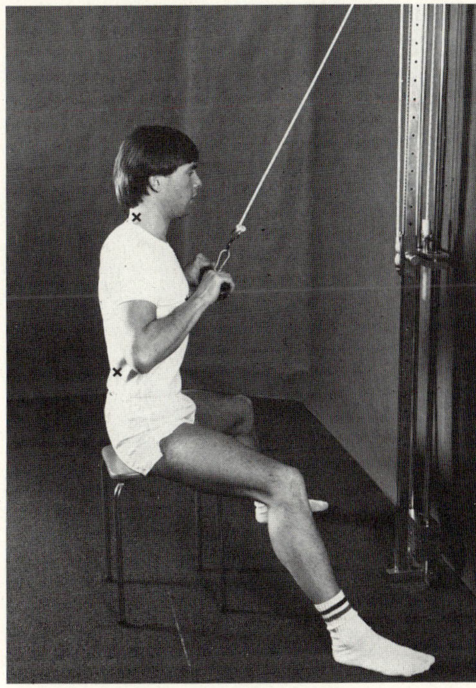
b

Abb. 2.**45 a** u. **b** Stabilisation im Tubersitz
a Ausgangsstellung: vgl. Abb. 2.**41 a**
b Endstellung:
Kräftigung: M. pronator teres und M. brachialis, M. teres major und interskapuläre Muskulatur

◀ Abb. 2.**43 a** u. **b** Stabilisation im Tubersitz
a Ausgangsstellung: vgl. Abb. 2.**41 a**
b Endstellung:
Kräftigung: M. pronator teres und M. brachialis, Schultergelenksabduktoren, interskapuläre Muskulatur

Abb. 2.**44 a** u. **b** Stabilisation im Tubersitz
a Ausgangsstellung: vgl. Abb. 2.**41 a**
b Endstellung:
Kräftigung: M. biceps brachii, M. teres major u. M. latissimus, interskapuläre Muskulatur
Hinweis: Bei dieser Übung am vertikalen Zugapparat kommt es zur vertikalen Entlastung der Wirbelsäule

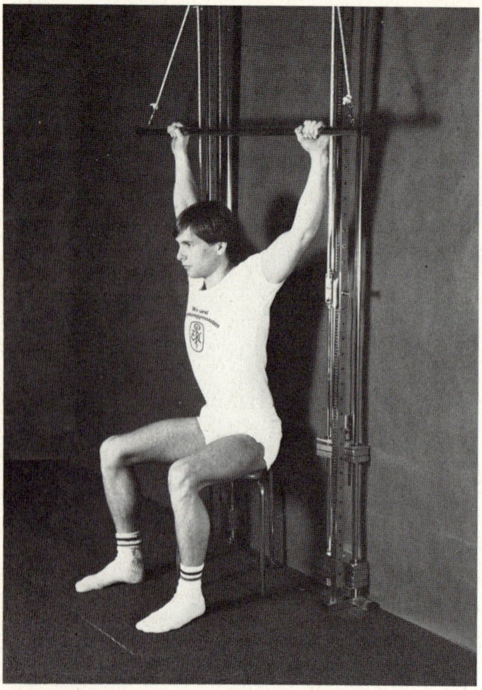

a

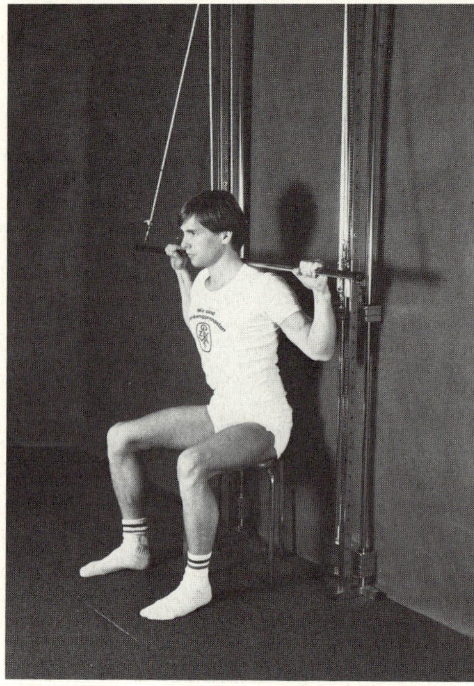

b

Abb. 2.**46 a** u. **b** Stabilisation im Tubersitz
a Ausgangsstellung: vgl. Abb. 2.**41 a**
b Endstellung:
Kräftigung: M. teres major und interskapuläre Muskulatur
Hinweis: Bei dieser Übung (sie kann auch am vertikalen Zugapparat ausgeführt werden) kommt es zur vertikalen Entlastung der Wirbelsäule.

Abb. 2.**48 a–c** Stabilisation im Tubersitz ▶
a Ausgangsstellung: vgl. Abb. 2.**41 a**
b Falsche Endstellung, keine Stabilisation der Hals- und Lendenwirbelsäule
c Richtige Endstellung mit Stabilisation. Kräftigung: Flexoren, Abduktoren und Außenrotatoren der Schultergelenke

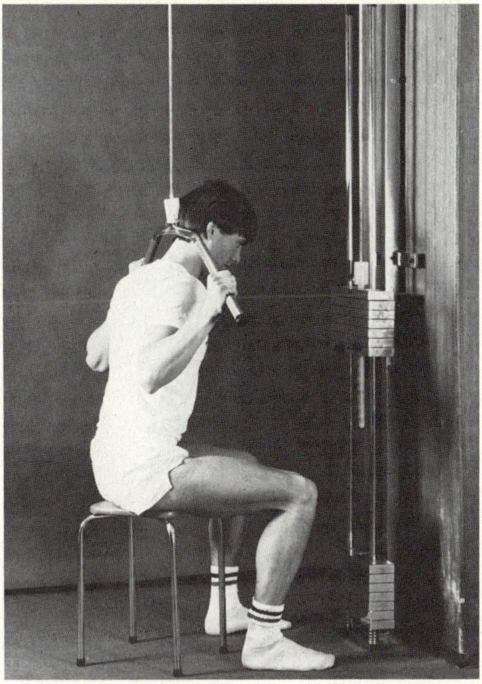

Abb. 2.**47** Endstellung: Legende s. Abb. 2.**46 b**

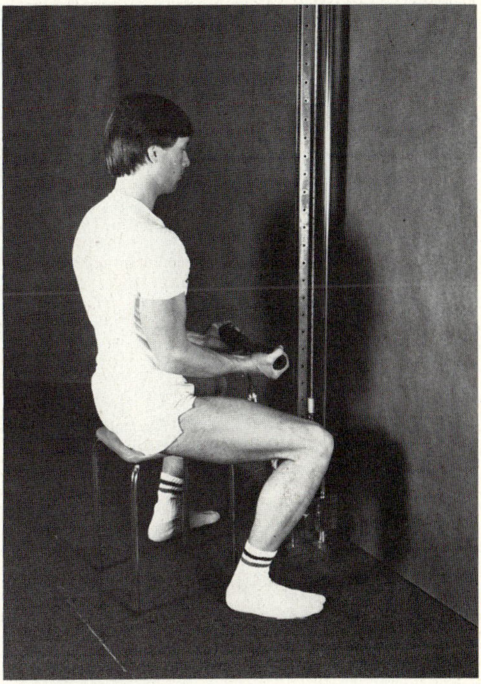

a

Abb. 2.**48 a – c**

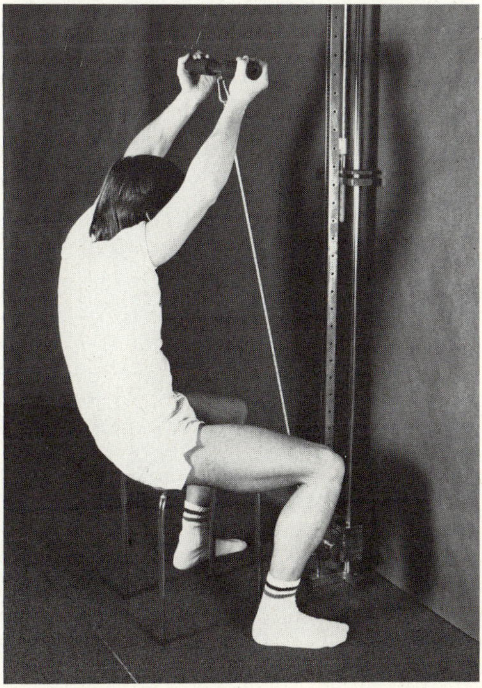

b

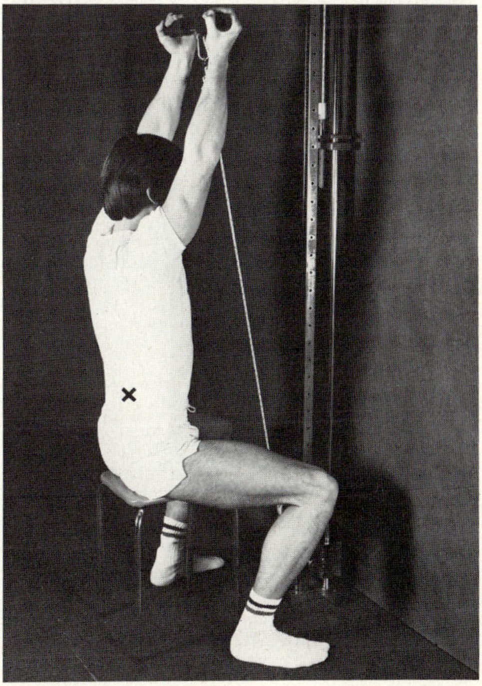

c

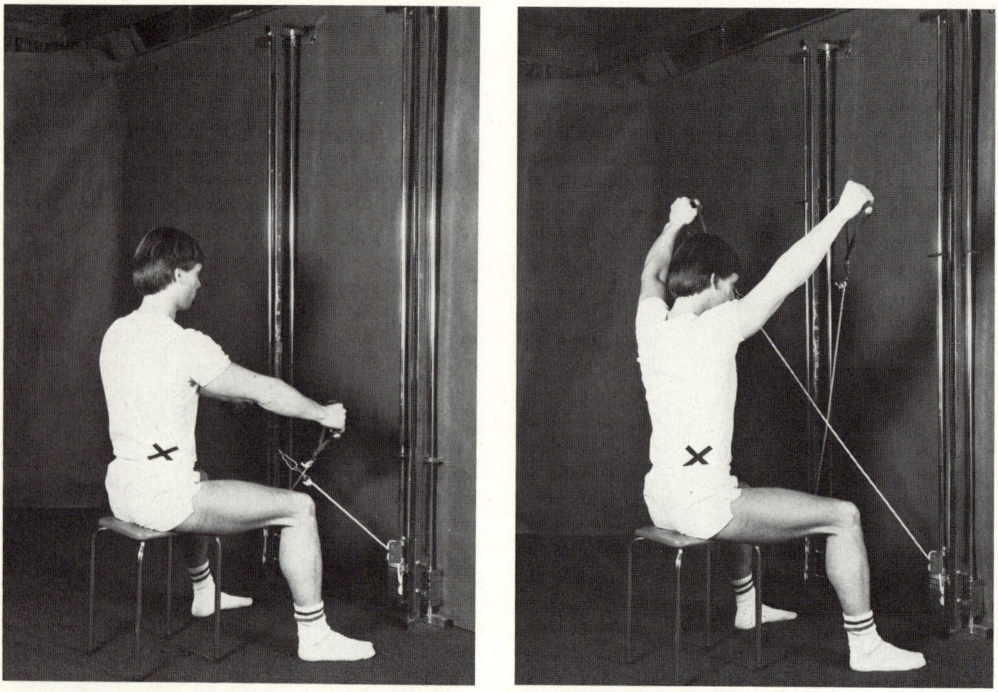

a b

Abb. 2.**49** **a** u. **b**

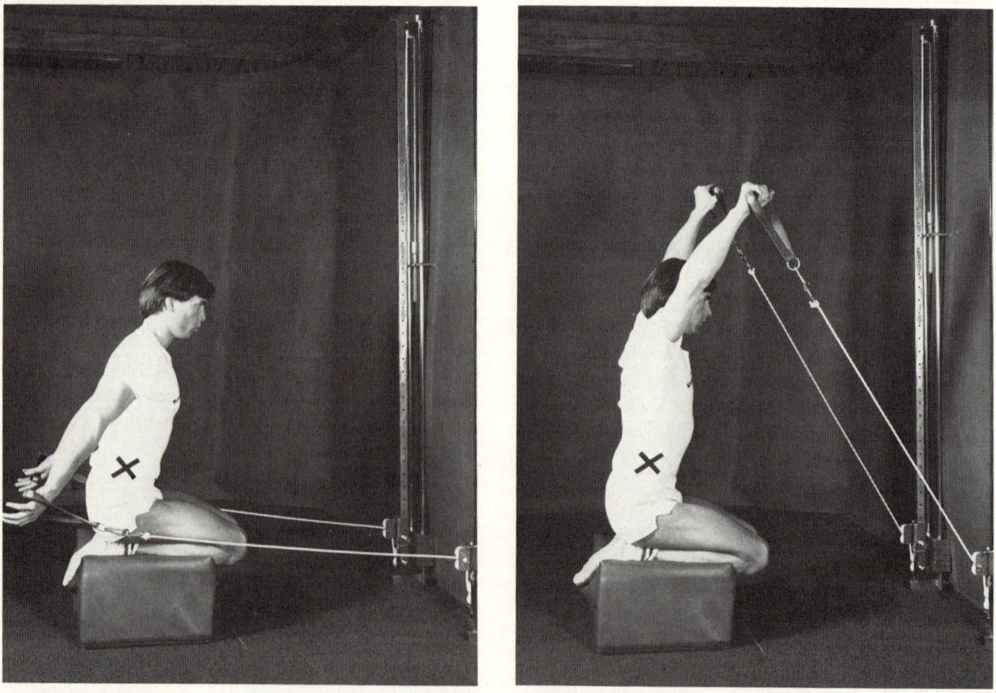

a b

Abb. 2.**50** **a** u. **b**

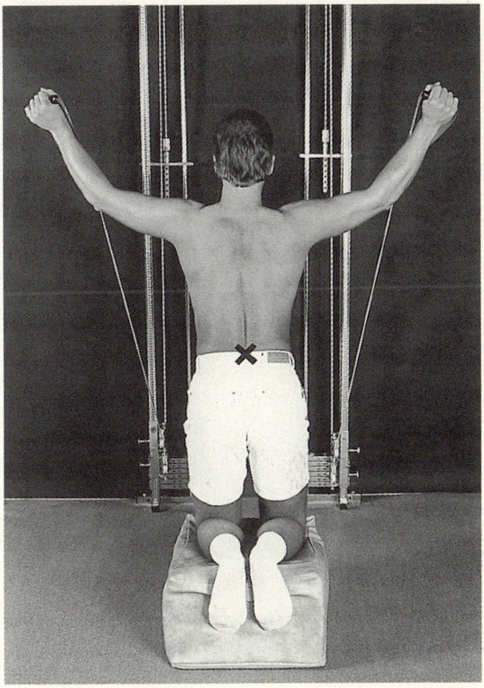

Abb. 2.**51** Hochkommen zum Kniestand aus dem Fersensitz, Endstellung. (Ausgangsstellung vgl. Abb. 2.**50 a**)
Kräftigung: interskapuläre Muskulatur, Flexoren, Abduktoren und Außenrotatoren der Schultergelenke, Oberschenkelmuskulatur, Kokontraktion: Bauch- und Rückenmuskulatur, prävertebrale Hals- und lange Nackenmuskulatur

◀ Abb. 2.**49 a** u. **b** Stabilisation im Tubersitz
a Ausgangsstellung: vgl. Abb. 2.**41 a**
b Endstellung:
Kräftigung: interskapuläre Muskulatur aus gedehnter Stellung, Flexoren, Abduktoren und Außenrotatoren der Schultergelenke

Abb. 2.**50 a** u. **b** Stabilisation im Fersensitz, Schwerpunkt über den Hüftgelenken
a Ausgangsstellung:
Kräftigung: M. latissimus u. interskapuläre Muskulatur
b Endstellung:
Kräftigung: Flexoren, Abduktoren und Außenrotatoren der Schultergelenke

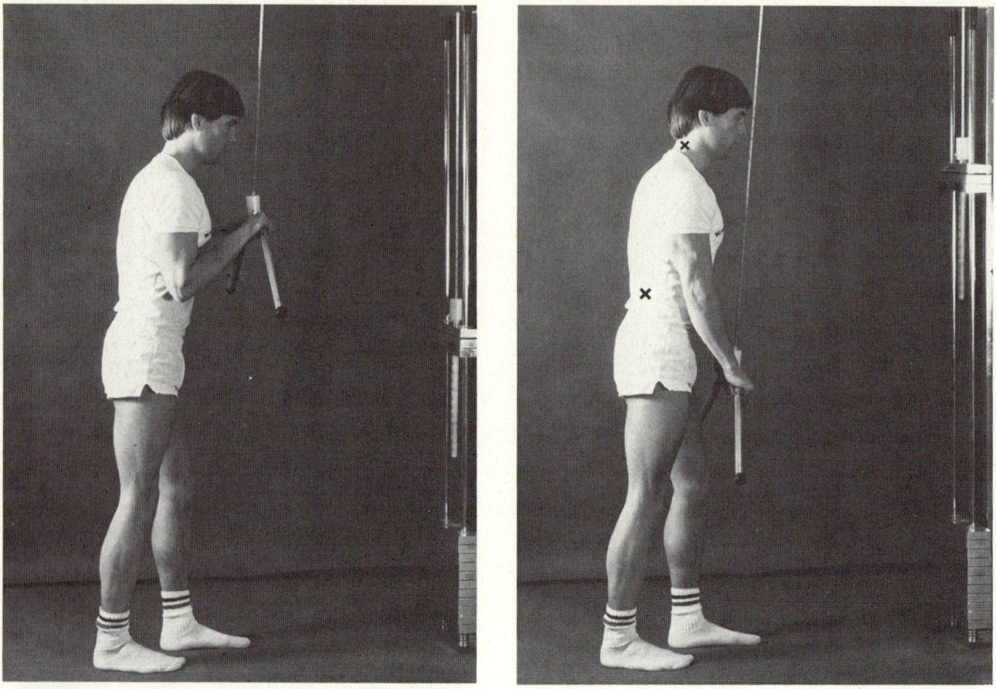

a b

Abb. 2.**52 a** u. **b**

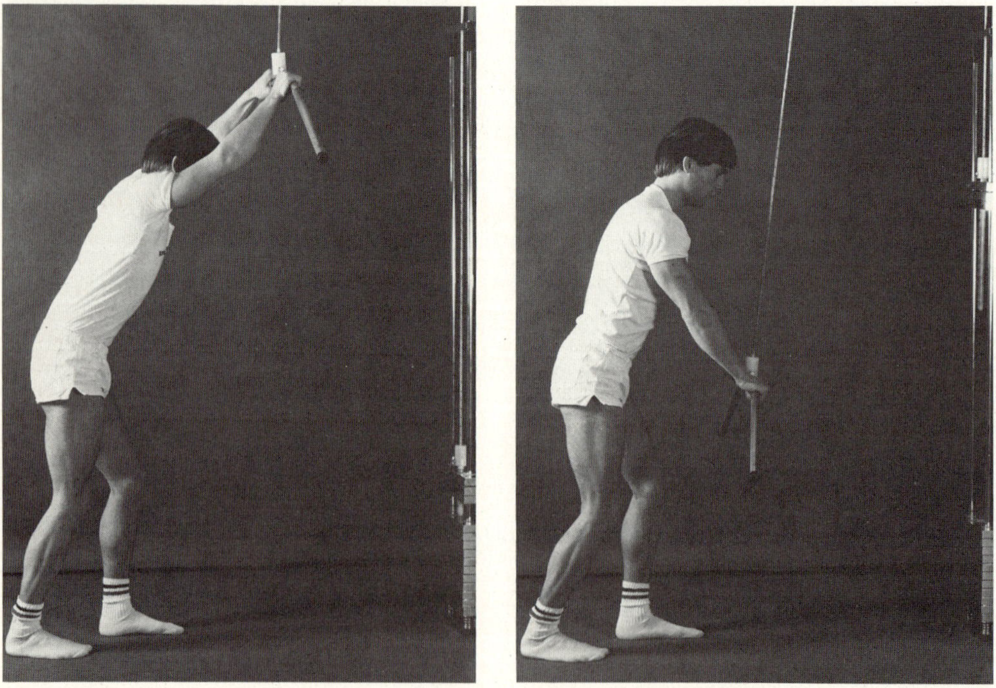

a b

Abb. 2.**53 a** u. **b**

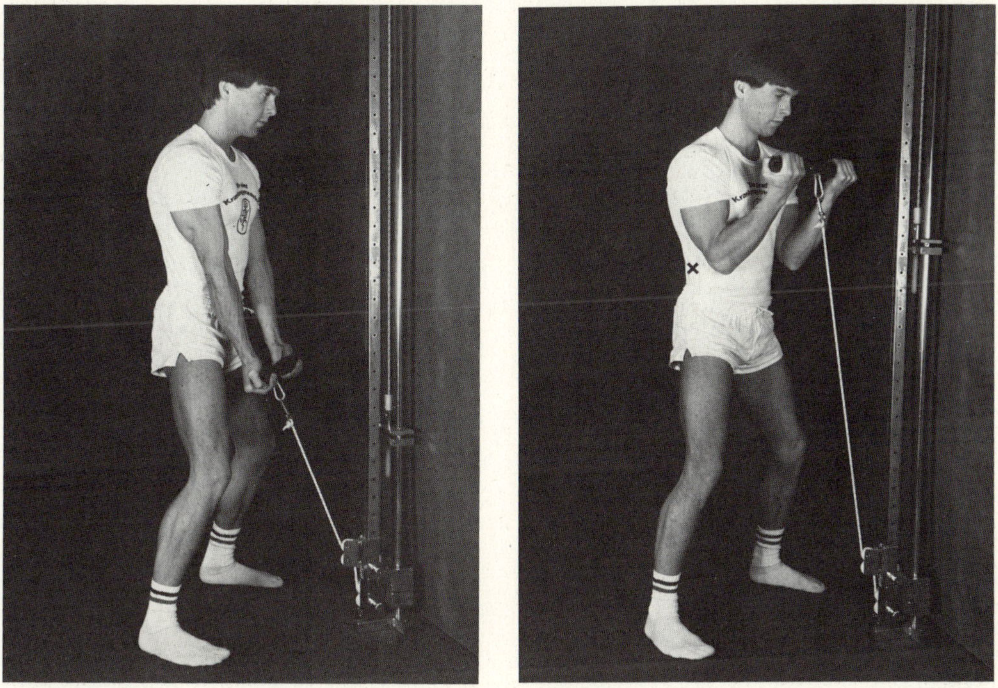

a b

Abb. 2.**54** **a** u. **b** Stabilisation im Stand

a Ausgangsstellung: Die Beine stehen etwa hüftbreit auseinander mit gleichmäßiger Belastung beider Beine

b Endstellung:
Kräftigung: M. biceps brachii und interskapuläre Muskulatur

◀ Abb. 2.**52** **a** u. **b** Stabilisation im Stand

a Ausgangsstellung: Schrittstellung, Belastung auf dem vorderen Bein

b Endstellung:
Kräftigung: M. triceps brachii und interskapuläre Muskulatur

Abb. 2.**53** **a** u. **b** Stabilisation im Stand

a Ausgangsstellung: vgl. Abb. 2.**52** **a**

b Endstellung:
Kräftigung: M. latissimus und interskapuläre Muskulatur

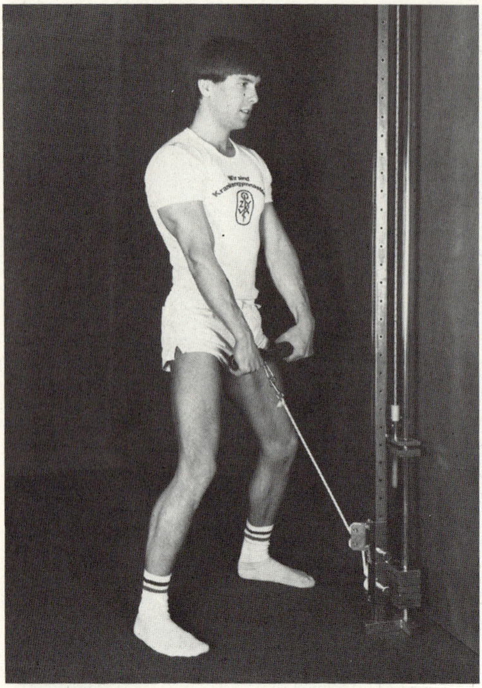
a

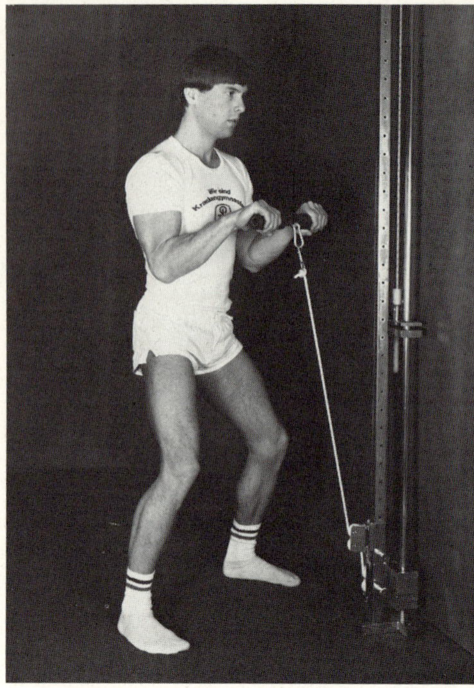
b

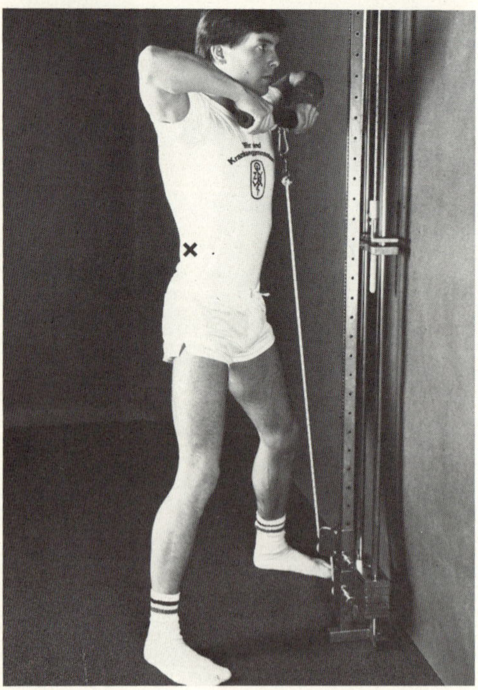
c

Abb. 2.**55 a**–**c** Stabilisation im Stand
a Ausgangsstellung: vgl. Abb. 2.**54 a**
b Endstellung:
Kräftigung: M. pronator teres, M. brachialis u. interskapuläre Muskulatur
c Alternative Endstellung:
Kräftigung: Schultergelenksabduktoren
HInweis: Diese Übung kann als Vorübung zum Erlernen der Hebetechnik benutzt werden.

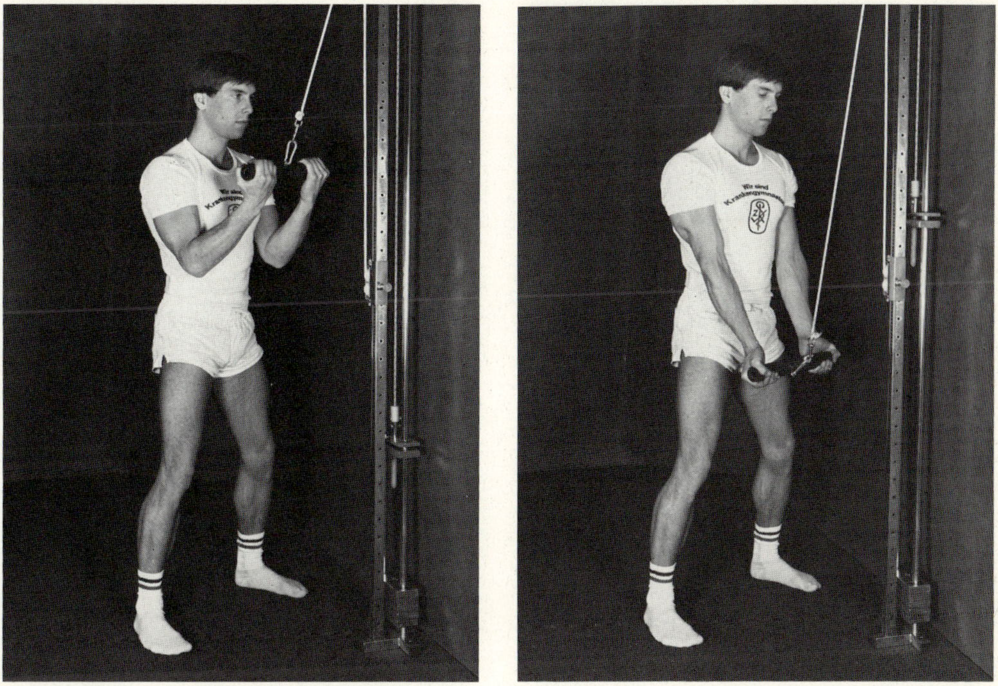

a b

Abb. 2.**56 a** u. **b** Stabilisation im Stand
a Ausgangsstellung: vgl. Abb. 2.**54 a**
b Endstellung:
Kräftigung: M. triceps brachii

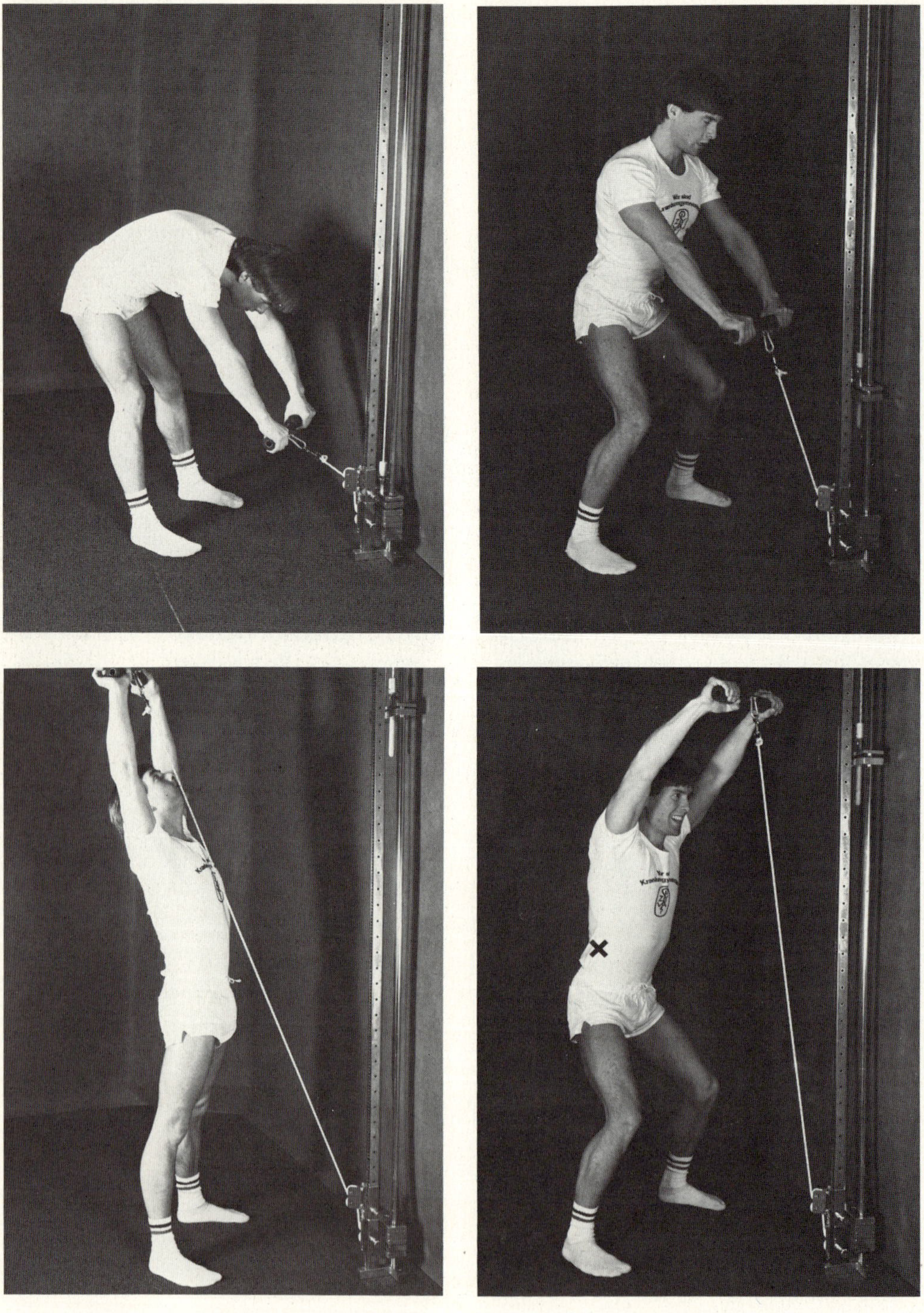

a b c d

Physiologische Bewegungsabläufe in der Körperdiagonalen Abb. 2.58–2.62

Bei richtiger Ausführung dieser Bewegungen erfolgt eine indirekte Stabilisation der Hals- und Lendenwirbelsäule. Die Stabilisation der Lendenwirbelsäule wird erreicht durch Flexion der Knie- und Hüftgelenke (Beckenbewegung über die Femurköpfe); zusätzlich müssen die Füße gegen den Boden bewegt werden.

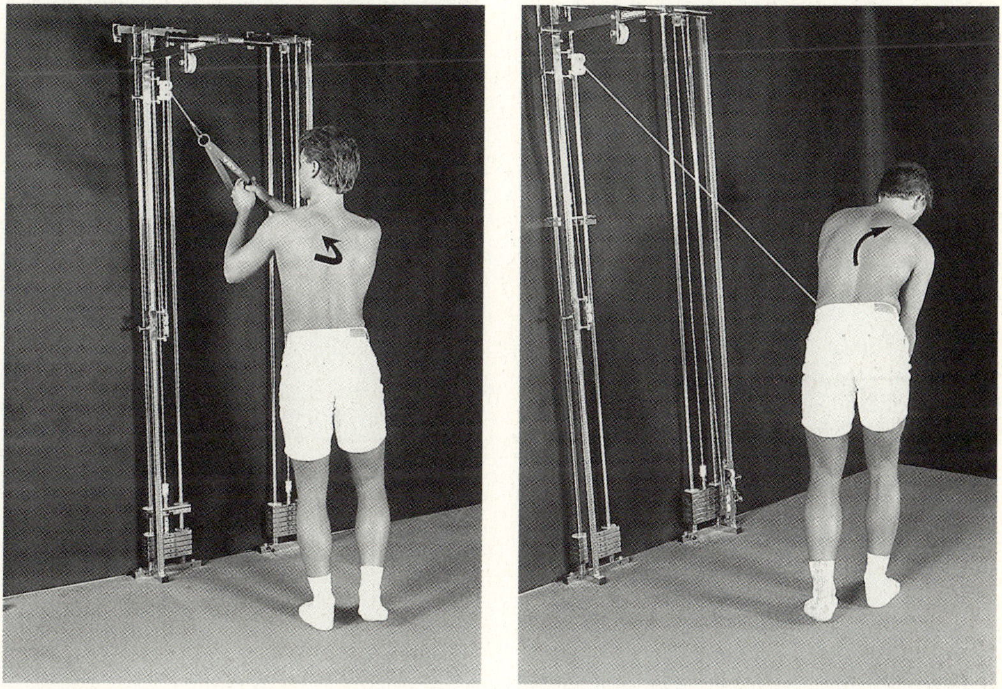

a b

Abb. 2.**58a** u. **b** Physiologischer Bewegungsablauf der Wirbelsäule aus Extension/Rechtsseitneigung/Linksrotation (Belastung auf dem linken Bein) in Flexion/Rechtsseitneigung/Rechtsrotation (Belastung auf dem rechten Bein) sowie Innenrotation im rechten und Außenrotation im linken Hüftgelenk
Hinweis: Mit dieser Übung werden auch die schrägen Bauchmuskeln gekräftigt.

◀ Abb. 2.**57a–d** Stabilisation im Stand
a Falsche Ausgangsstellung: Keine Stabilisation der LWS u. HWS, keine Skapulastabilisation
b Richtige Ausgangsstellung: vgl. Abb. 2.**54a**
c Falsche Endstellung: Keine Stabilisation der LWS u. HWS
d Richtige Endstellung:
Kräftigung: Flexoren, Abduktoren und Außenrotatoren der Schultergelenke und interskapuläre Muskulatur

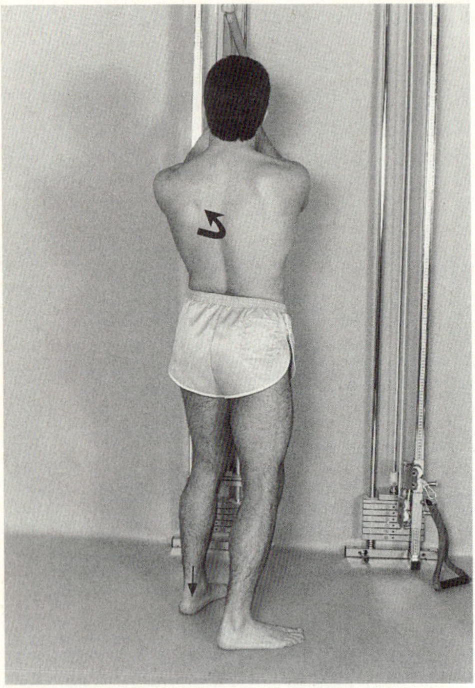

a

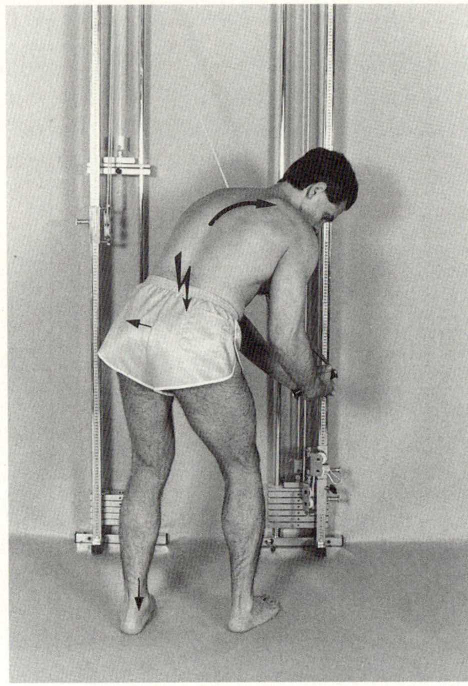

b

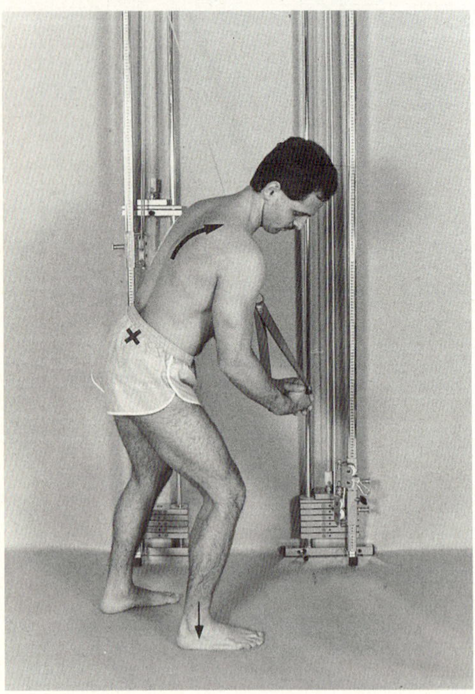

c

Abb. 2.**59 a–c** Physiologischer Bewegungsablauf

a Ausgangsstellung: Der Patient steht mit etwa hüftbreit gespreizten Beinen. Die Belastung ist auf dem linken Bein. Die Wirbelsäule ist extendiert, nach rechts geneigt und nach links gedreht

b Falsche Endstellung: Die Belastung ist auf dem falschen, linken Bein, das Becken ist nicht stabilisiert, sondern weicht nach links ab (= Provokation L5/S1)

c Richtige Endstellung: Mit Belastung des rechten Beines, stabilisiertem Becken und Flexion, Rechtsseitneigung und Rechtsrotation der Wirbelsäule

Hinweis: Beide Hände fassen am Handgriff des Zugapparates. Mit dieser Übung werden auch die schrägen Bauchmuskeln gekräftigt a 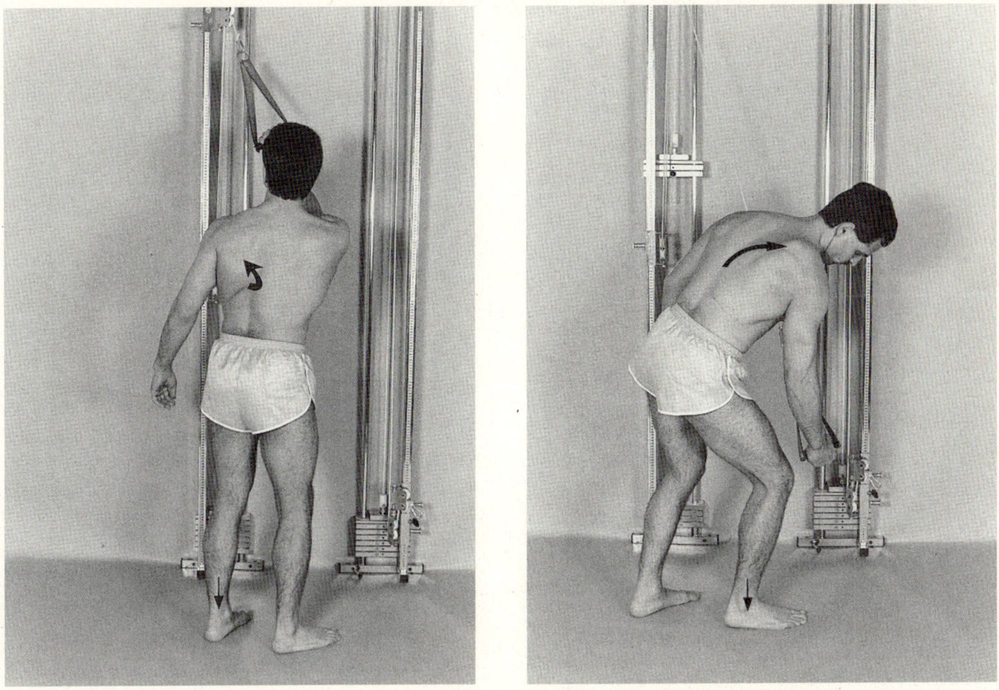 b

Abb. 2.**60a** u. **b**
a Ausgangsstellung: vgl. Abb. 2.**59a**
b Endstellung: vgl. Abb. 2.**59c**

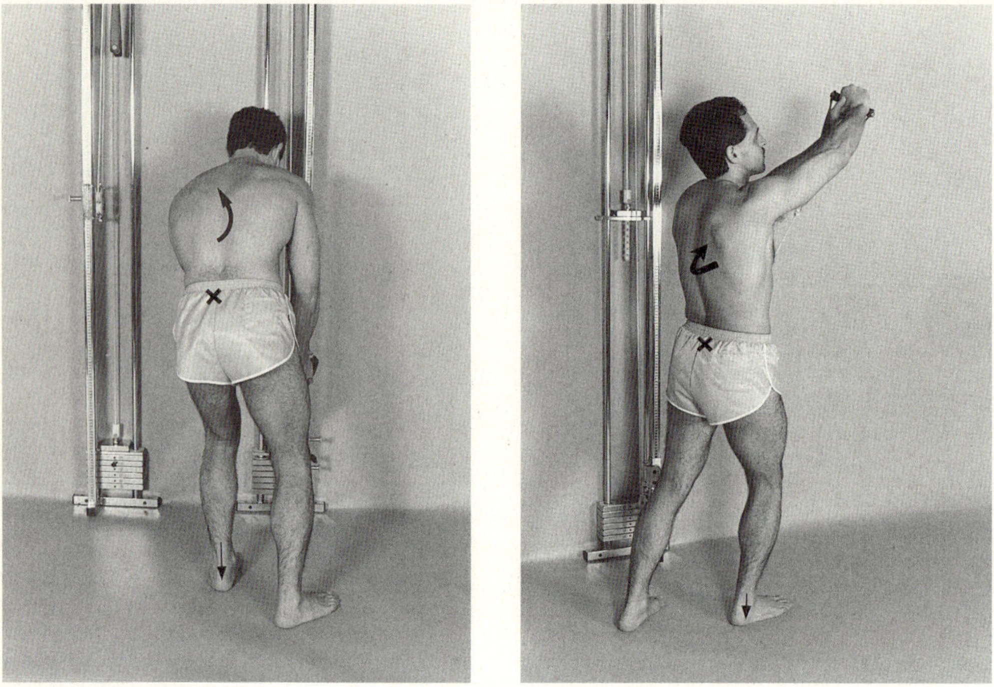

a b

Abb. 2.**61 a** u. **b**

a Ausgangsstellung: Der Patient steht mit etwa hüftbreit gespreizten Beinen. Die Belastung ist auf dem linken Bein. Die Wirbelsäule ist flektiert, nach links geneigt und nach links rotiert

b Endstellung: Mit Belastung des rechten Beines, stabilisiertem Becken und Extension, Linksseitneigung und Rechtsrotation der Wirbelsäule

Hinweise: Beide Hände fassen am Handgriff des Zugapparates.

Mit dieser Übung werden die Extensoren und Rechtsrotatoren der Wirbelsäule gekräftigt.

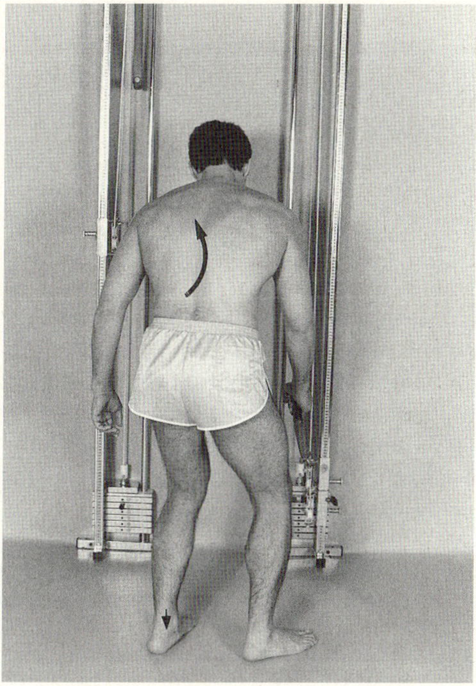

a

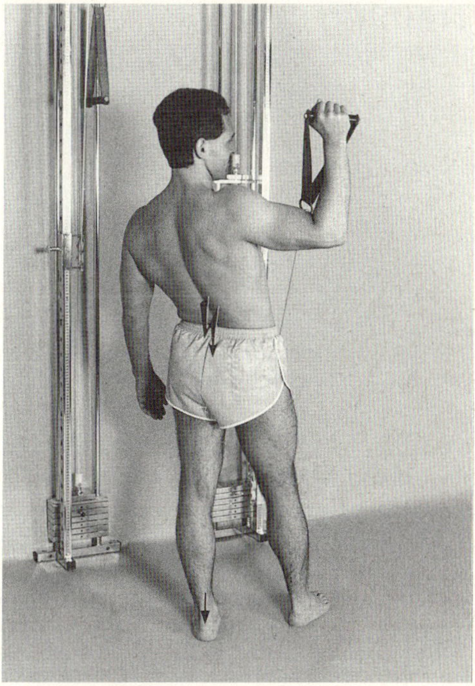

b

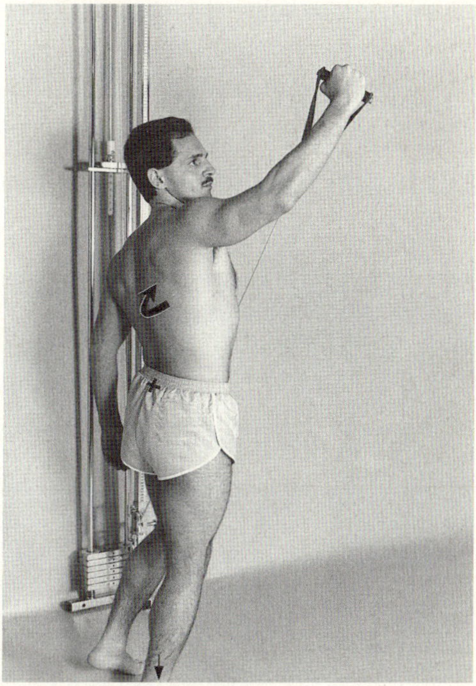

c

Abb. 2.**62 a–c**

a Ausgangsstellung: vgl. Abb. 2.**61 a**

b Falsche Endstellung: mit Belastung des falschen, linken Beines und nach vorn geschobenem Becken (= Hyperextension, Provokation L5/S1)

c Richtige Endstellung: vgl. Abb. 2.**61 b**

Hinweis: Mit dieser Übung werden die Extensoren und Rechtsrotatoren der Wirbelsäule gekräftigt. Der Patient faßt nur mit der rechten Hand den Griff des Zugapparates und bewegt den Arm in Flexion, Abduktion und Außenrotation.

Training

Beim Muskelkraft- und Muskelausdauertraining (Abb. 2.**63**–2.**149**) ist wie bei den Autostabilisationen auf die Flexionsstellung der Knie- und Hüftgelenke, die Stabilisation der Lendenwirbelsäule in Kyphose oder Lordose und die Stellung des Kopfes und der Halswirbelsäule im Hinblick auf die tonischen Nackenreflexe zu achten. Da die tonischen Nackenreflexe eine wichtige Rolle bei der Regulierung des Muskeltonus und der Körperhaltung spielen, sollten alle Übungen mit angezogenem Kinn und freier Beweglichkeit der Kopfgelenke ausgeführt werden.

Das direkte Training der einzelnen Muskeln, insbesondere die Übungen für die Arm- und Schultergürtelmuskulatur, stellt gleichzeitig ein indirektes Training für die prävertebralen Hals- und die langen Nackenmuskeln sowie für die Bauch- und Rückenmuskulatur dar (indirekte Stabilisation).

Beim Auftrainieren der Muskulatur der unteren Extremitäten im Sitzen wird die Lendenwirbelsäule mit Hilfe des Beckens in physiologischer Lordose eingestellt. Diese Lordose sollte während des Übens beibehalten werden.

Übungen für die Bauchmuskulatur Abb. 2.63–2.72

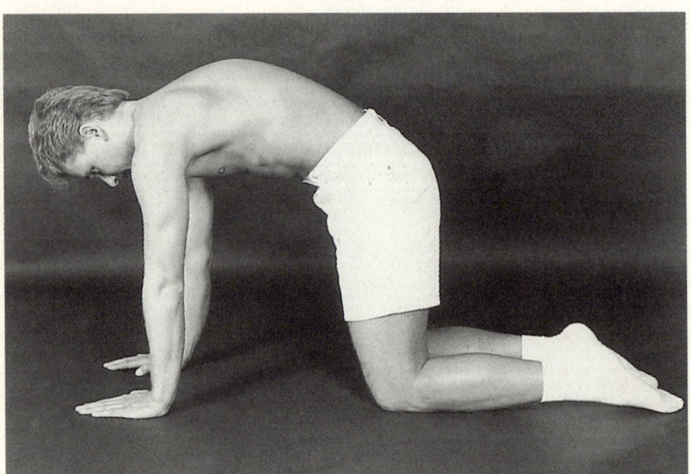

Abb. 2.**63** Endstellung

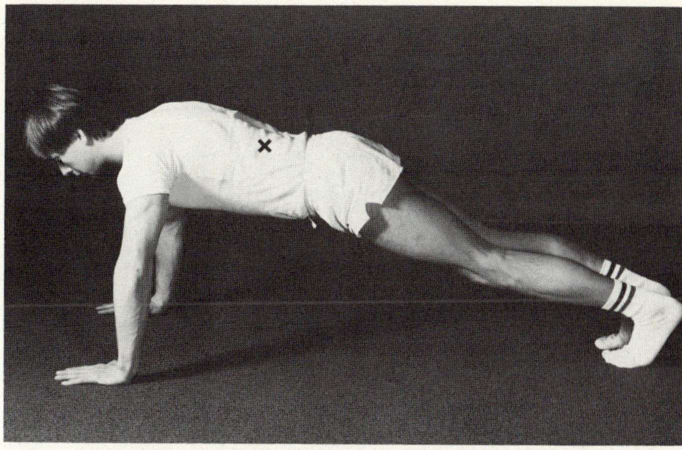

Abb. 2.**64** Liegestütz, ausgeführt mit stabilisierter Lendenwirbelsäule durch Kokontraktion von Bauch- und Rückenmuskulatur

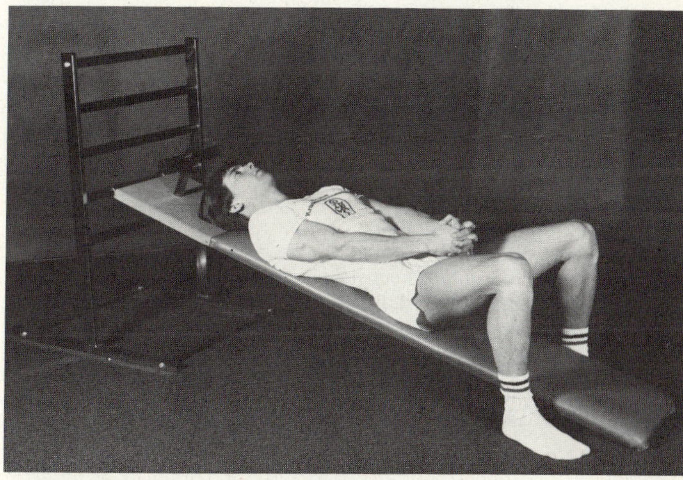

a

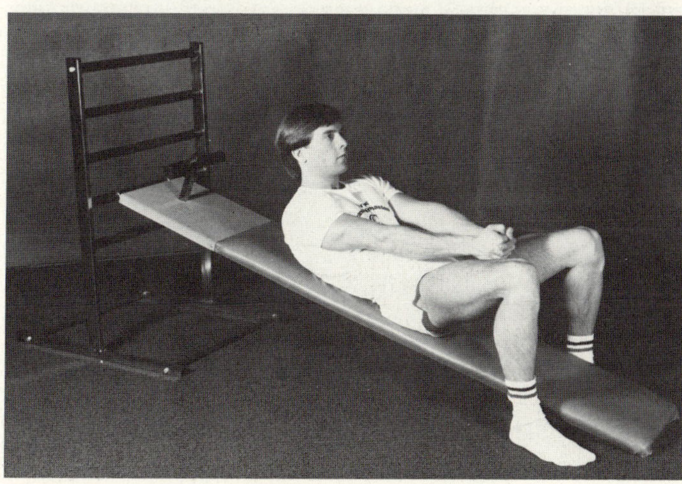

b

Abb. 2.**65 a** u. **b** Mittlere Bewegungsbahn
a Ausgangsstellung
b Endstellung: Der Oberkörper wird nur so weit von der Unterlage angehoben, bis die Flexionsbewegung in der mittleren BWS angekommen ist. Auf die Stabilisation der mittleren HWS ist zu achten!

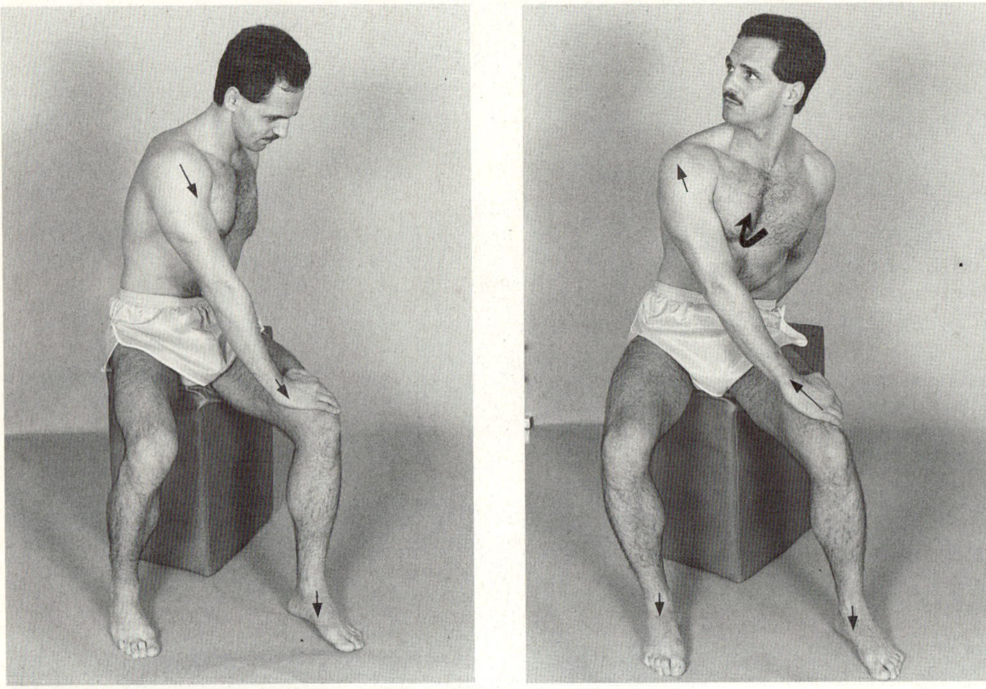

a b

Abb. 2.**66a** Schräge Bauchmuskulatur
Der Patient sitzt im Tubersitz mit dem Schwerpunkt über dem linken Tuber ischiadicum und drückt mit dem linken Fuß stärker gegen den Boden als mit dem rechten. Die Wirbelsäule ist flektiert, nach links geneigt und nach links rotiert. In dieser Stellung drückt der Patient mit der rechten Hand gegen den linken Oberschenkel

Abb. 2.**66b** Schräge Bauch- und Rückenmuskulatur durch Kokontraktion. Der Patient sitzt im Tubersitz mit dem Schwerpunkt über den Hüftgelenken und drückt mit den Füßen gegen den Boden. Die Kopfgelenke sind extendiert, nach rechts rotiert und nach links geneigt, die HWS ist zur Stabilisation etwas nach links geneigt und nach rechts rotiert. Die BWS und LWS befinden sich in Extension, Linksseitneigung und Rechtsrotation. Die rechte Hand umfaßt den Oberschenkel von der Lateralseite. Der Patient zieht die rechte Skapula nach dorsal, verstärkt dadurch unter Beibehaltung der Linksseitneigung die Extension und Rechtsrotation der BWS und LWS und zieht mit der rechten Hand gegen die Lateralseite des linken Oberschenkels

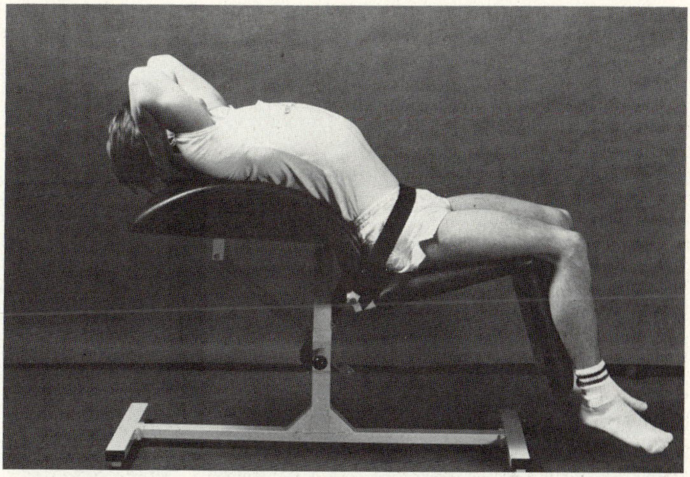

a

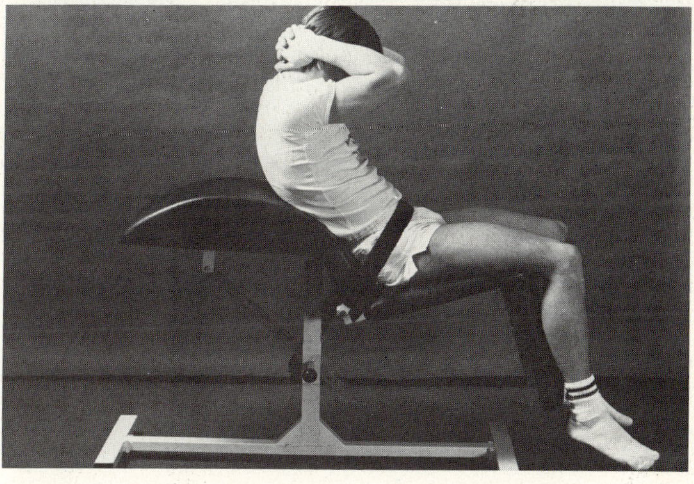

b

Abb. 2.**67 a** u. **b** Bauchmuskulatur, mittlere Bewegungsbahn
a Ausgangsstellung
Hinweis: In dieser Ausgangsstellung kommt der Ursprung der Bauchmuskulatur hinter die Flexions-/Extensionsachse der Wirbelsäule. Das bedeutet: beim Anheben des Oberkörpers wirken die Bauchmuskeln in der ersten Phase der Bewegung als Extensoren und Kompressoren der Wirbelsäule
b Endstellung
Hinweis: Diese Übung ist für Patienten mit Rückenbeschwerden ungeeignet.

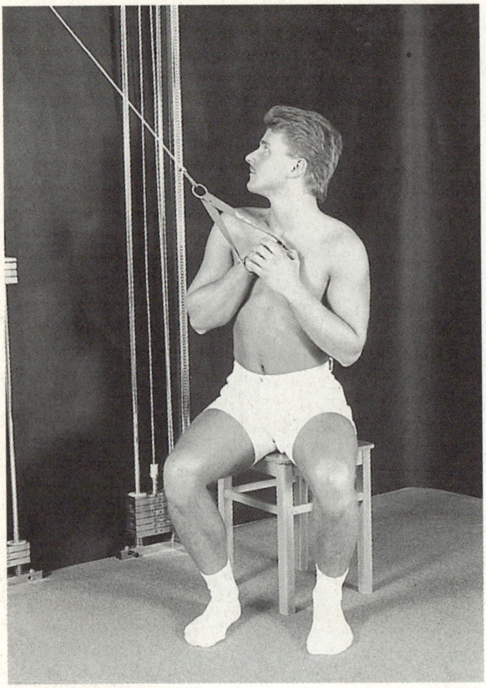

a

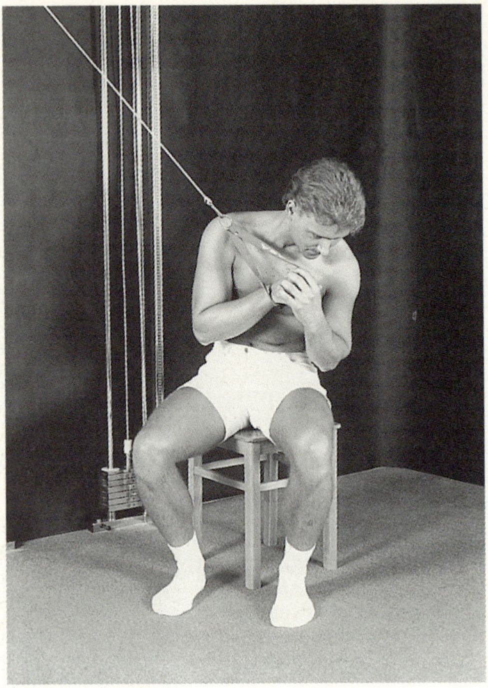

b

Abb. 2.**68 a** u. **b**

a Ausgangsstellung: Tubersitz, Schwerpunkt über dem rechten Tuber, Druck mit den Füßen gegen den Boden. Die Wirbelsäule ist extendiert, nach links geneigt und nach rechts gedreht

b Endstellung: Die Wirbelsäule ist flektiert, nach links geneigt und nach links gedreht. Die Belastung ist auf dem linken Tuber ischiadicum, der linke Fuß drückt stärker als der rechte gegen den Boden

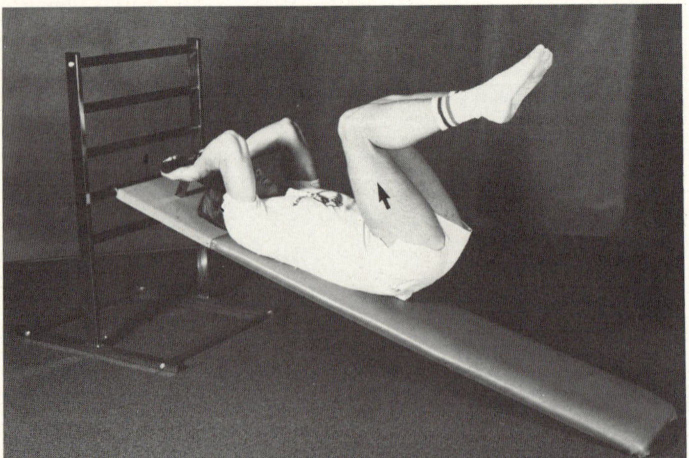

Abb. 2.**69** Bauchmuskulatur mit kurzem Hebel. Die Knie- und Hüftgelenke werden ca. 100°–120° flektiert und in dieser Stellung gehalten. Anheben und Senken des Beckens (= kurzer Hebel)

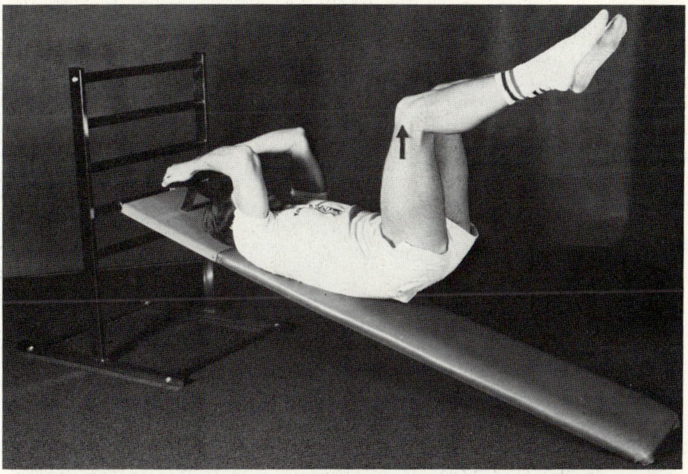

Abb. 2.**70** Bauchmuskulatur mit kurzem Hebel. Zur Erschwerung der Übg. 2.**69** werden die Knie- und Hüftgelenke in einer Flexionsstellung von 90° gehalten. Anheben und Senken des Beckens (= kurzer Hebel)

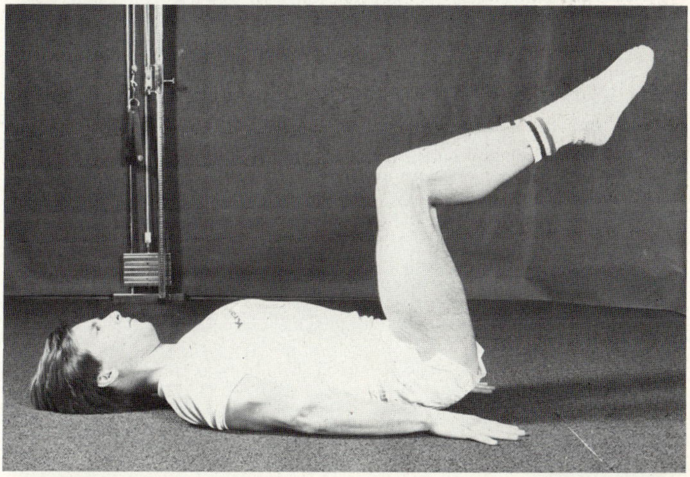

a

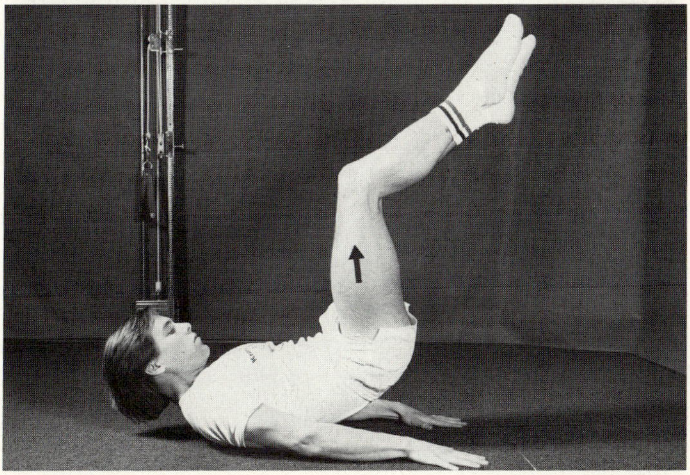

b

Abb. 2.**71 a** u. **b** Bauchmuskulatur mit kurzem Hebel

a Ausgangsstellung: 90° Flexion der Knie- und Hüftgelenke

b Endstellung: Der Patient drückt die Arme und Hände gegen den Boden und hebt das Becken an

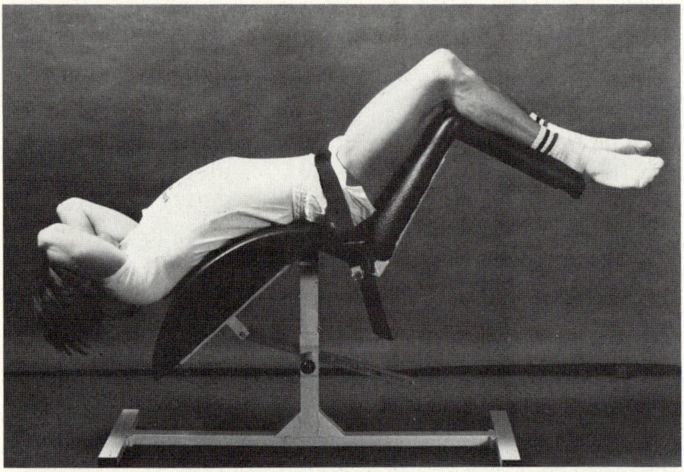

a

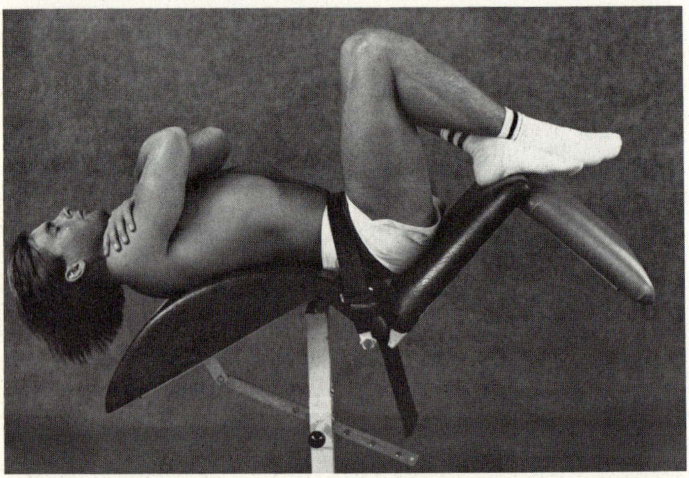

b

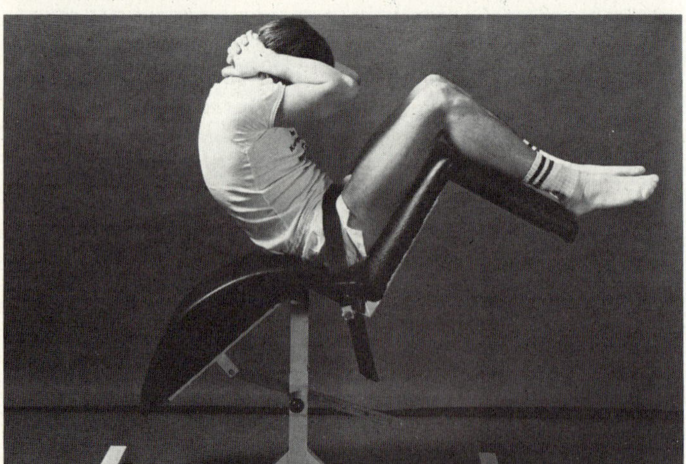

c

Abb. 2.**72a–c** Bauchmuskulatur durch die gesamte Bewegungsbahn
a Ausgangsstellung. *Hinweis:* In dieser Ausgangsstellung kommt der Ursprung der Bauchmuskulatur hinter die Flexions-/Extensionsachse der Wirbelsäule. Das bedeutet: Beim Anheben des Oberkörpers wirken die Bauchmuskeln in der ersten Phase der Bewegung als Extensoren und Kompressoren der Wirbelsäule. Deshalb ist diese Übung für Rückenpatienten ungeeignet.
b Alternative Ausgangsstellung: Zur Vermeidung einer Kokontraktion von M. iliopsoas und Ischiokruralmuskulatur darf der Patient mit den Füßen nicht gegen den Tisch drücken!
c Endstellung: Die Wirbelsäule ist flektiert bei fixiertem Becken

Übungen für die Rückenmuskulatur Abb. 2.73–2.80

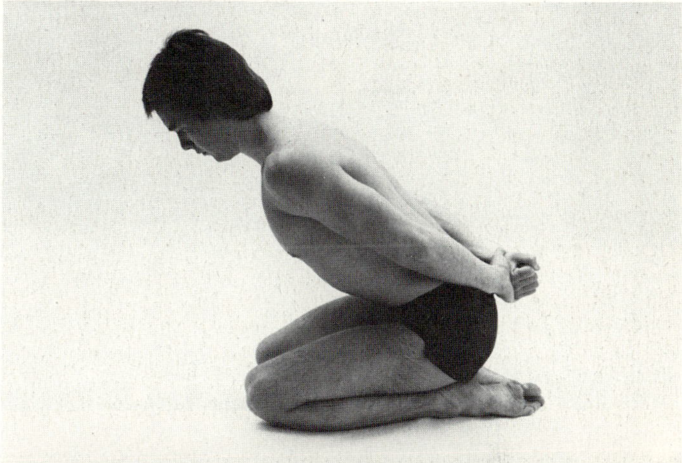

Abb. 2.**73** Rückenmuskulatur im Fersensitz, Schwerpunkt vor den Hüftgelenken. Der Patient zieht die Schulterblätter nach dorsal/kaudal, extendiert die BWS und stemmt die Arme nach kaudal (Ausgangsstellung, vgl. Abb. 2.**74 a**)

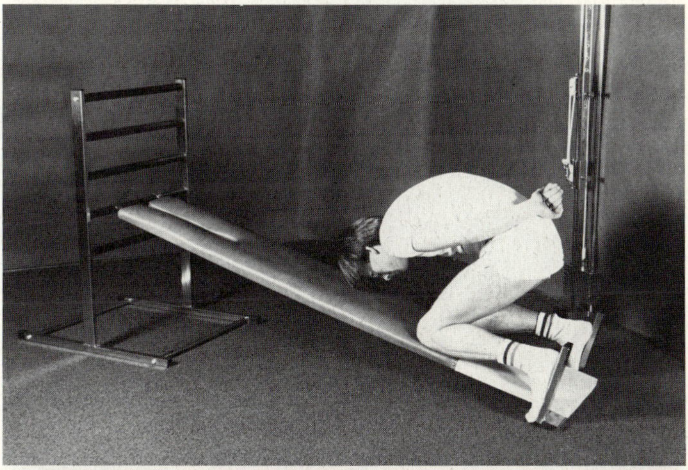

a

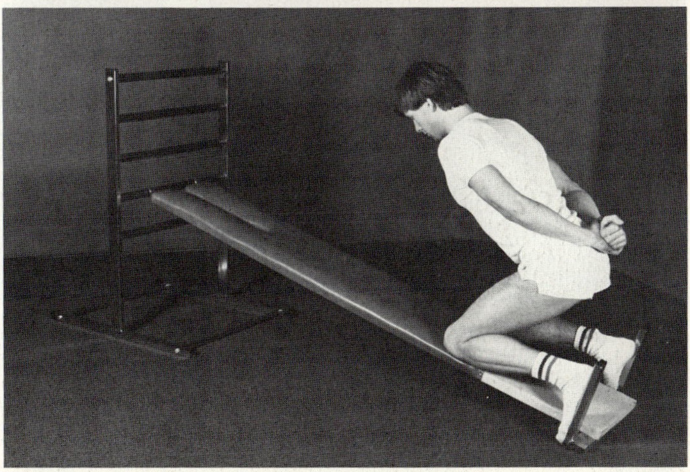

b

Abb. 2.**74 a** u. **b** Rückenmuskulatur aus gedehnter Stellung im Kniestand mit flektierten Hüftgelenken

a Ausgangsstellung: Flexion der Wirbelsäule

b Endstellung: Extension der Wirbelsäule (vgl. Abb. 2.**73**)

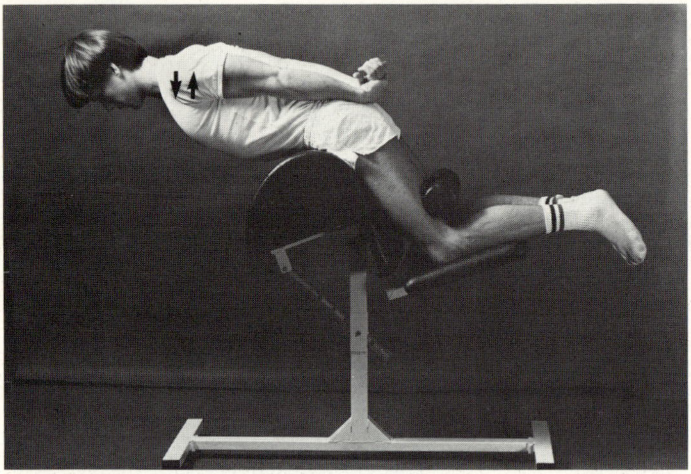

Abb. 2.**75** Rückenmuskulatur aus gedehnter Stellung. Aus Flexion extendiert der Patient die Wirbelsäule, zieht die Schulterblätter nach dorsal/kaudal und stemmt die Arme nach kaudal (vgl. Abb. 2.**11 a** u. **b**)

Übungen für die Rückenmuskulatur in der Diagonalen (Extension kombiniert mit Linksseitneigung und Rechtsrotation). Bei diesen Übungen werden insbesondere die kleinen gelenknahen Muskeln trainiert (Abb. 2.76 **a** u. **b** u. 2.77 **a** u. **b**)

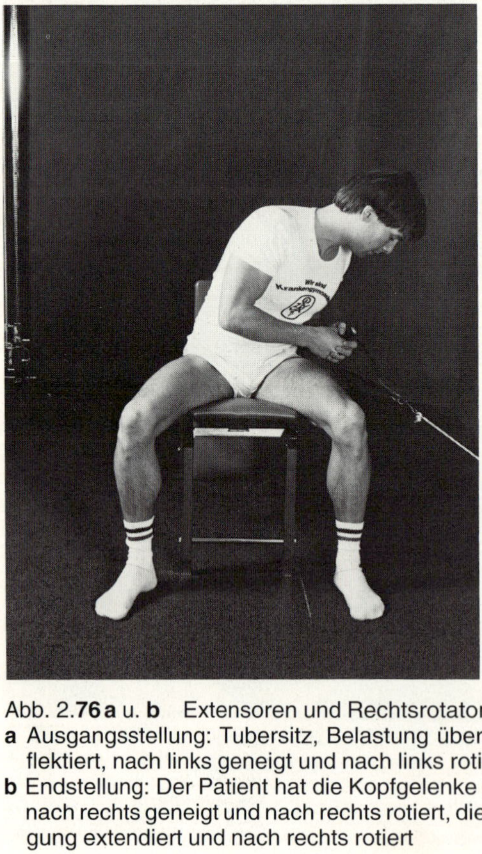

a

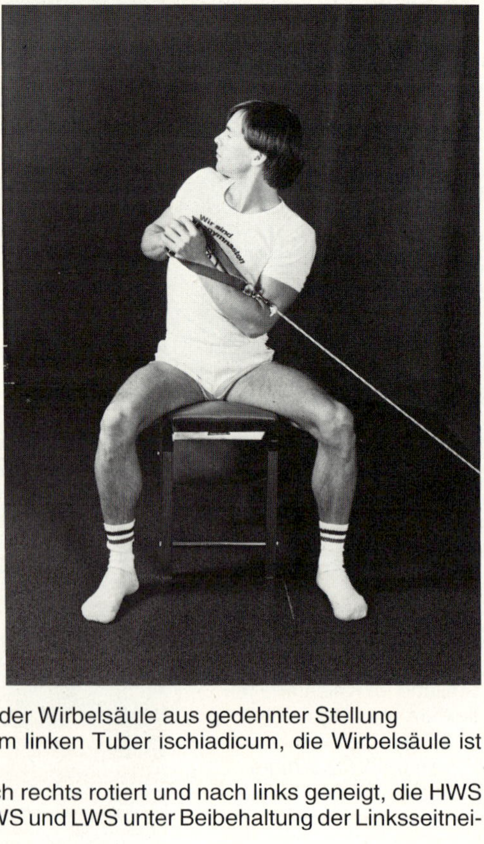

b

Abb. 2.**76 a** u. **b** Extensoren und Rechtsrotatoren der Wirbelsäule aus gedehnter Stellung

a Ausgangsstellung: Tubersitz, Belastung über dem linken Tuber ischiadicum, die Wirbelsäule ist flektiert, nach links geneigt und nach links rotiert

b Endstellung: Der Patient hat die Kopfgelenke nach rechts rotiert und nach links geneigt, die HWS nach rechts geneigt und nach rechts rotiert, die BWS und LWS unter Beibehaltung der Linksseitneigung extendiert und nach rechts rotiert a 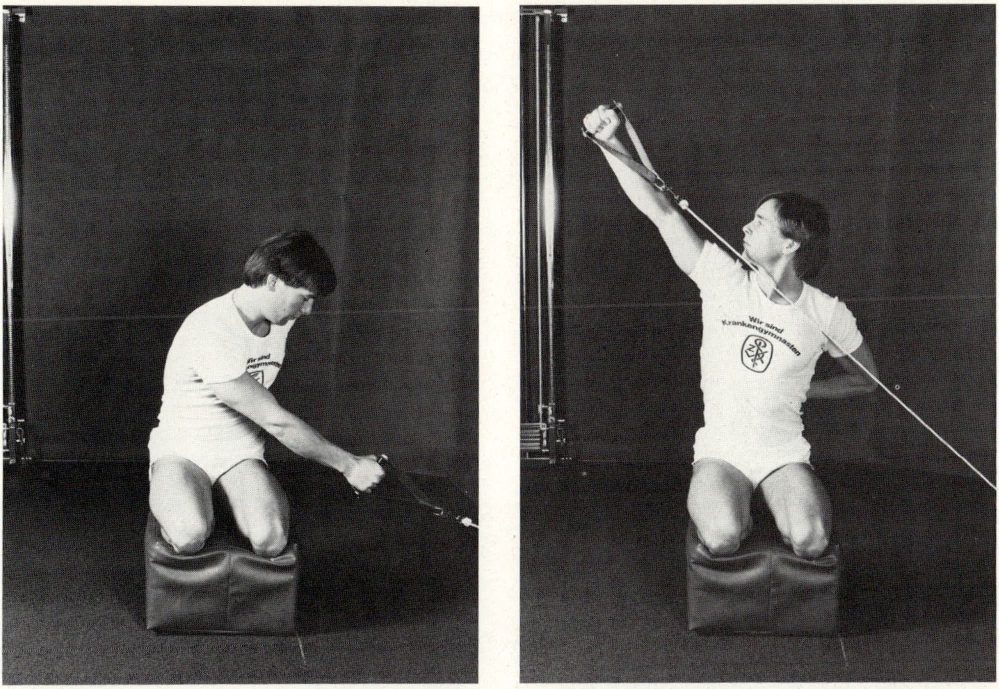 b

Abb. 2.**77a** u. **b** Extensoren und Rechtsrotatoren der Wirbelsäule aus gedehnter Stellung
a Ausgangsstellung: vgl. Abb. 2.**76a**
b Endstellung: vgl. Abb. 2.**76b**
Mit dieser Übung werden auch die Flexoren, Abduktoren und Außenrotatoren des rechten Schultergelenks und die interskapuläre Muskulatur gekräftigt

Übungen für den Musculus erector spinae aus gedehnter Stellung Abb. 2.78–2.80

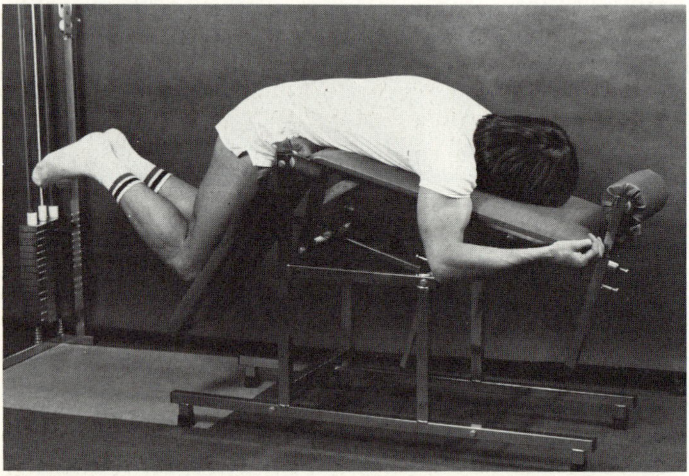

a

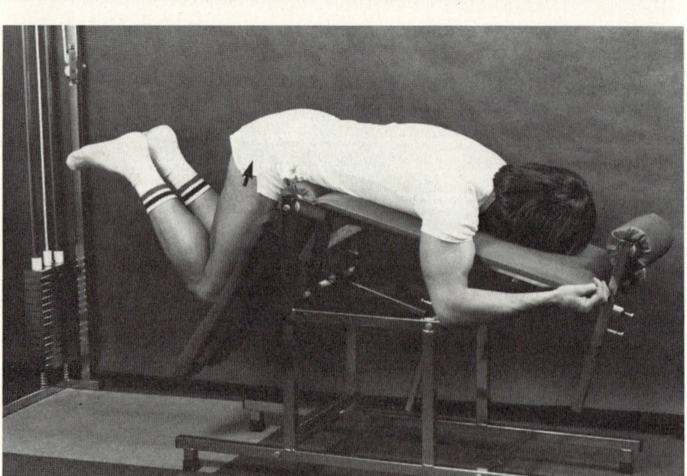

b

Abb. 2.**78 a** u. **b** M. erector spinae lumborum aus gedehnter Stellung mit kurzem Hebel

a Ausgangsstellung: Beckenüberhang und Flexion der LWS. Mit dieser Übung wird auch der thorakolumbale Übergang mobilisiert. Die Kante des gekippten Winkeltisches stellt die Umdrehungsachse für die Bewegung dar

b Endstellung: Der Patient extendiert die LWS bis zum thorakolumbalen Übergang, so daß die individuelle physiologische Lordose erreicht wird. (Kokontraktion von Bauch- und Rückenmuskulatur; Hyperextension vermeiden!)

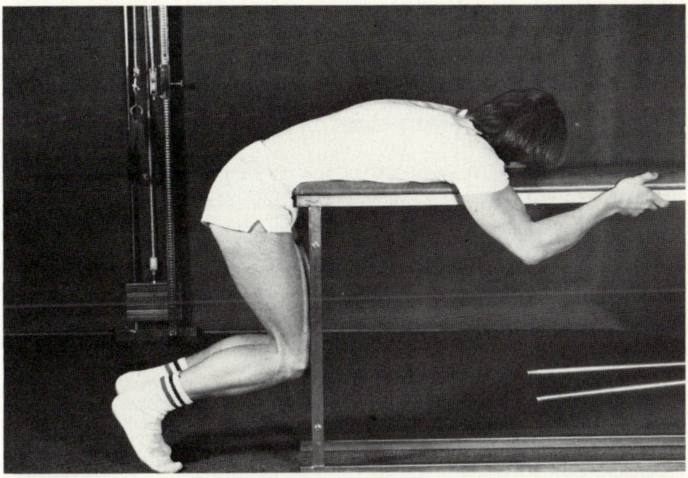
a

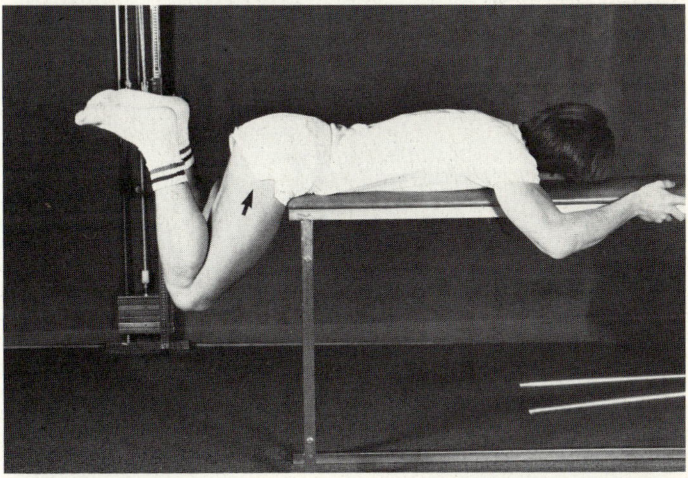
b

Abb. 2.**79 a** u. **b** M. erector spinae lumborum mit kurzem Hebel

a Ausgangsstellung: Beckenüberhang (= Flexion der LWS), die Tischkante befindet sich in Höhe von L4/L5/S1 und stellt die Umdrehungsachse für die Bewegung dar, so daß mit dieser Übung auch der lumbosakrale Übergang mobilisiert wird

b Endstellung: Der Patient hebt das Becken an, extendiert die LWS, bis die individuelle physiologische Lordose erreicht ist. (Kokontraktion von Bauch- und Rückenmuskulatur; Hyperextension vermeiden!)

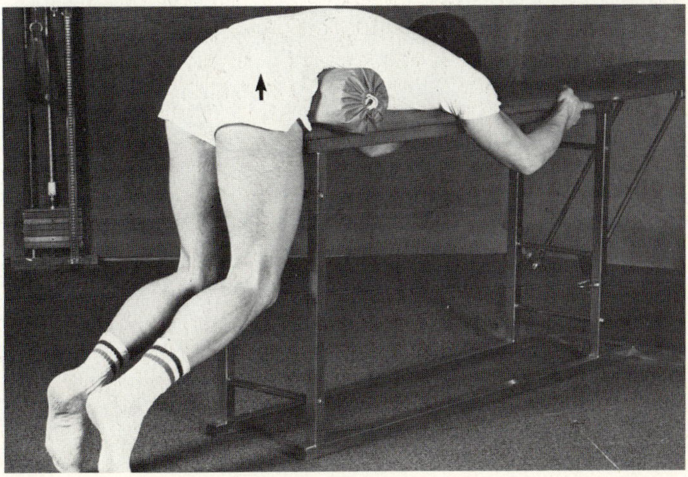

Abb. 2.**80** M. erector spinae lumborum aus gedehnter Stellung mit kurzem Hebel. Ausgangsstellung: Durch die Unterlagerung der LWS mit einer Rolle wird die Umdrehungsachse weiter nach kranial, zum thorakolumbalen Übergang verlagert (vgl. Abb. 2.**78 a**). Endstellung wie Abb. 2.**78 b**

Übungen für die Muskulatur der unteren Extremitäten Abb. 2.81 – 2.96

Training in der offenen kinetischen Kette (Abb. 2.81 – 2.90)

Beim Trainieren in der offenen kinetischen Kette befindet sich das Punctum fixum proximal und das Punctum mobile distal.

Wird z. B. bei fixiertem Oberschenkel durch die Bewegung des Unterschenkels das Kniegelenk flektiert, so arbeitet die Ischiokruralmuskulatur konzentrisch, Ansatz und Ursprung nähern sich an. Entfernen sich Ansatz und Ursprung voneinander, arbeitet die Ischiokruralmuskulatur exzentrisch (= Muskelarbeit im offenen System).

a
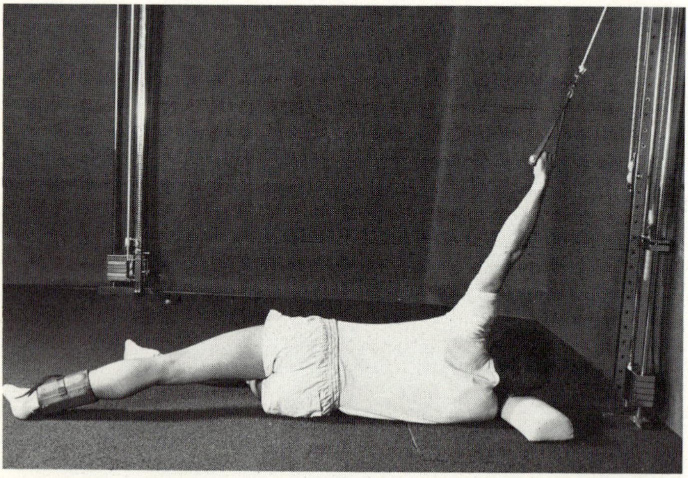

b
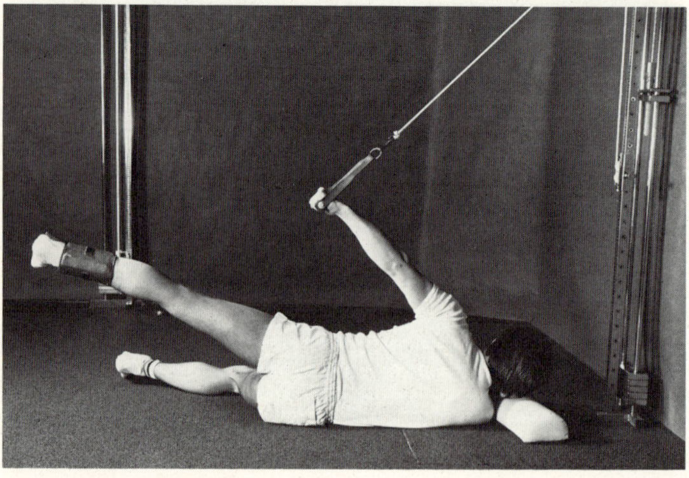

Abb. 2.**81 a** u. **b** M. latissimus dorsi, Mm. glutaei medius et minimus, Bauch- und Rückenmuskulatur, M. quadratus lumborum

- **a** Ausgangsstellung (vgl. Abb. 2.**18 a** u. **b**)
- **b** Endstellung: Eine Ausweichbewegung im Hüftgelenk in Flexion und Außenrotation muß vermieden werden

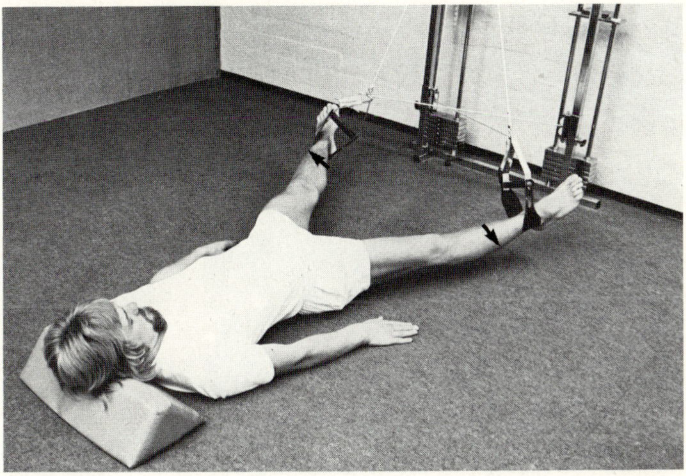

Abb. 2.**82** Hüftgelenksabduktoren unter Abnahme der Schwere (Beinaufhängung am Zugapparat)

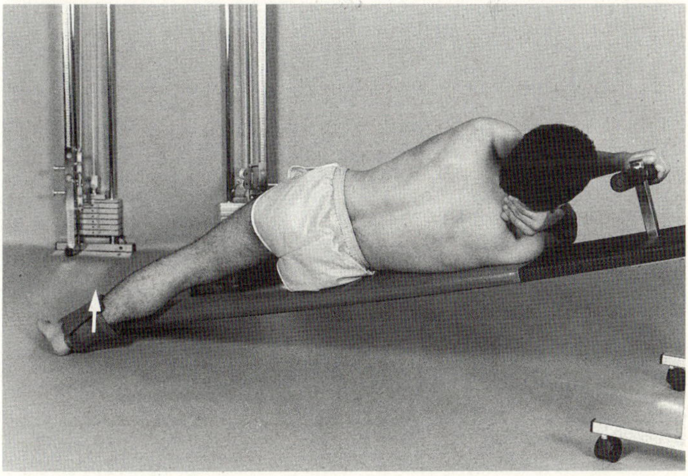

a

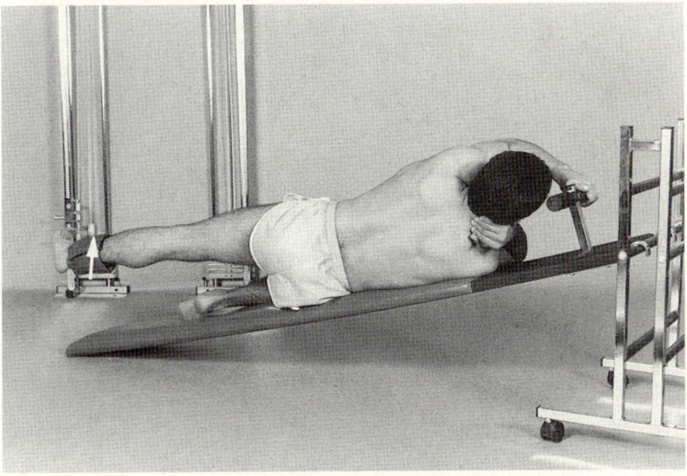

b

Abb. 2.**83a** u. **b** Hüftgelenksabduktoren aus gedehnter Stellung
a Ausgangsstellung
b Endstellung: Eine Ausweichsbewegung im Hüftgelenk in Flexion und Außenrotation muß vermieden werden

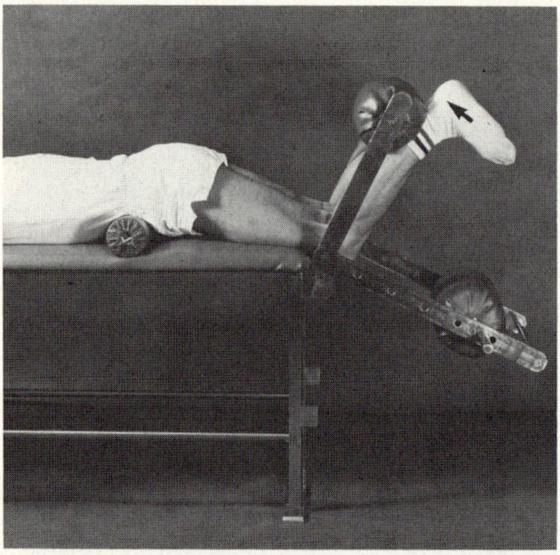

Abb. 2.**84** Kniegelenksflexoren
Der Patient führt eine Dorsalextension im oberen Sprunggelenk aus und flektiert die Kniegelenke. Eine sogenannte „Ausweichbewegung" in Flexion und leichte Abduktion im Hüftgelenk ist physiologisch und daher zuzulassen!

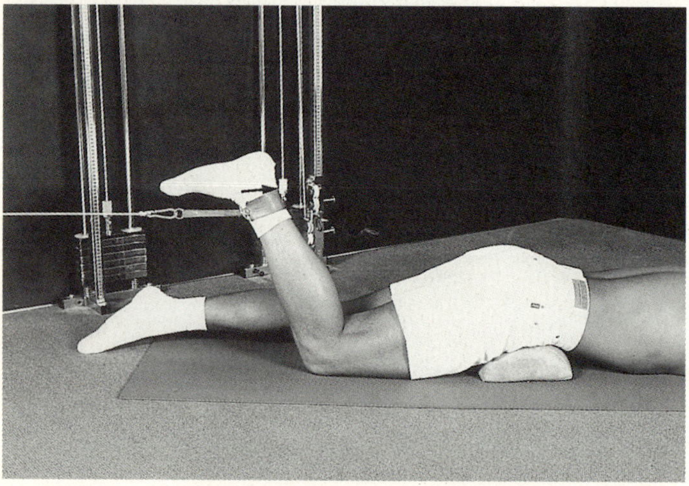

Abb. 2.**85** Kniegelenksflexoren (mittlere Bewegungsbahn) (vgl. Legende Abb. 2.**84**)

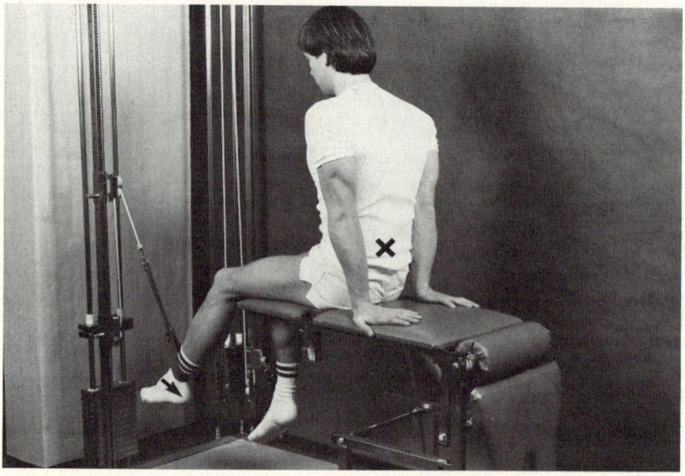

Abb. 2.**86** Kniegelenksflexoren aus gedehnter Stellung

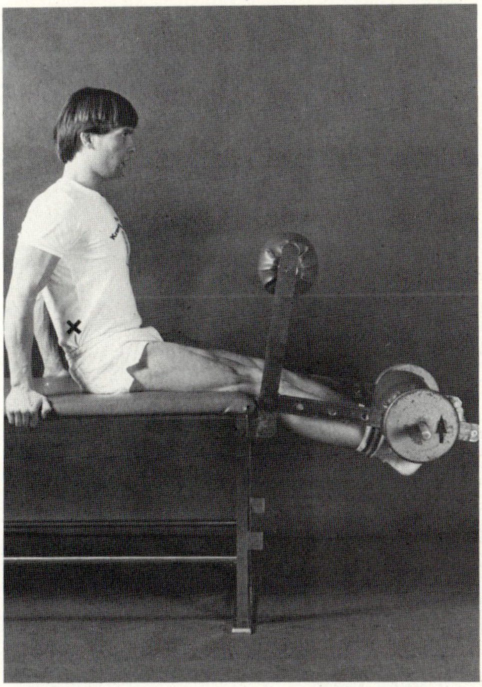

Abb. 2.**87** Kniegelenksextensoren (mittlere Bahn).
Ausgangsstellung: 90° Flexion
Endstellung: Extension
Hinweis: auf die Stabilisation der LWS ist zu achten.

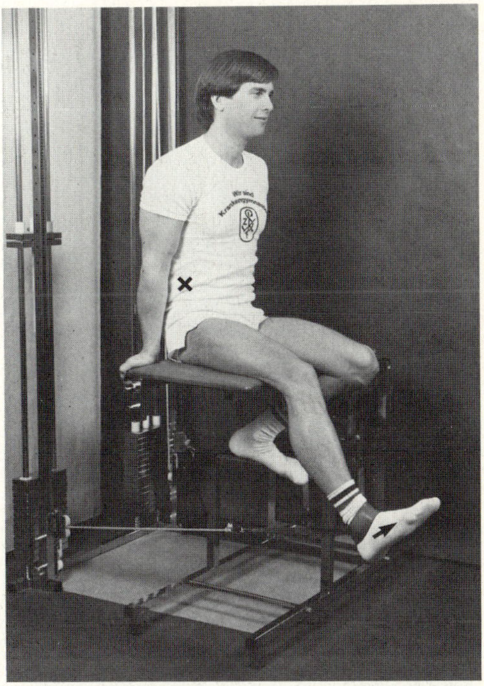

Abb. 2.**88** Kniegelenksextensoren (mittlere Bahn).
Ausgangsstellung: 130° Flexion.
Endstellung: 45° Flexion.
Hinweis: auf die Stabilisation der LWS ist zu achten.

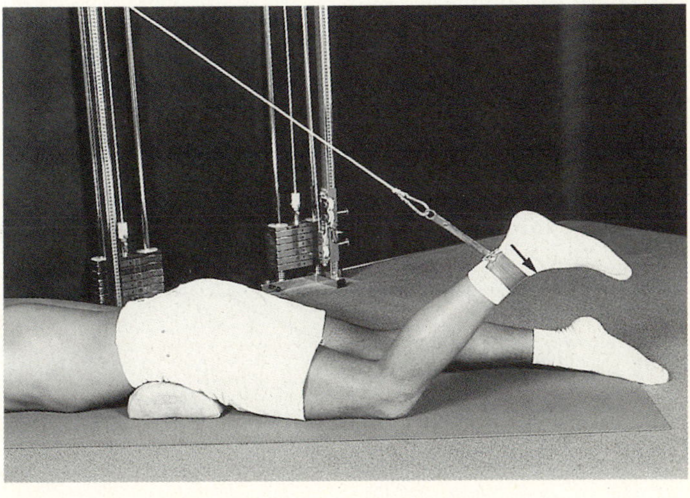

Abb. 2.**89** Kniegelenksextensoren aus gedehnter Stellung (Nullstellung im Hüftgelenk, insbesondere M. rectus femoris)

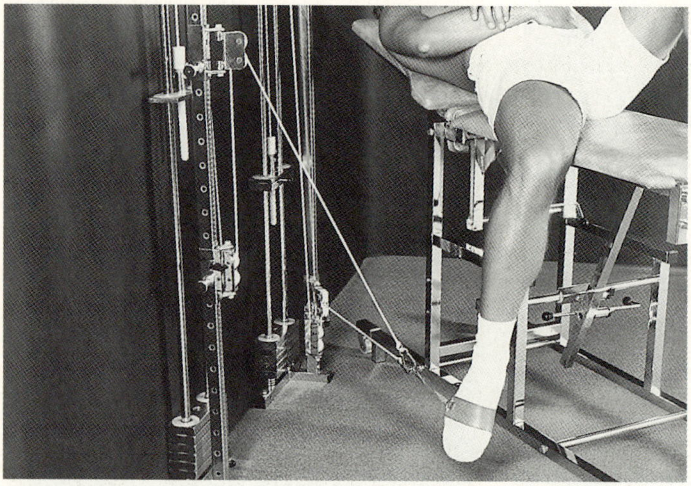

a

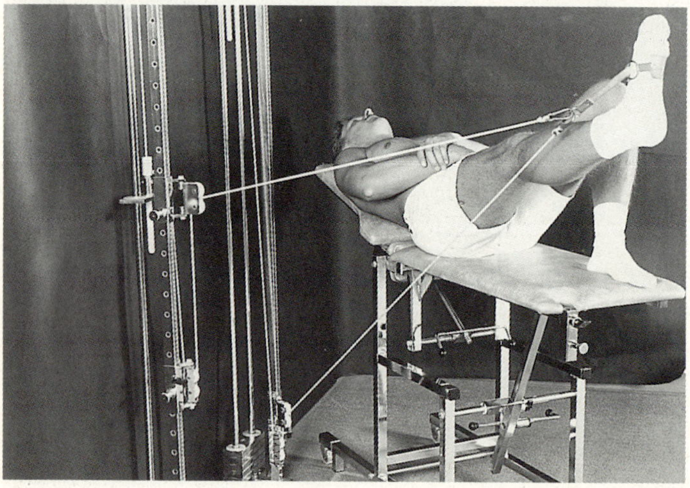

b

Abb. 2.**90 a** u. **b** Kniegelenksextensoren u. Hüftgelenksadduktoren aus gedehnter Stellung (Nullstellung im Hüftgelenk, insbesondere M. rectus femoris)

Training in der geschlossenen kinetischen Kette (Abb. 2.91 – 2.96)

Wird im Stand das Kniegelenk flektiert, so daß Fuß und Unterschenkel Punktum fixum sind, arbeitet die Beinmuskulatur synergistisch, um das Sprung- und Kniegelenk zu stabilisieren. In der geschlossenen kinetischen Kette sichern die Muskeln die Bewegung und werden durch ihre synergistische Arbeit zu Stabilisatoren. Die Ligamente üben ihre mechanozeptive und kontrollierende Steuerfunktion aus.

Bei Patienten mit Schädigungen im Bereich der unteren Extremität, wie z. B. Zustände nach Ruptur des vorderen Kreuzbandes muß mit dem Training immer funktionell im geschlossenen System begonnen werden.

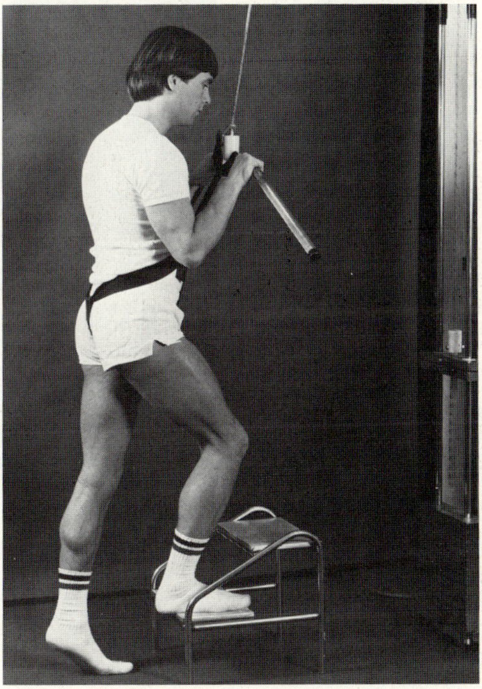

Abb. 2.**91** Kon- und exzentrische Muskelarbeit mit 10 kg Minusgewicht in belasteter Ausgangsstellung. Mit dieser Übung können Patienten, die noch nicht voll belasten dürfen, z. B. das Treppensteigen üben (Beispiel: Teilbelastung: 20 kg, Körpergewicht: 60 kg, Minusgewicht: 40 kg)

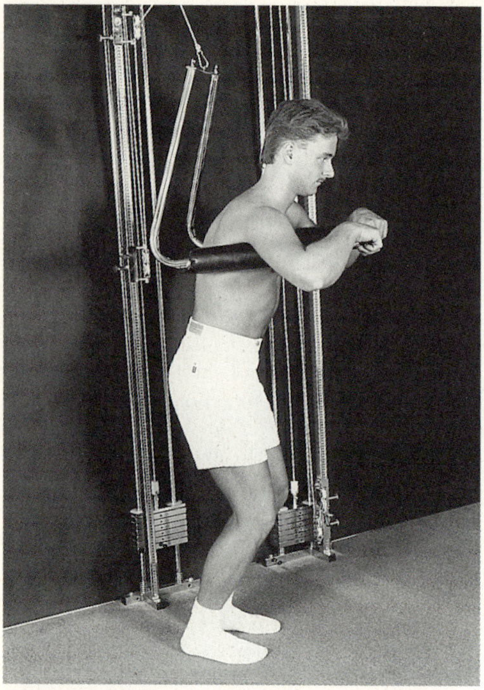

Abb. 2.**92** Konzentrische und exzentrische Muskelarbeit der Knie- und Hüftgelenksmuskulatur mit Minusgewicht (vgl. Abb. 2.**91**)

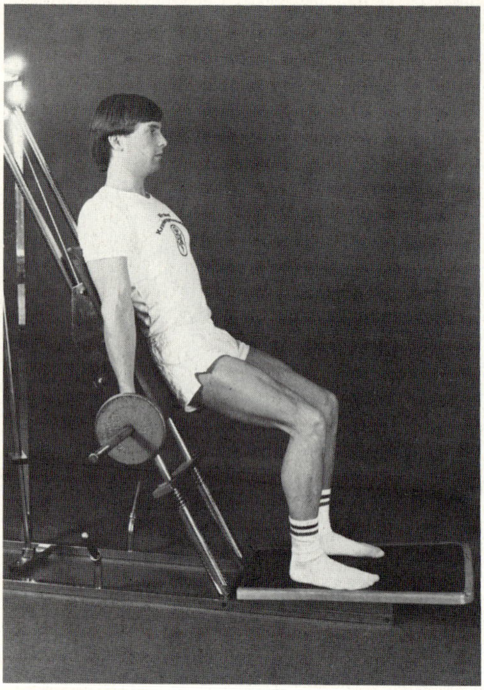

Abb. 2.**93** Knie- und Hüftgelenksmuskulatur aus belasteter Ausgangsstellung

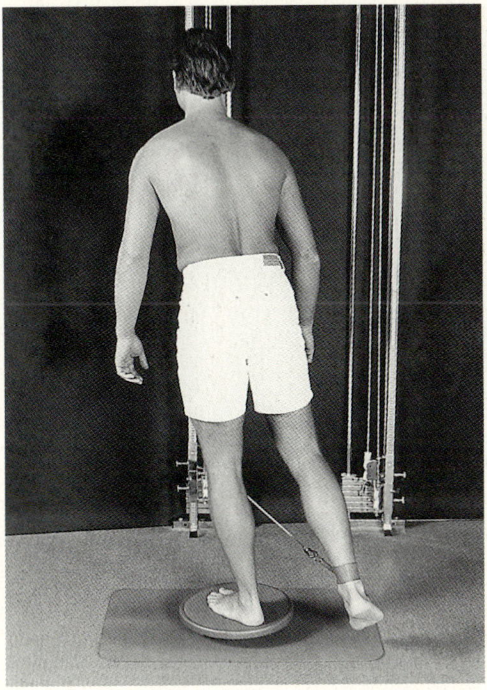
a

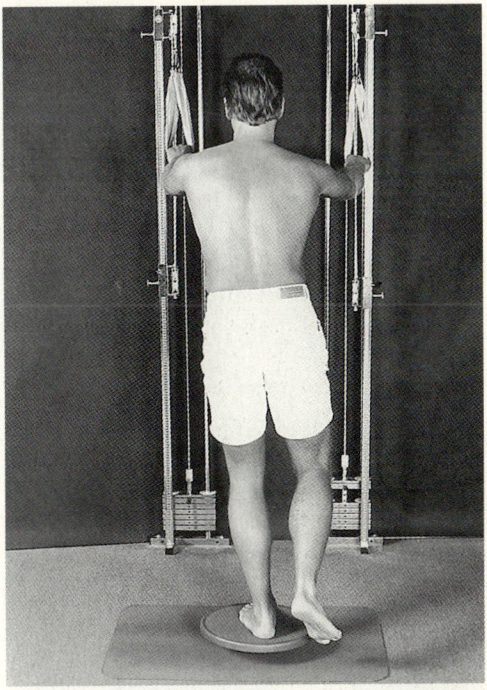
b

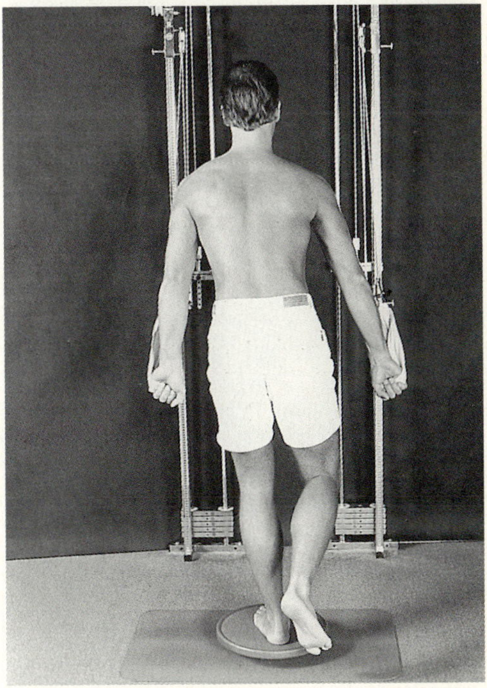
c

Abb. 2.**94 a–c** Stabilisation des Knie- und Sprunggelenkes auf einem *Sportkreisel*

a Der Patient bewegt das rechte Hüftgelenk aus Flexion, Abduktion, Außenrotation in Extension, Adduktion, Innenrotation (Training im offenen System) und stabilisiert dabei aktiv das linke Knie- und Sprunggelenk (= Training im geschlossenen System).

b u. **c** Der Patient steht mit dem linken Fuß auf einem Sportkreisel und bewegt im Schultergelenk aus Flexion, Abduktion, Außenrotation (**b** Ausgangsstellung) in Extension, Adduktion, Innenrotation (**c** Endstellung) und stabilisiert aktiv das linke Knie- und Sprunggelenk im Stand auf einer *instabilen Unterlage.*

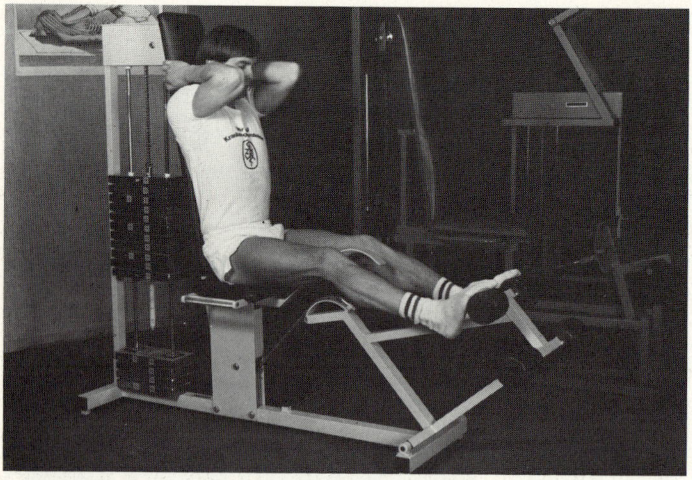

Abb. 2.**95** Knie- und Hüftgelenksmuskulatur (ohne vertikale Belastung)

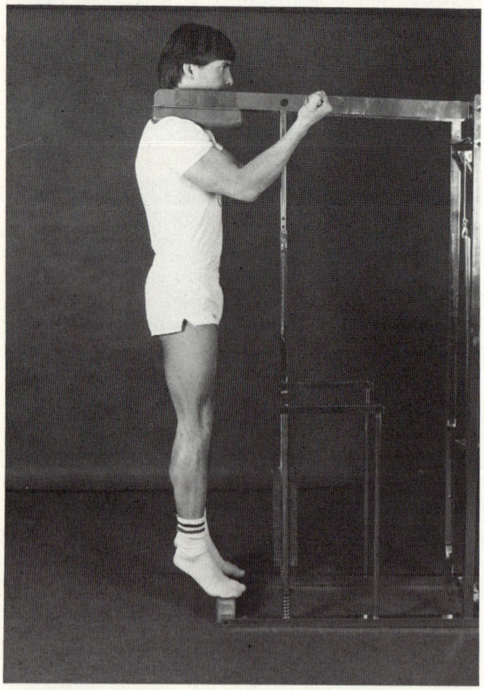

Abb. 2.**96** M. triceps surae aus gedehnter Stellung, Endstellung

---

Abb. 2.**97 c** u. **d** Handgelenksextensoren aus gedehnter Stellung
c Ausgangsstellung: Volarflexion und Ulnarabduktion im Handgelenk, Pronation des Unterarms, Extension im Ellenbogengelenk
d Endstellung: Dorsalextension und Radialabduktion im Handgelenk, Supination des Unterarms und Flexion im Ellenbogengelenk

Übungen für die Muskulatur der oberen Extremitäten Abb. 2.97–2.138

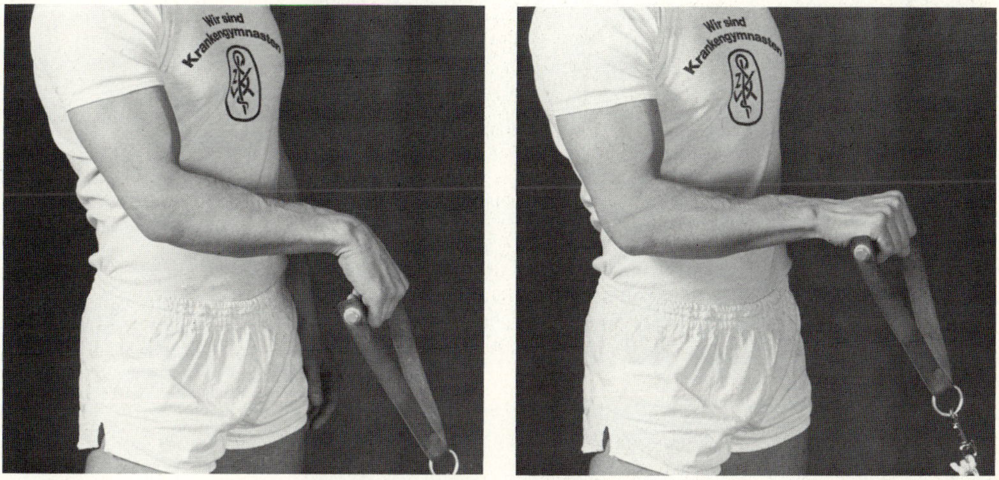

a b

Abb. 2.**97 a** u. **b** Handgelenksextensoren (mittlere Bewegungsbahn)
a Ausgangsstellung
b Endstellung

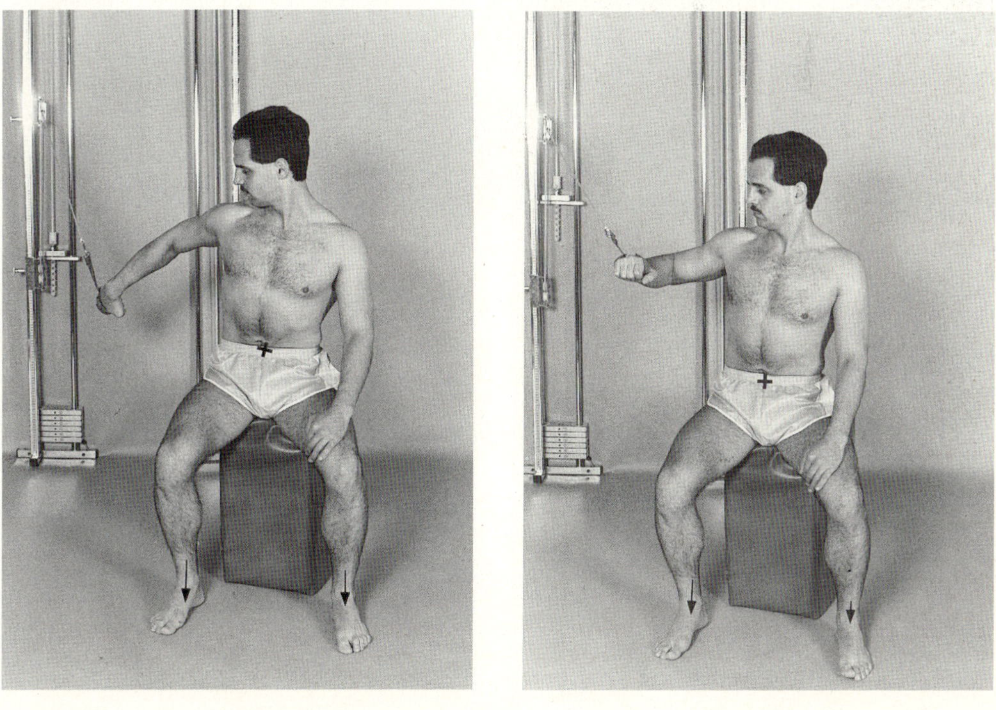

c d

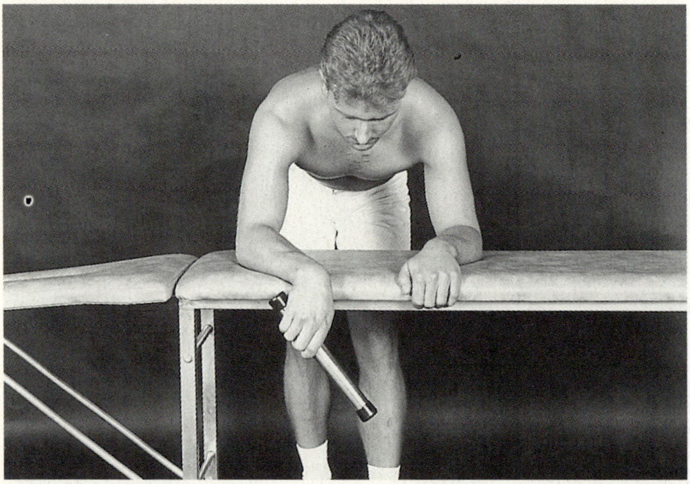

a

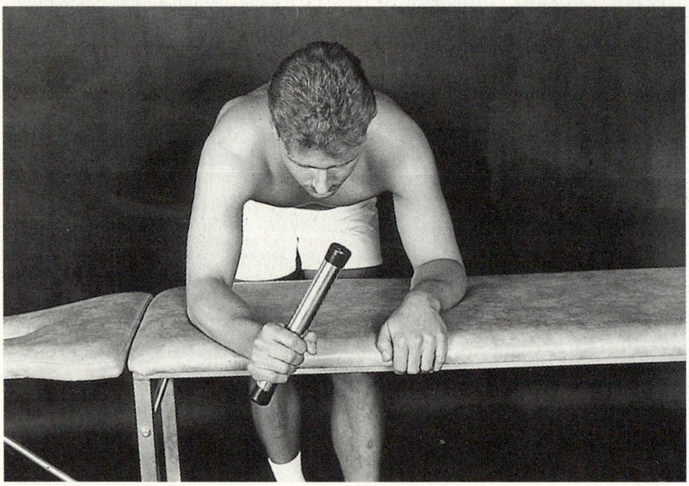

b

Abb. 2.**98 a** u. **b** Handgelenksextensoren, mittlere Bewegungsbahn
a Ausgangsstellung: Volarflexion und Ulnarabduktion des Handgelenkes, Pronation des Unterarmes, Flexion des Ellenbogengelenkes
b Endstellung: Dorsalextension und Radialabduktion des Handgelenkes, leichte Supination des Unterarmes

Übungen für den Musculus biceps brachii Abb. 2.99–2.103

a
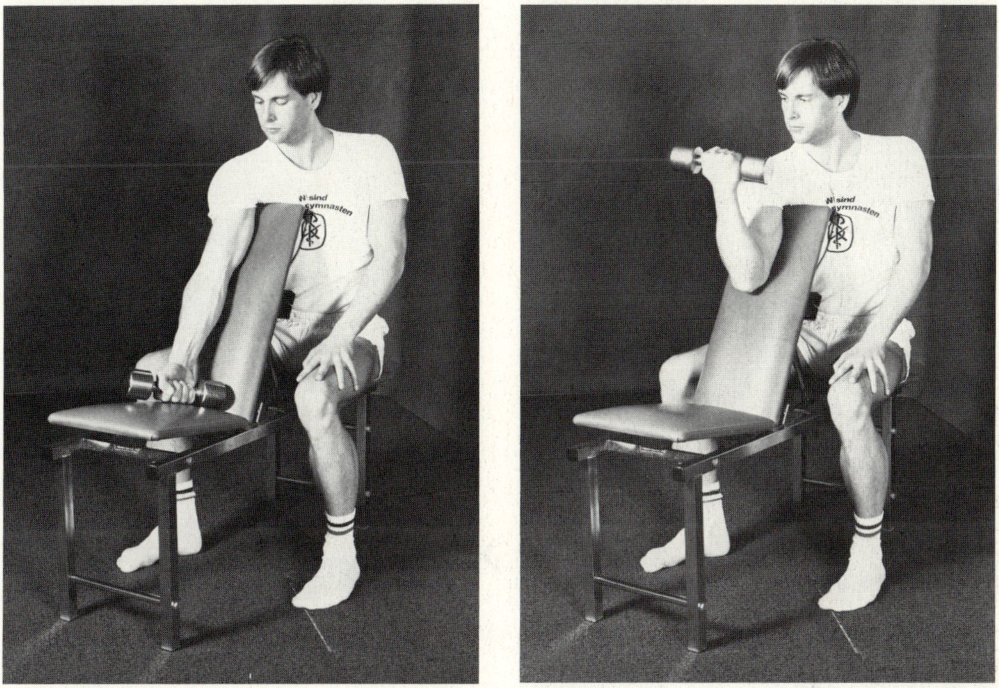
b

Abb. 2.**99 a** u. **b** M. biceps brachii, mittlere Bewegungsbahn
a Ausgangsstellung
b Endstellung

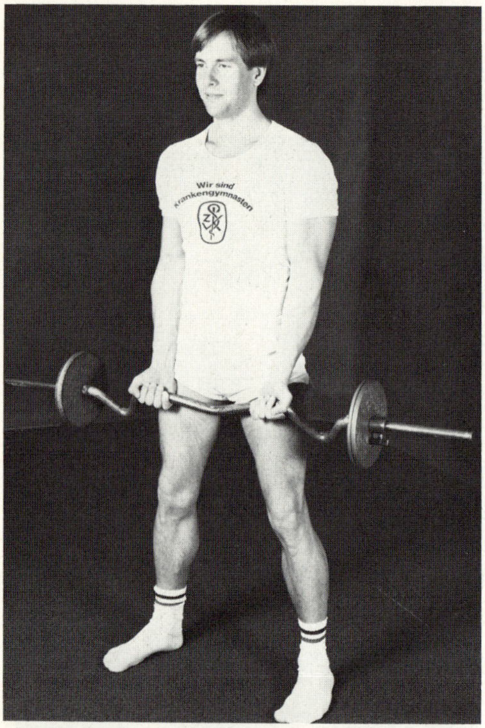

a

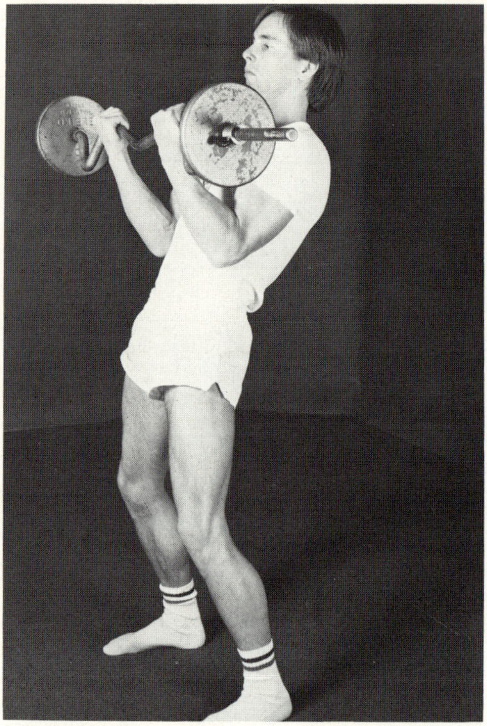

b

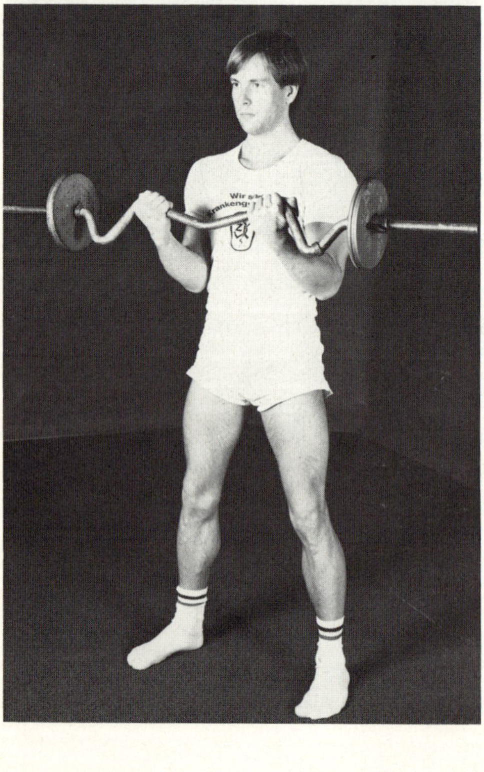

c

Abb. 2.**100 a–c** M. biceps brachii, mittlere Bewegungsbahn
a Ausgangsstellung: Der Patient steht mit leicht flektierten Knie- und Hüftgelenken und stabilisierter Hals- und Lendenwirbelsäule
b Falsche Endstellung: Ohne Stabilisation der Lendenwirbel (mit Hyperextension L5/LS1)
c Richtige Endstellung: Der Patient steht mit leicht flektierten Knie- und Hüftgelenken und stabilisierter Hals- und Lendenwirbelsäule

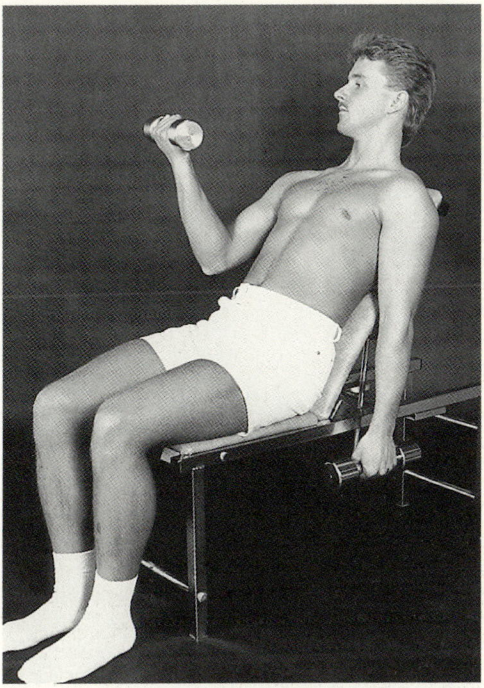

Abb. 2.**101** M. biceps brachii aus gedehnter Stellung
Ausgangsstellung: Extension im Ellenbogengelenk, Pronation des Unterarmes
Endstellung: Flexion im Ellenbogengelenk, Supination des Unterarmes

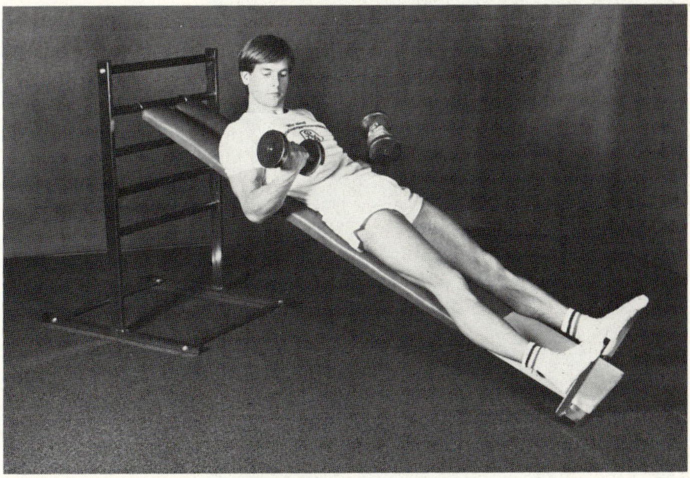

Abb. 2.**102** M. biceps brachii durch die gesamte Bewegungsbahn. Aus Pronation des Unterarmes und Extension des Ellenbogengelenkes supiniert der Patient den Unterarm und flektiert das Ellenbogengelenk

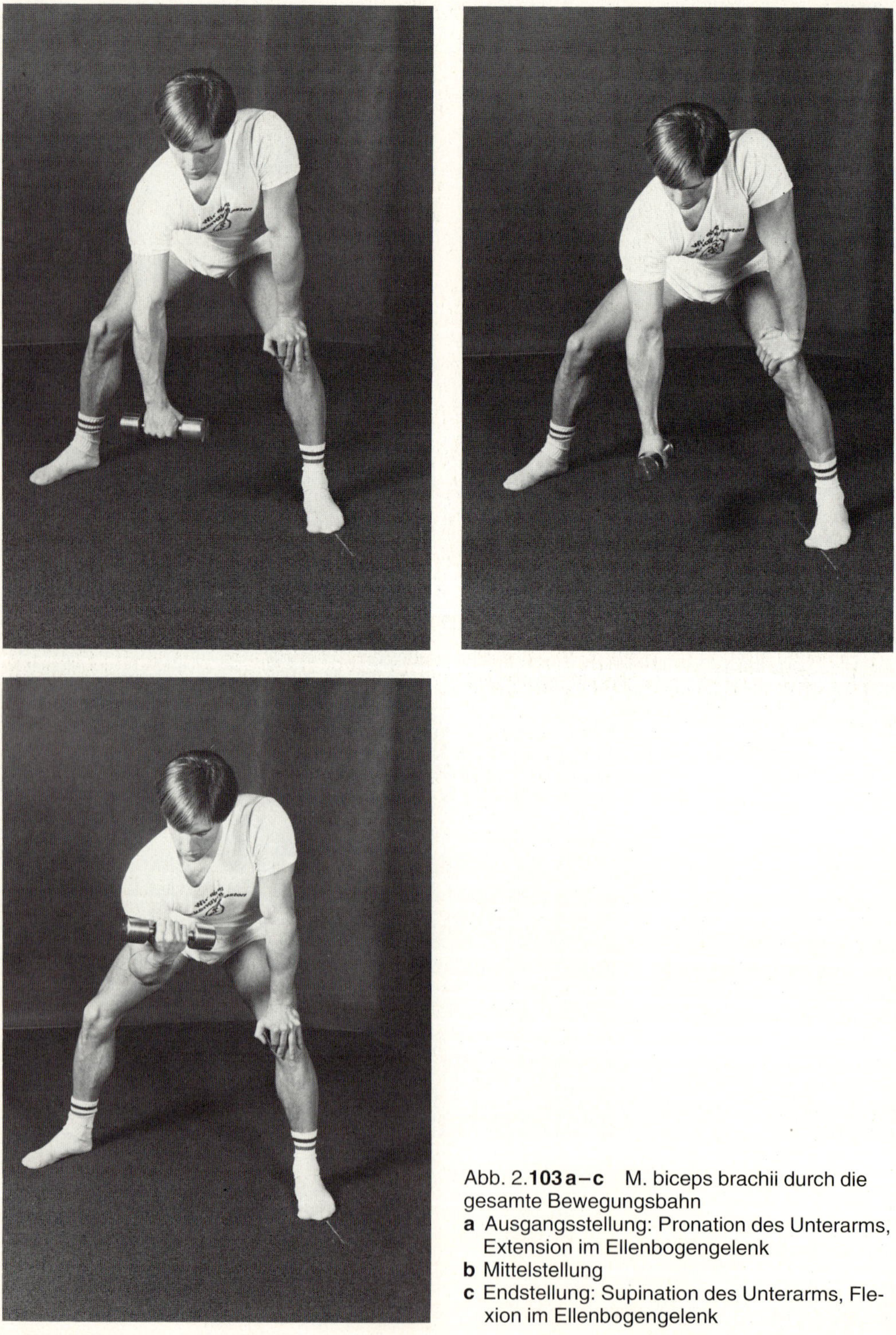

Abb. 2.**103 a–c** M. biceps brachii durch die gesamte Bewegungsbahn
a Ausgangsstellung: Pronation des Unterarms, Extension im Ellenbogengelenk
b Mittelstellung
c Endstellung: Supination des Unterarms, Flexion im Ellenbogengelenk

Übungen für den Musculus triceps brachii Abb. 2.104–2.107

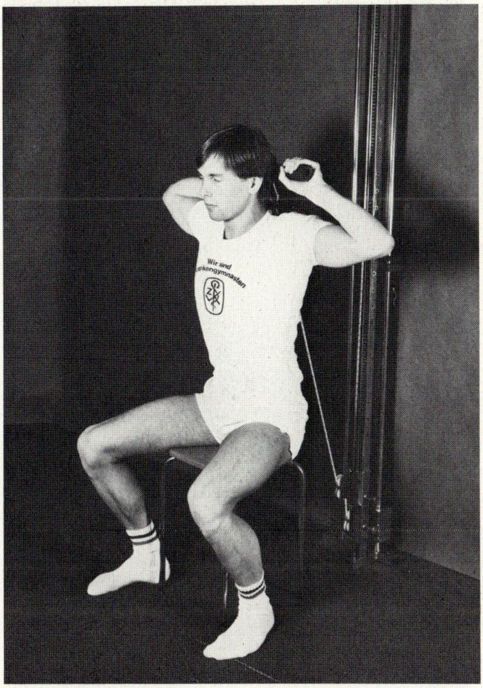

a

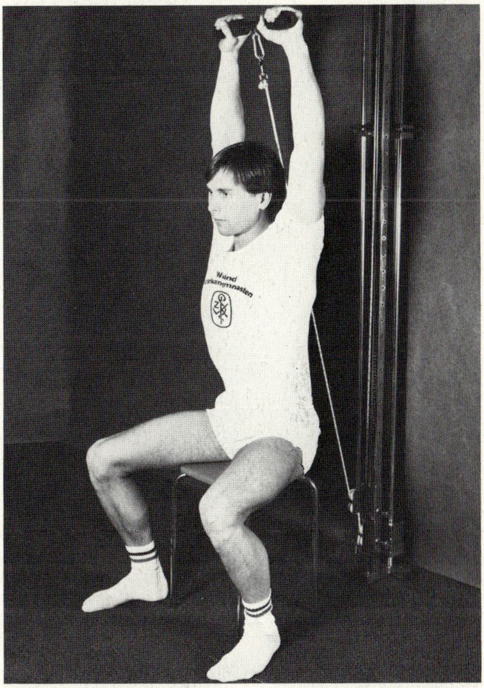

b

Abb. 2.**104a** u. **b** M. triceps brachii
a Ausgangsstellung
b Endstellung

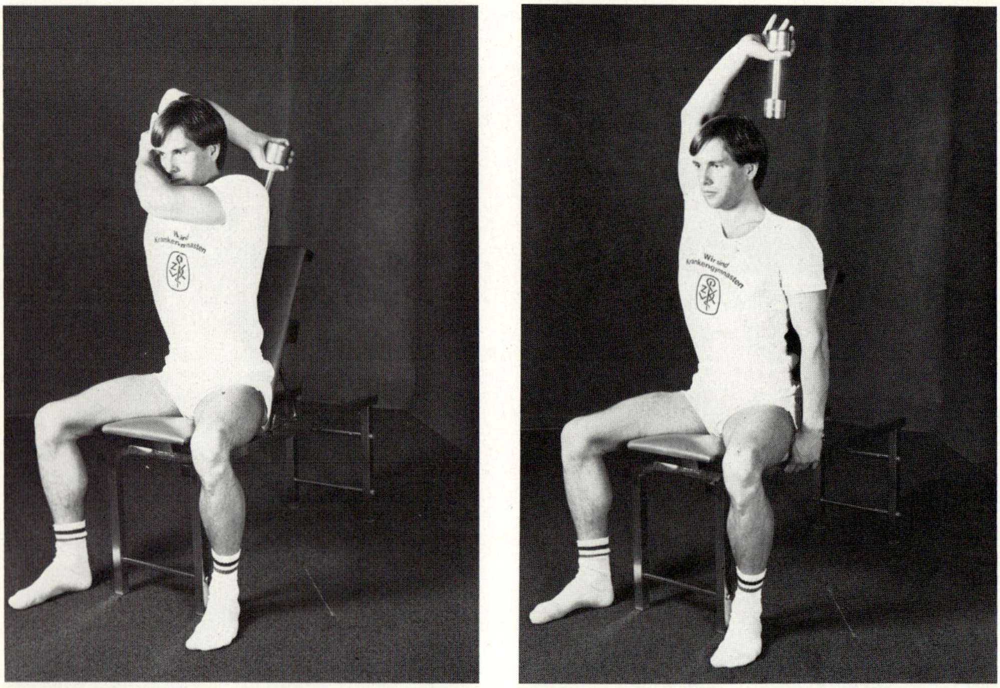

a b

Abb. 2.**105 a** u. **b**

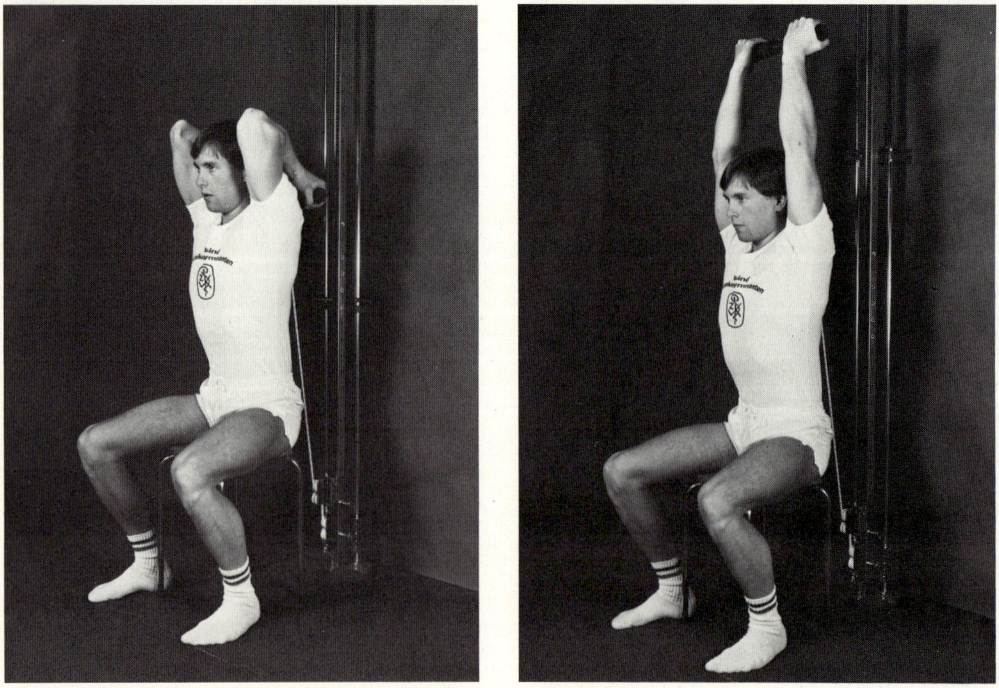

a b

Abb. 2.**106 a** u. **b**

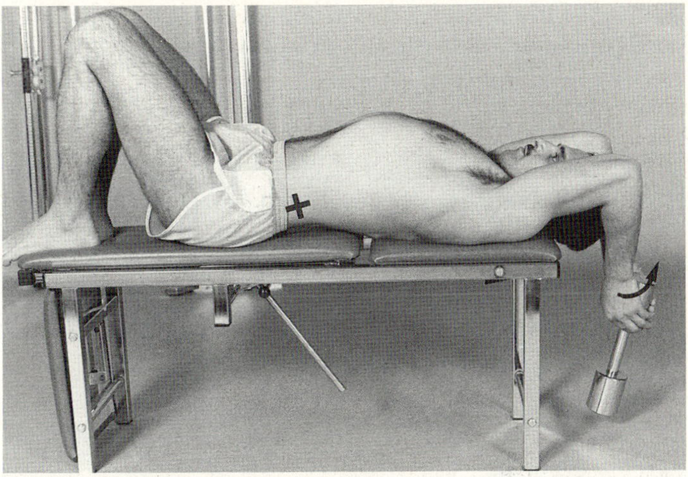

Abb. 2.**107** M. triceps brachii, Caput longum, mittlere Bewegungsbahn. Ausgangsstellung: vgl. Legende Abb. 2.**105 a.** Endstellung: vgl. Legende Abb. 2.**105 b**

◀ Abb. 2.**105 a** u. **b** M. triceps brachii, Caput longum
a Ausgangsstellung: Flexion, Abduktion und Außenrotation im Schultergelenk, Pronation des Unterarms und Flexion im Ellenbogengelenk
b Endstellung: Flexion, Abduktion und Außenrotation im Schultergelenk, Pronation des Unterarms und Extension im Ellenbogengelenk

Abb. 2.**106 a** u. **b** M. triceps brachii, Caput longum aus gedehnter Stellung
a Ausgangsstellung: vgl. Legende Abb. 2.**105 a**
b Endstellung: vgl. Legende Abb. 2.**105 b**

Übung für die Musculi pectoralis minor, serratus anterior, deltoideus, vorderer Anteil und die Ellenbogengelenksextensoren Abb. 2.108

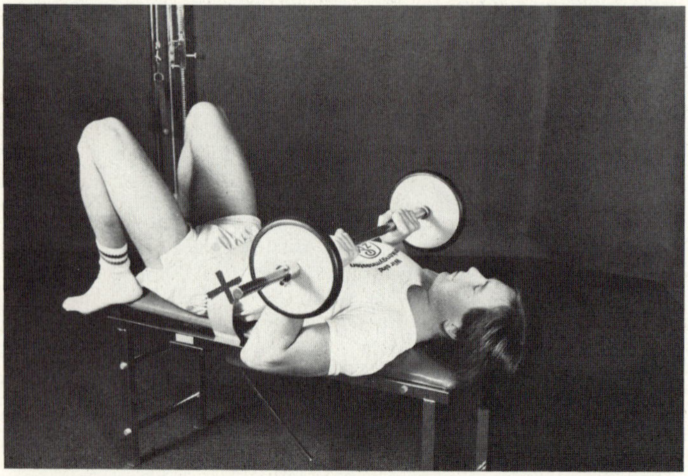

a

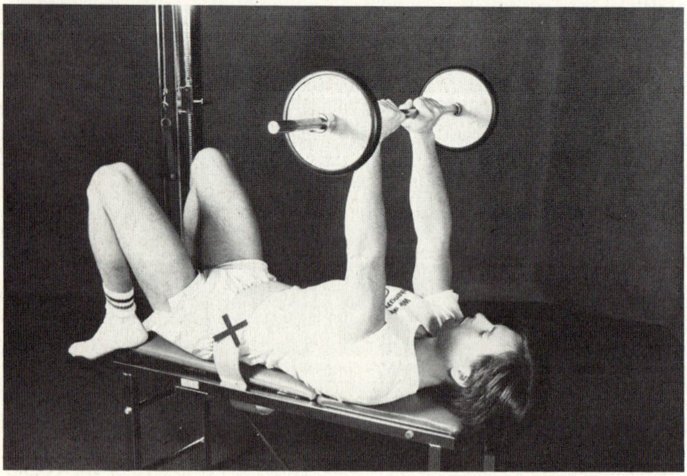

b

Abb. 2.**108 a** u. **b**
a Ausgangsstellung
b Endstellung

Übungen für die Skapulafixatoren und Schultergelenksmuskulatur bei Hypomobilität im Schultergelenk Abb. 2.108–2.113

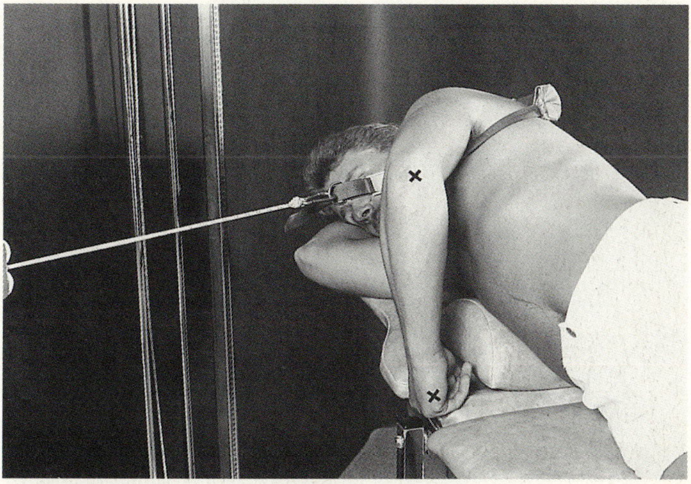

a

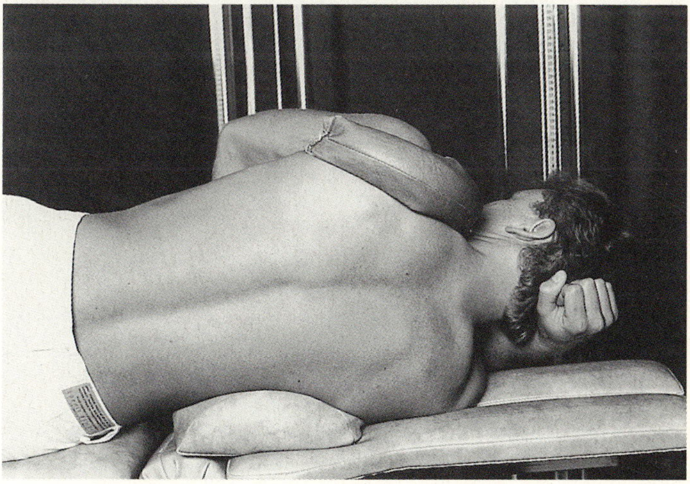

b

Abb. 2.**109 a** u. **b** Kräftigung: M. trapezius, mittlerer Anteil und Mm. rhomboidei mit gleichzeitiger *Automobilisation des linken Schultergelenkes,* indem die Skapula bewegt und der Humerus fixiert wird

a Ausgangsstellung: Seitlage, Unterlagerung der Brustwirbelsäule mit einer Halbrolle (= Rechtsseitneigung BWS), Einstellung des linken Schultergelenkes in die *aktuelle Behandlungsstellung* (Flexion, Adduktion, Innenrotation). Der Patient stützt mit der linken Hand gegen den Behandlungstisch

b Endstellung: Gegen den Widerstand vom Zugapparat hat der Patient seine linke Skapula nach medial gezogen, die Brustwirbelsäule extendiert und nach links gedreht. Um eine schmerzhafte Außenrotation zu vermeiden, darf der linke Ellenbogen während der Durchführung der Übung nicht in Richtung Körper bewegt werden

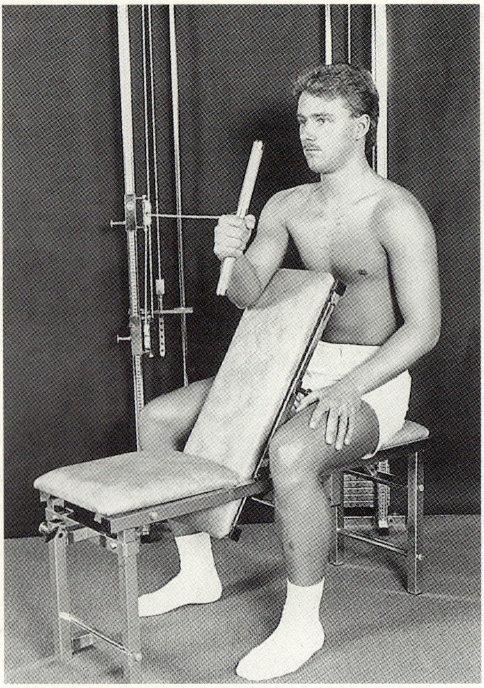

Abb. 2.**110** Kräftigung der Innenrotatoren des Schultergelenkes im schmerzfreien Bewegungsraum mit gleichzeitiger Fixation der Skapula. Um eine Ausweichbewegung mit dem Schultergürtel zu vermeiden, stützt der Patient seinen Oberarm gegen den dreigeteilten Trainingstisch

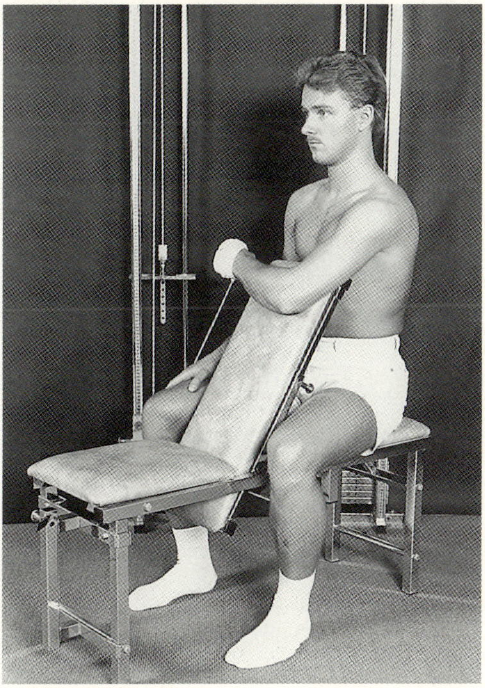

a

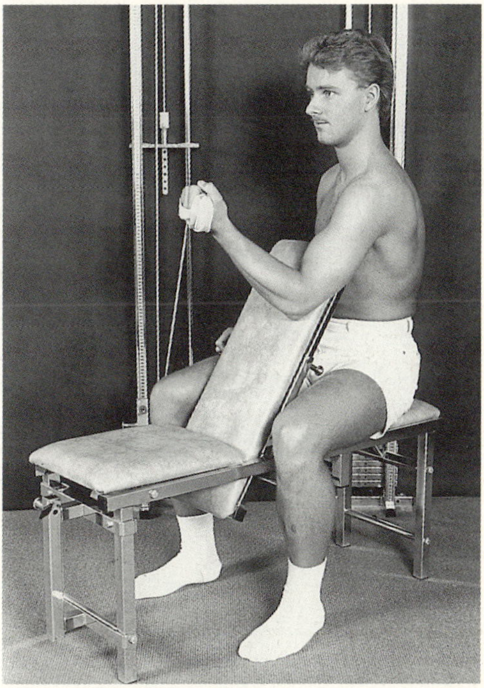

b

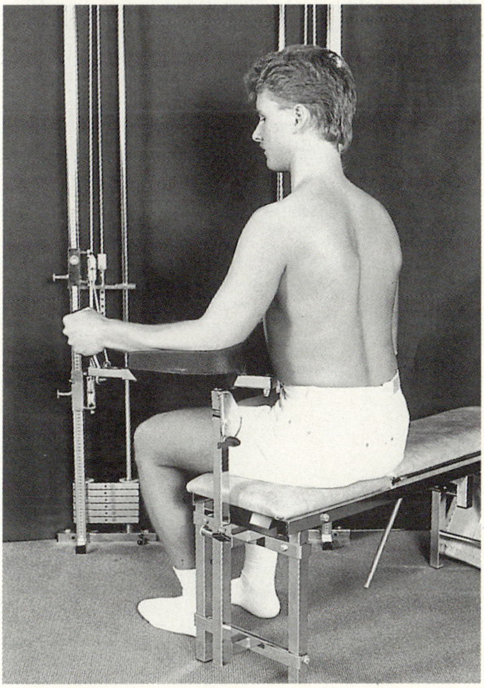

c

Abb. 2.**111 a–c** Kräftigung der Außenrotatoren des Schultergelenkes im schmerzfreien Bewegungsraum mit gleichzeitiger Fixation der Skapula (vgl. Legende Abb. 2.**110**) und der Supinatoren des Unterarmes

a Ausgangsstellung:
Pronation des Unterarmes, Innenrotation des Schultergelenkes

b Endstellung:
Supination des Unterarmes, Außenrotation des Schultergelenkes

c Endstellung:
Kräftigung der Außenrotatoren.
Zur Vermeidung von Ausweichbewegungen mit dem Schultergürtel liegt der Unterarm des Patienten auf einem Schulterrotationstrainer

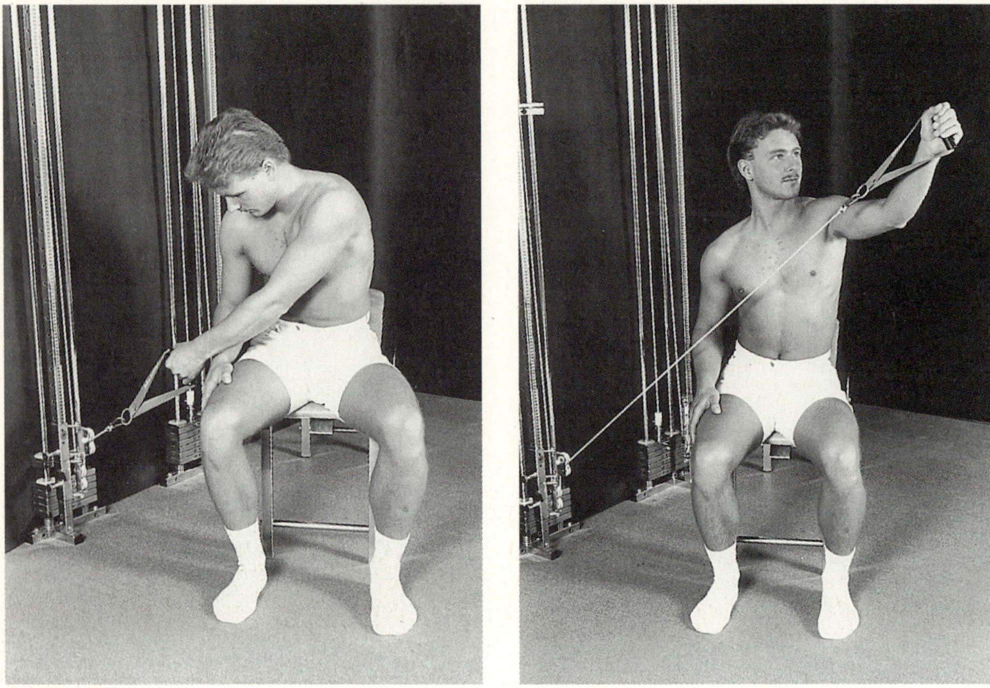

a b

Abb. 2.**112a** u. **b** Kräftigung der Skapulafixatoren sowie der Flexoren, Abduktoren und Außenrotatoren des Schultergelenkes im schmerzfreien Bewegungsraum

a Ausgangsstellung: Tubersitz, Druck mit dem rechten Fuß gegen den Boden. Das linke Schultergelenk ist flektiert, adduziert und innenrotiert. Die Wirbelsäule ist flektiert, nach rechts geneigt und nach rechts gedreht.

b Endstellung: Das linke Schultergelenk ist außenrotiert, flektiert und abduziert. Die Kopfgelenke befinden sich in Extension, Rechtsseitneigung und Linksrotation, die Halswirbelsäule ist nach links geneigt und nach links gedreht, die Brust- und Lendenwirbelsäule sind nach rechts geneigt und nach links gedreht

Übungen für den Musculus pectoralis major Abb. 2.113–2.122

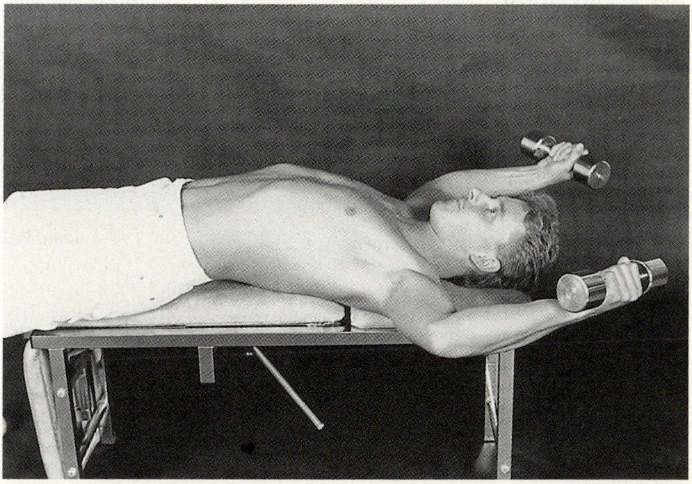

a

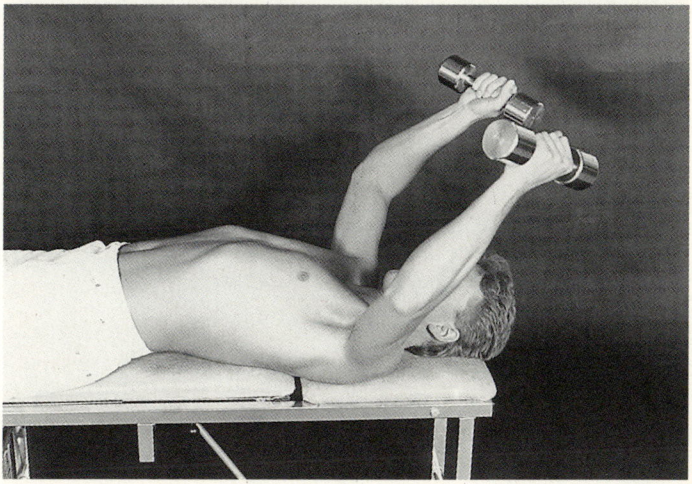

b

Abb. 2.**113 a** u. **b** M. pectoralis major, mittlerer Anteil
a Ausgangsstellung
b Endstellung. Bei dieser Übung ist während der Bewegungsausführung besonders auf die Stabilisation der mittleren Halswirbelsäule zu achten

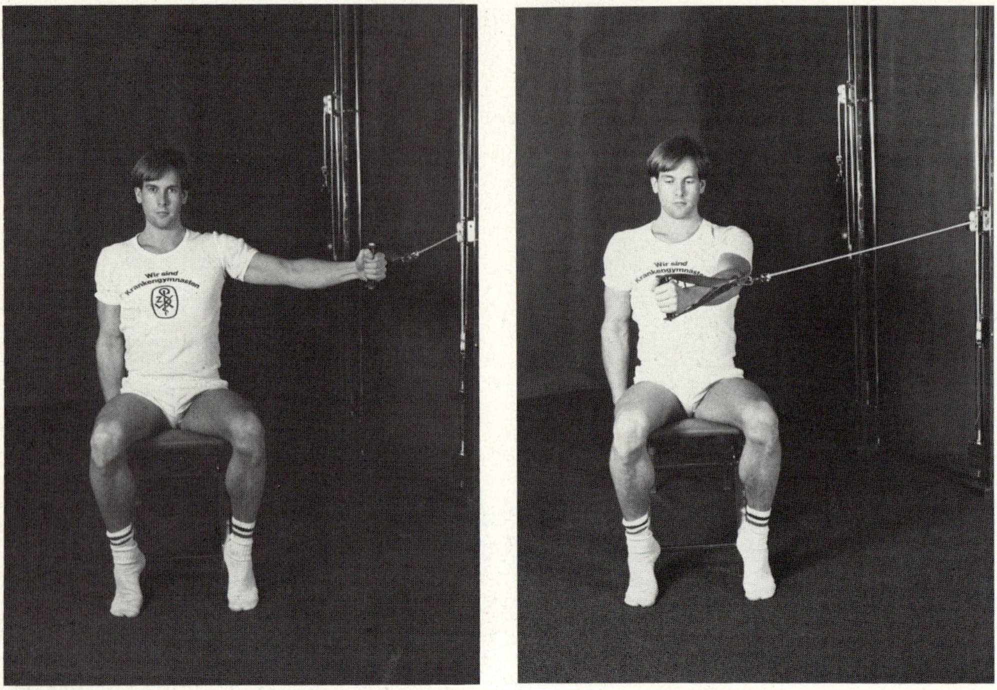

a b

Abb. 2.**114 a** u. **b** M. pectoralis major, mittlerer Anteil (innere Bewegungsbahn)
a Ausgangsstellung, **b** Endstellung

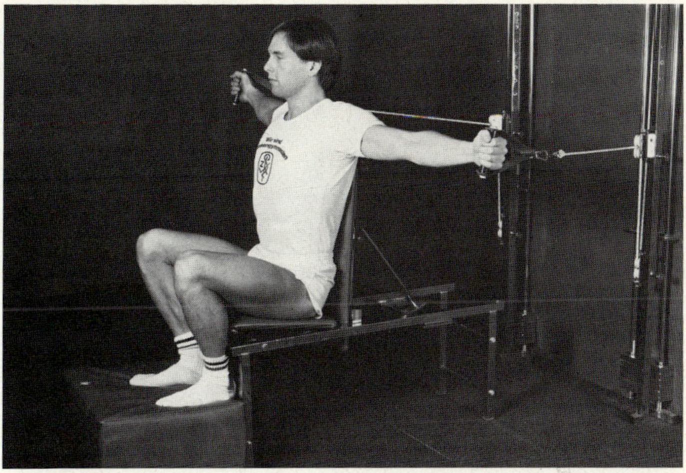

a

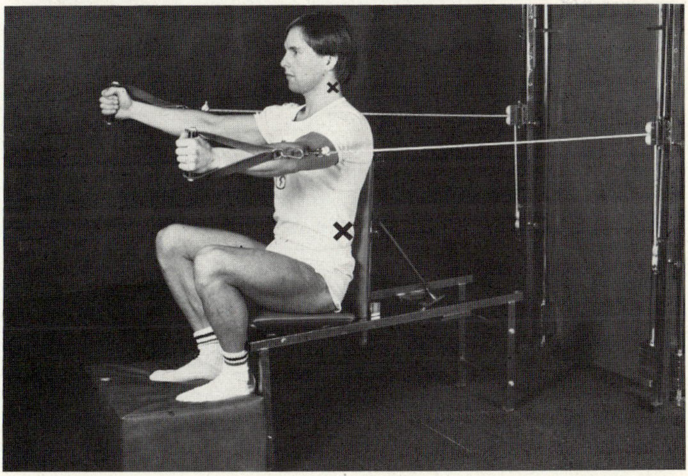

b

Abb. 2.**115** **a** u. **b** M. pectoralis major, mittlerer Anteil

a Ausgangsstellung

b Endstellung

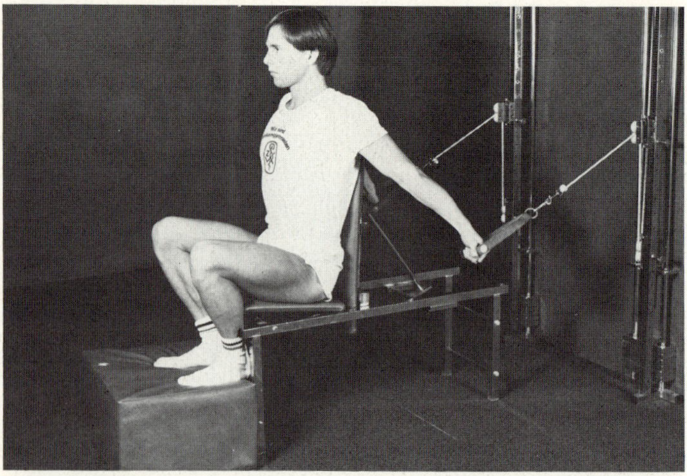

a

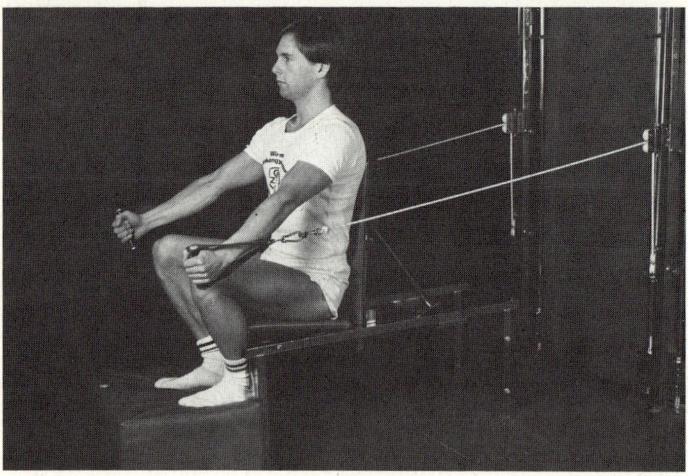

b

Abb. 2.**116a** u. **b** M. pectoralis major, oberer Anteil (aus gedehnter Stellung bis zur mittleren Stellung)
a Ausgangsstellung
b Endstellung

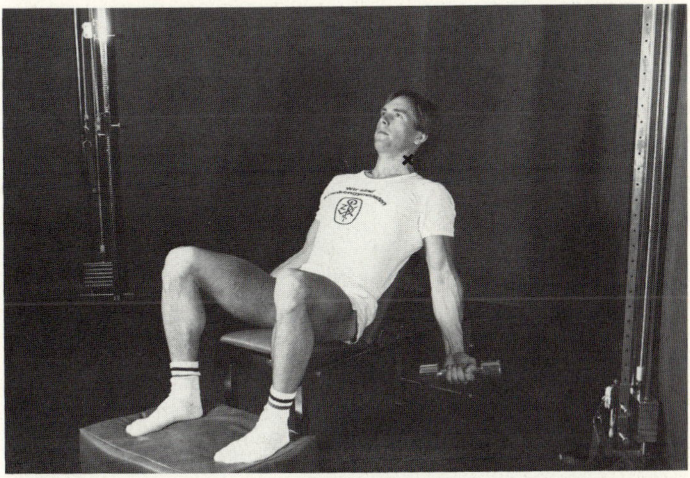

a

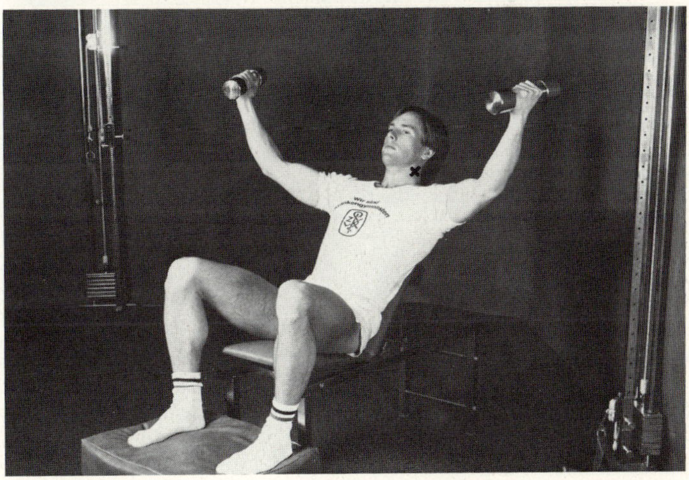

b

Abb. 2.**117 a** u. **b** M. pectoralis major, oberer Anteil (aus gedehnter Stellung bis zur mittleren Stellung)
a Ausgangsstellung
b Endstellung, auf die Stabilisation der HWS ist besonders zu achten

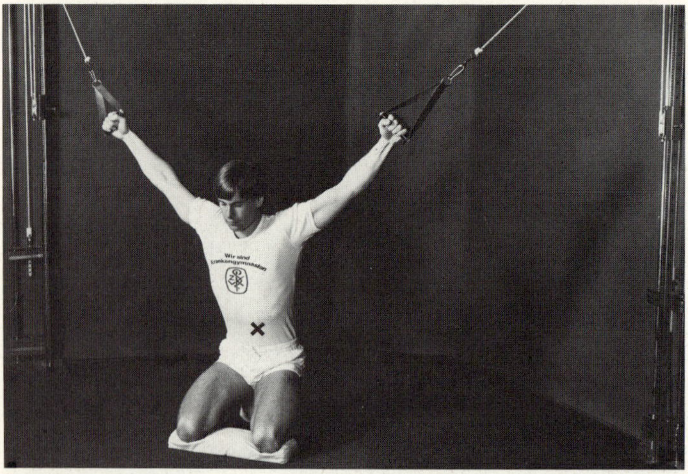

a

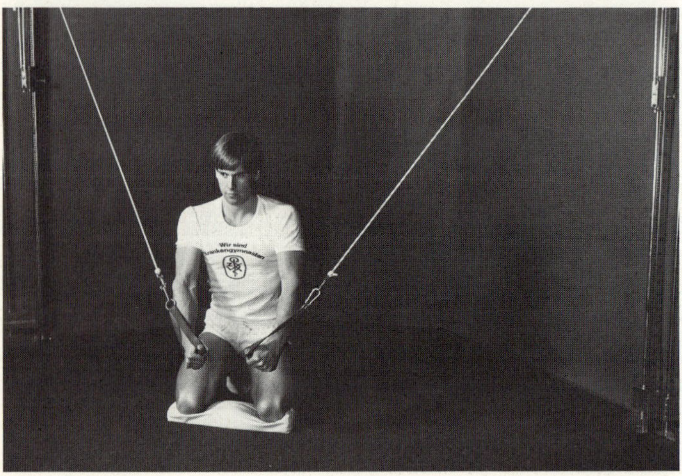

b

Abb. 2.**118 a** u. **b** M. pectoralis major und Bauchmuskulatur (mit indirekter Stabilisation)
a Ausgangsstellung
b Endstellung

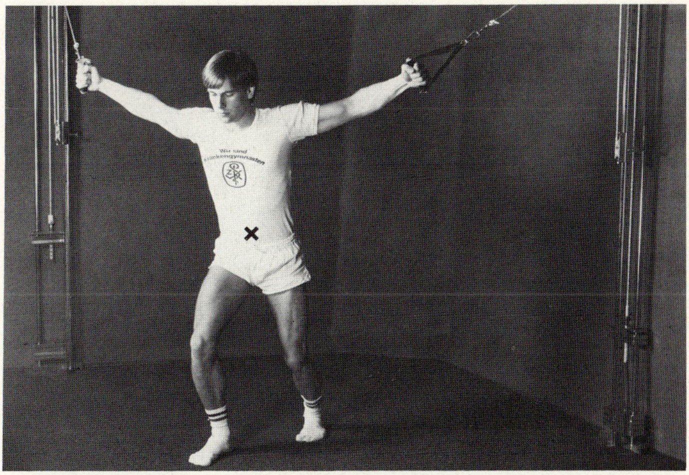

a

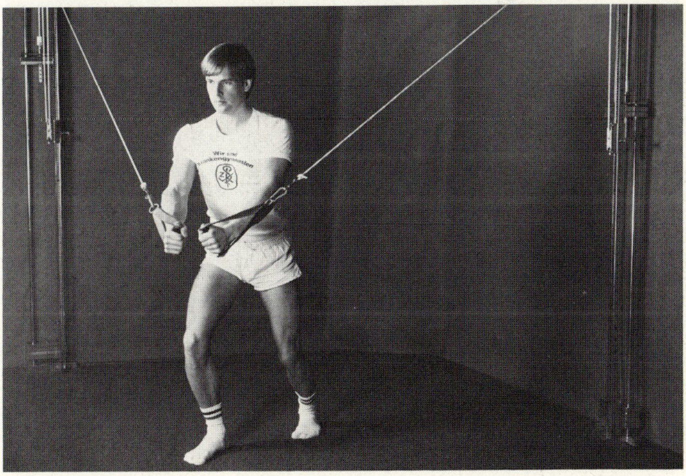

b

Abb. 2.**119a** u. **b** M. pectoralis major und Bauchmuskulatur (mit indirekter Stabilisation)
a Ausgangsstellung
b Endstellung

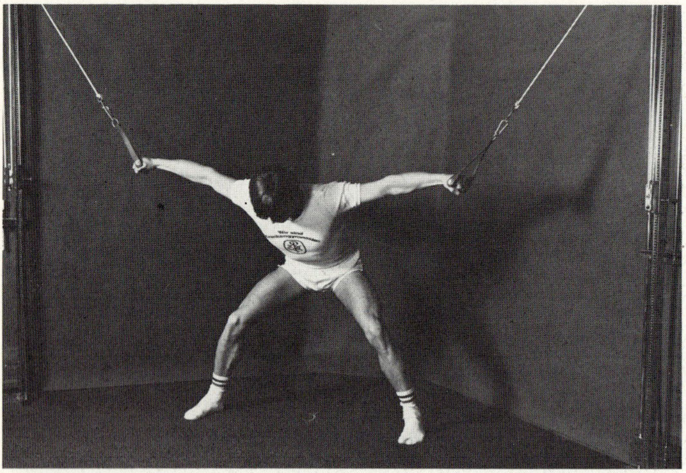

a

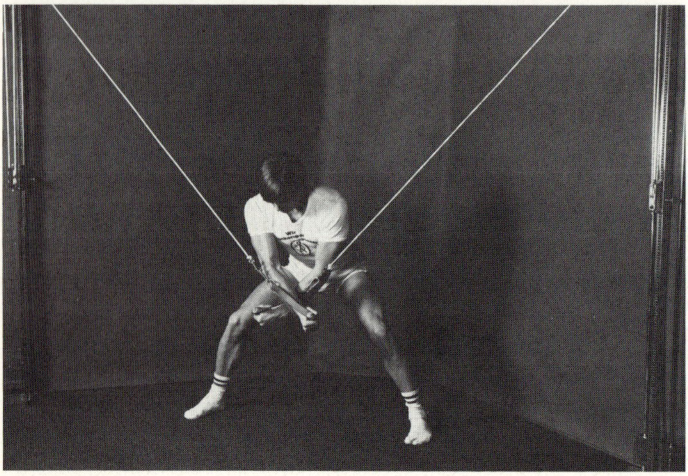

b

Abb. 2.**120 a** u. **b** M. pectoralis major und Bauchmuskulatur (mit indirekter Stabilisation)
a Ausgangsstellung
b Endstellung

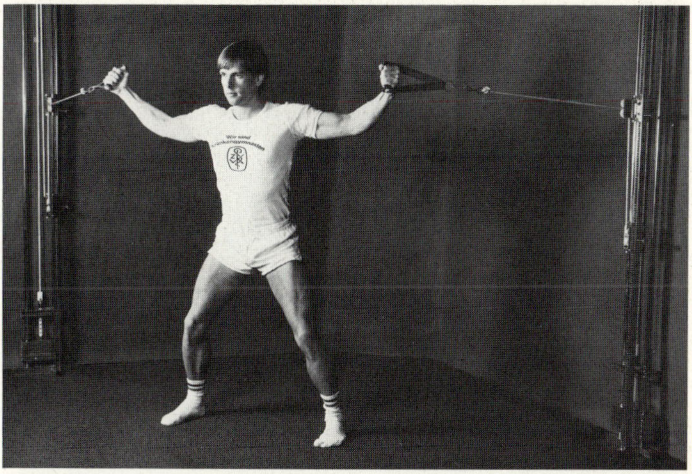

a

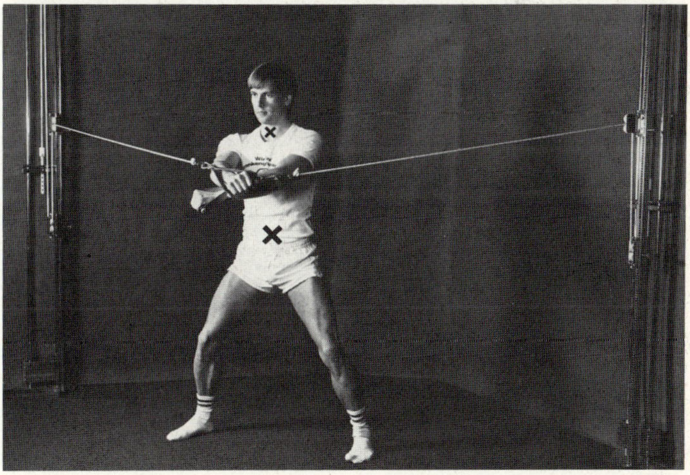

b

Abb. 2.**121 a** u. **b** M. pectoralis major und Bauchmuskulatur (mit indirekter Stabilisation)
a Ausgangsstellung
b Endstellung

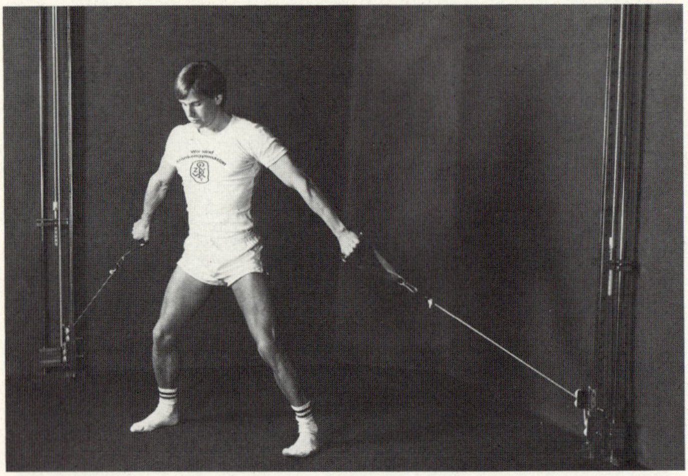
a

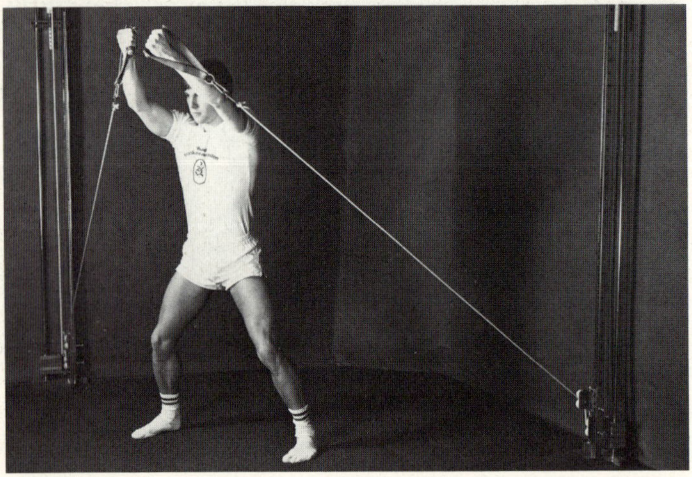
b

Abb. 2.**122 a** u. **b** M. pectoralis major (mit indirekter Stabilisation)
a Ausgangsstellung
b Endstellung

Übungen für den Musculus trapezius und die interskapuläre Muskulatur (Musculi rhomboidei major et minor) Abb. 2.123–2.128

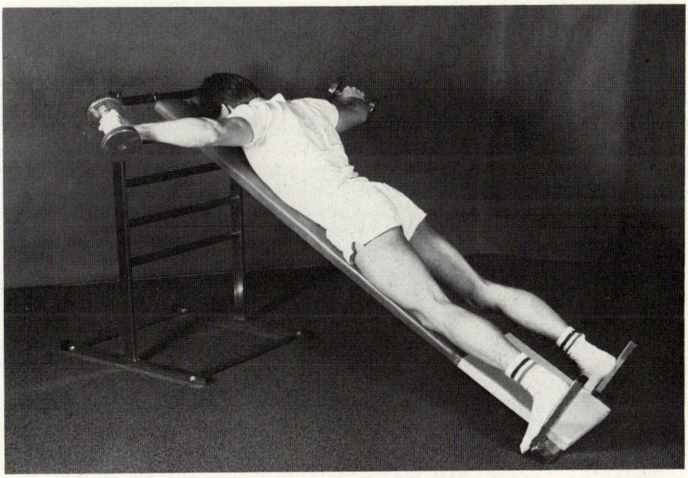

Abb. 2.**123** M. trapezius, oberer Anteil und interskapuläre Muskulatur: Endstellung, Ausgangsstellung: vgl. Abb. 2.**124 a**

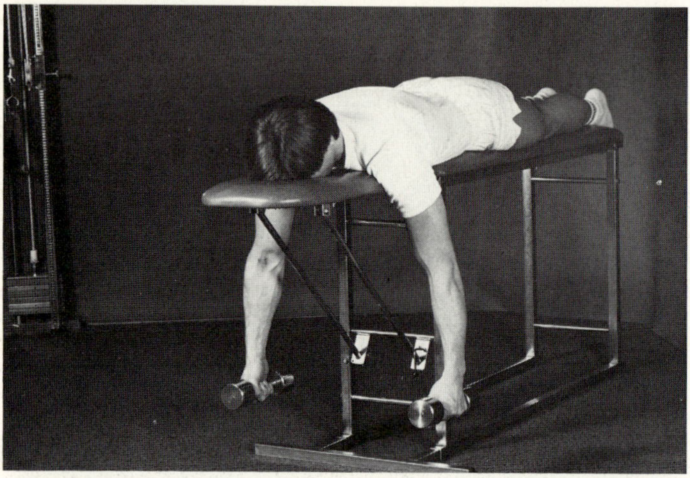

a

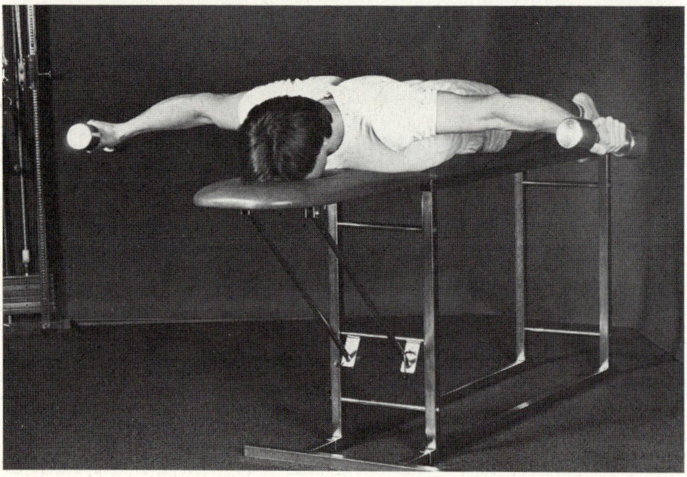

b

Abb. 2.**124 a** u. **b** M. trapezius, mittlerer Anteil und interskapuläre Muskulatur
a Ausgangsstellung
b Endstellung

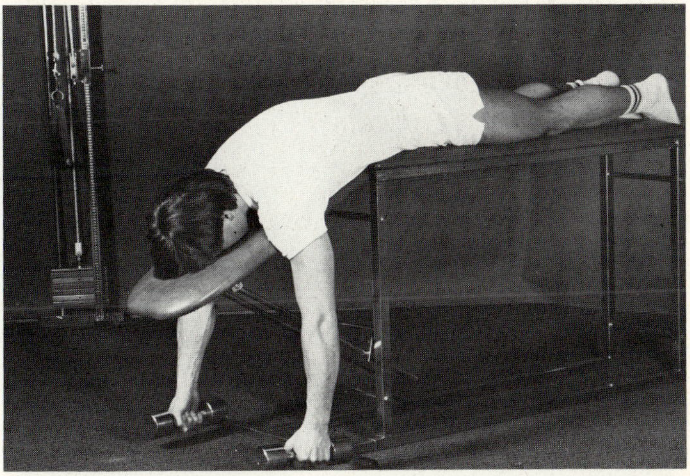

a

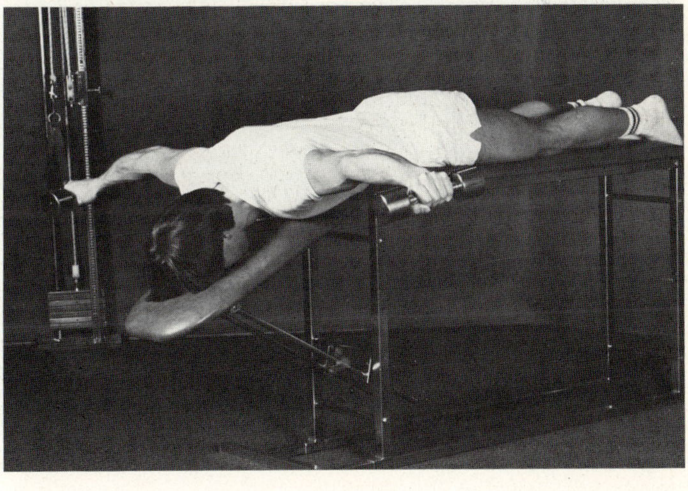

b

Abb. 2.**125 a** u. **b** M. trapezius, unterer Anteil und interskapuläre Muskulatur
a Ausgangsstellung
b Endstellung

a

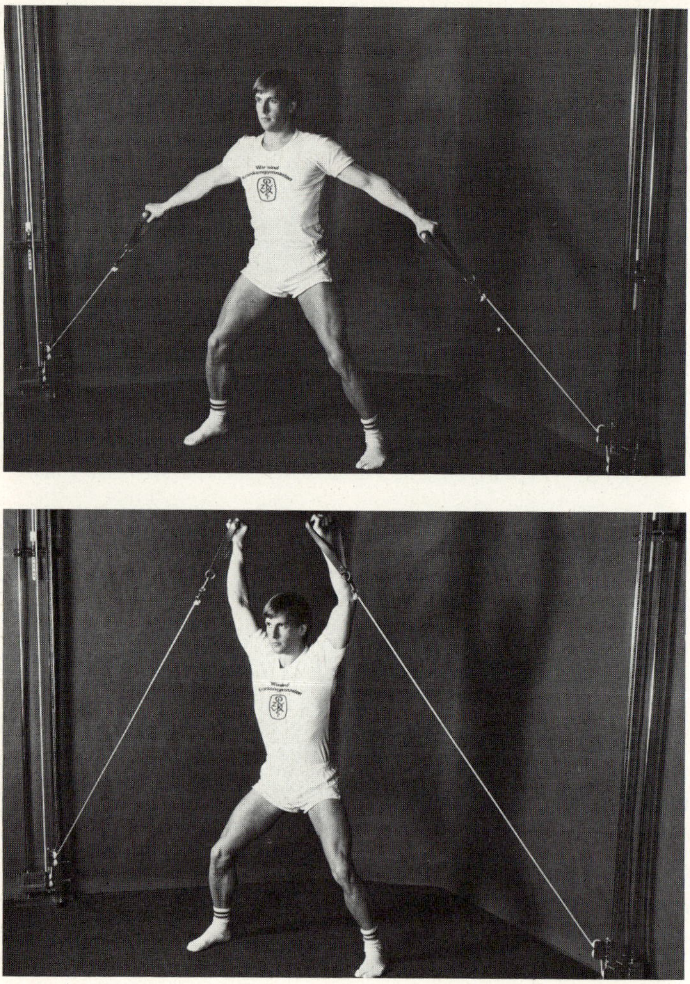

b

Abb. 2.**126a** u. **b** M. trapezius, oberer Anteil, und M. pectoralis major, oberer Anteil (mit indirekter Stabilisation)
a Ausgangsstellung
b Endstellung

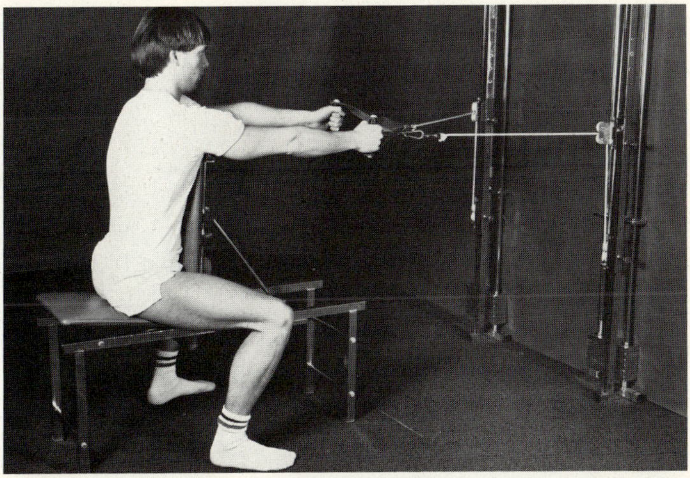

a

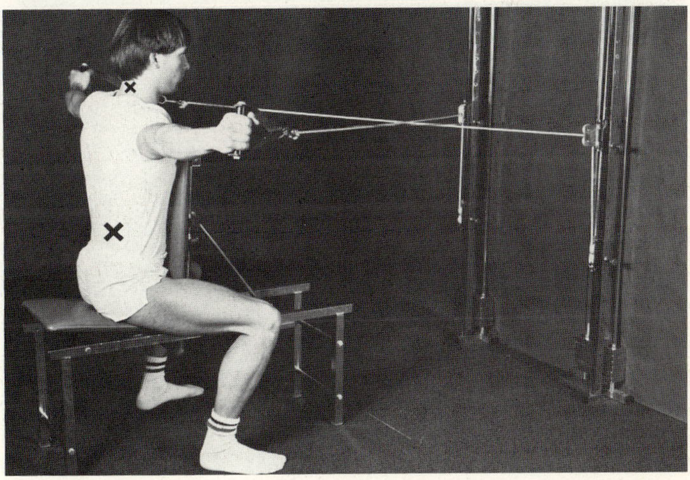

b

Abb. 2.**127 a** u. **b** Interskapuläre Muskulatur durch die gesamte Bewegungsbahn

a Ausgangsstellung

b Endstellung (M. trapezius, mittlerer und unterer Anteil, Mm. rhomboidei major et minor, Abduktoren und Außenrotatoren der Schultergelenke

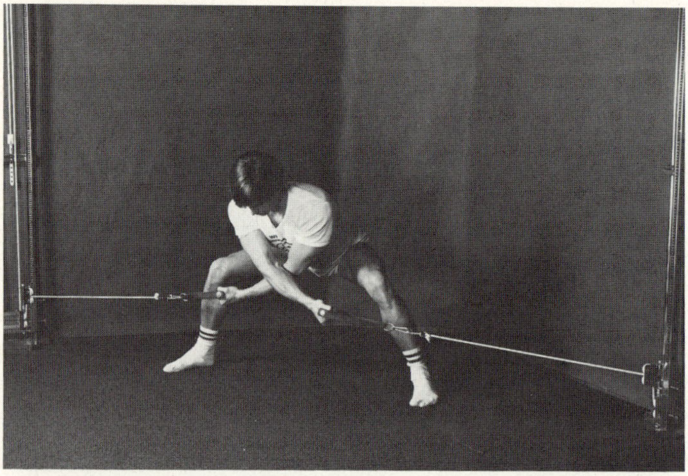

a

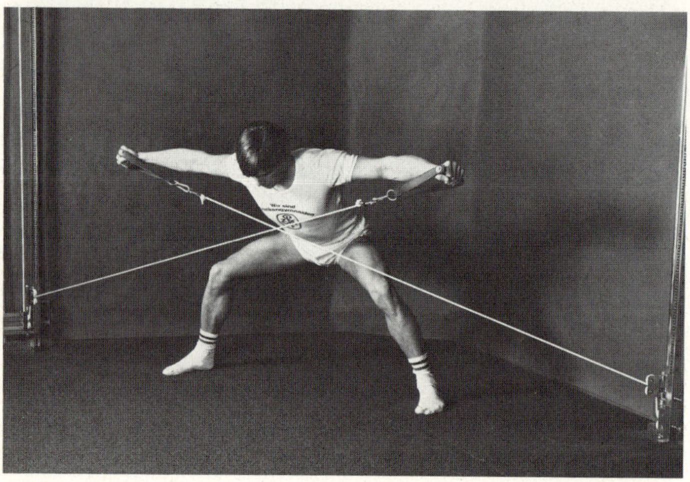

b

Abb. 2.**128 a** u. **b** Interskapuläre Muskulatur durch die gesamte Bewegungsbahn (mit indirekter Stabilisation)
a Ausgangsstellung
b Endstellung

Übungen für die Musculi latissimus dorsi et teres major und die interskapuläre Muskulatur Abb. 2.129–2.138

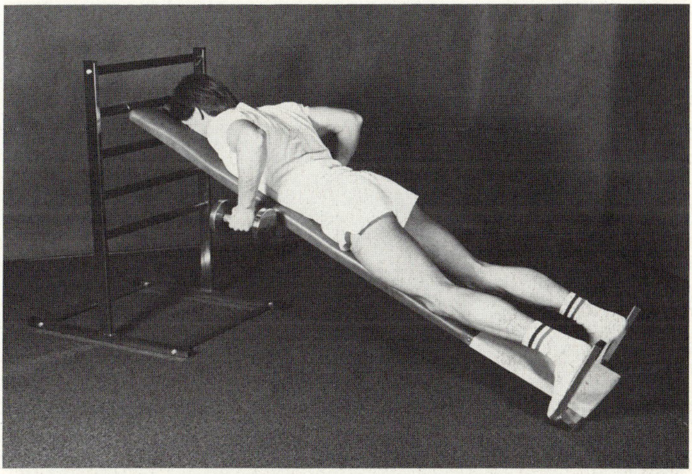

Abb. 2.**129** M. teres major und interskapuläre Muskulatur: Endstellung, Ausgangsstellung: vgl. Abb. 2.**131 a**

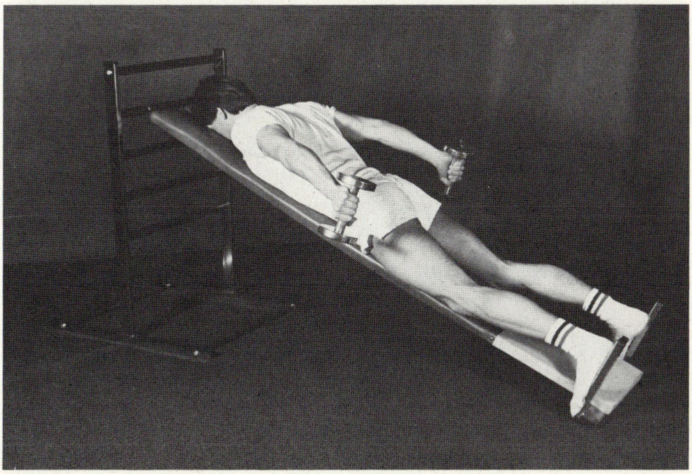

Abb. 2.**130** M. latissimus dorsi, M. teres major und interskapuläre Muskulatur: Endstellung, Ausgangsstellung: vgl. Abb. 2.**131 a**

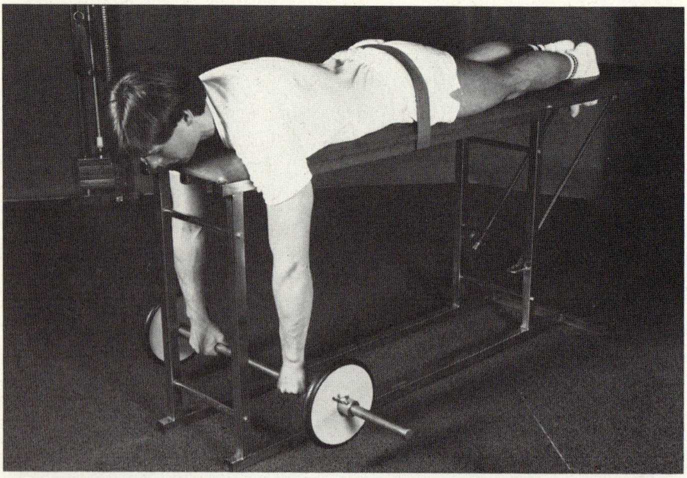

a

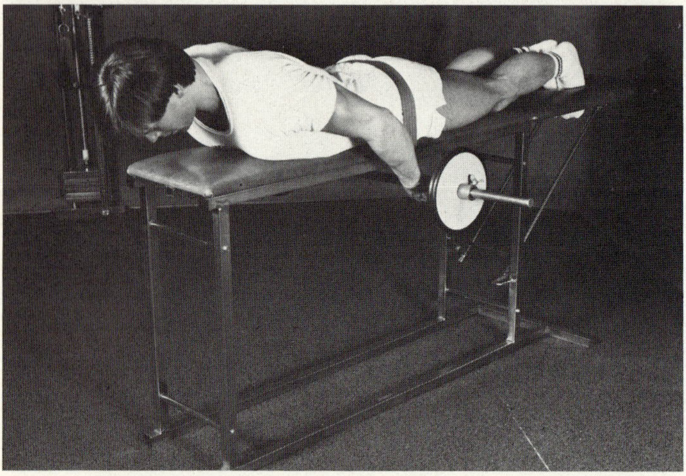

b

Abb. 2.**131 a** u. **b** M. latissimus dorsi, M. teres major, interskapuläre Muskulatur und Rückenmuskulatur
a Ausgangsstellung
b Endstellung

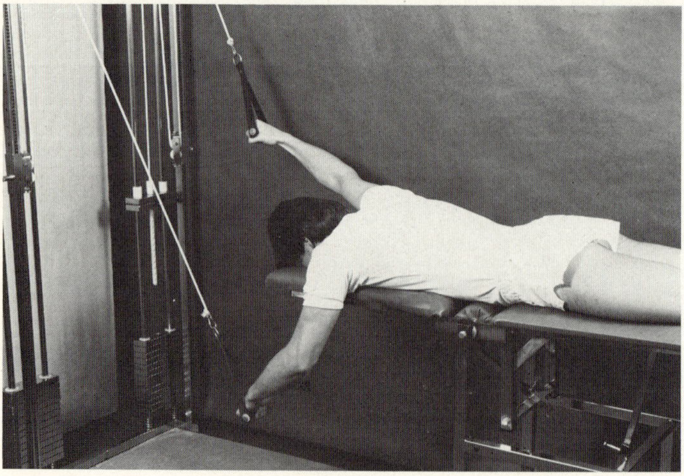

Abb. 2.**132** M. latissimus dorsi (aus gedehnter Stellung bis zur mittleren Stellung)

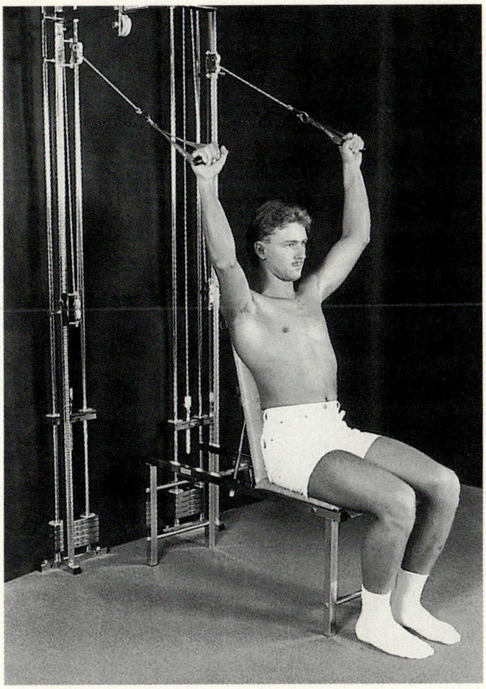

a

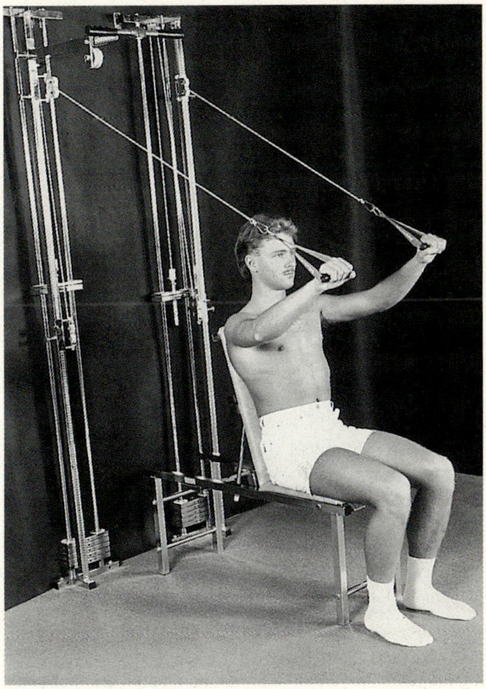

b

Abb. 2.**133 a** u. **b** M. latissimus dorsi (aus gedehnter Stellung bis zur mittleren Stellung) **a** Ausgangsstellung **b** Endstellung

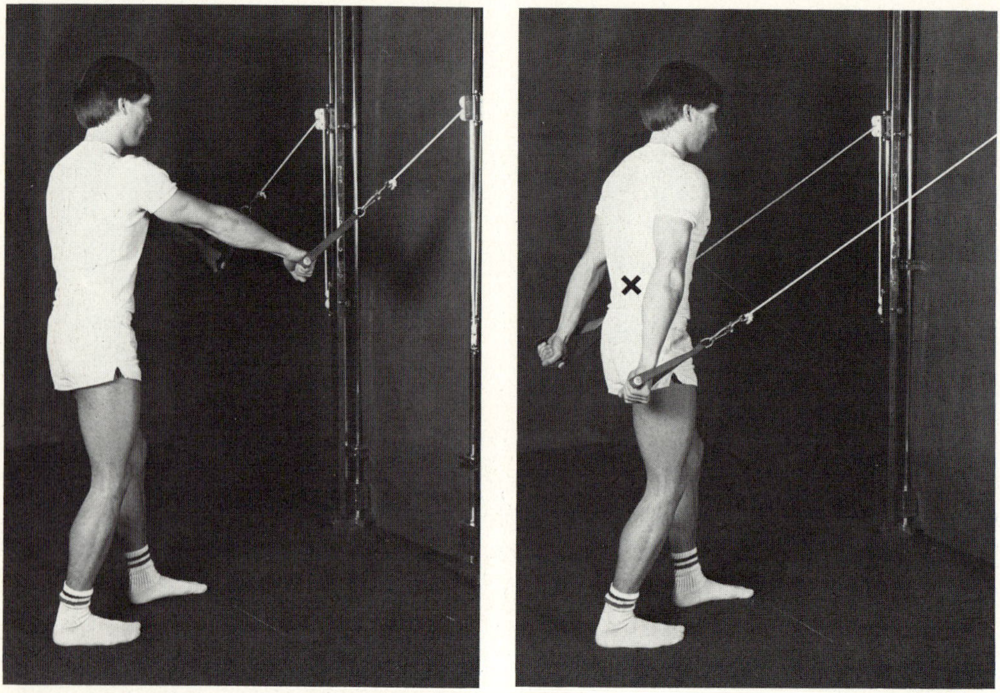

a b

Abb. 2.**134 a** u. **b**

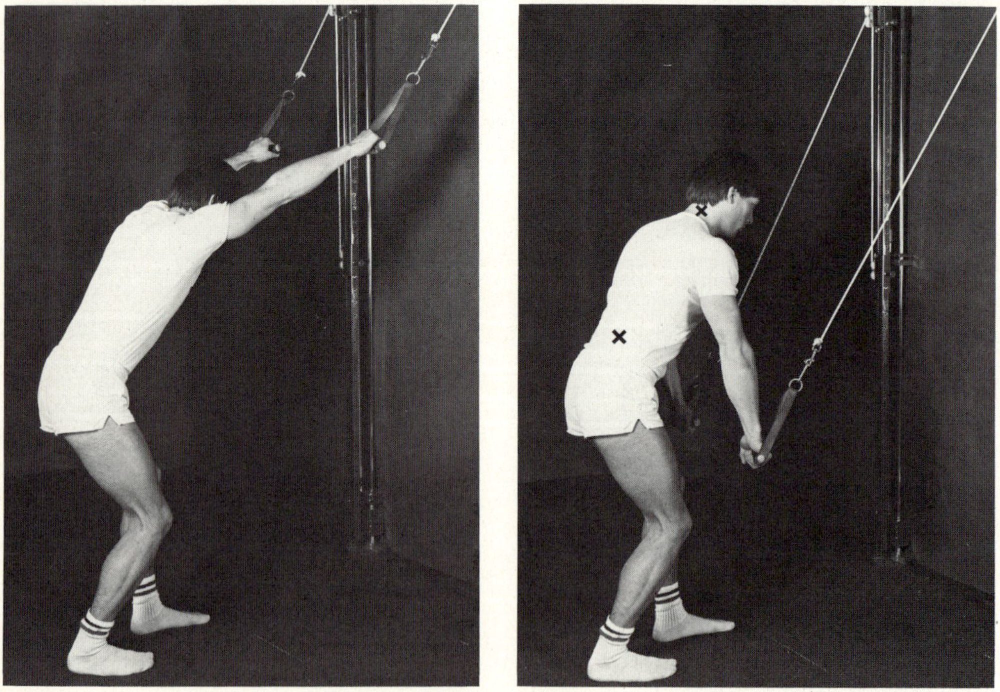

a b

Abb. 2.**135 a** u. **b**

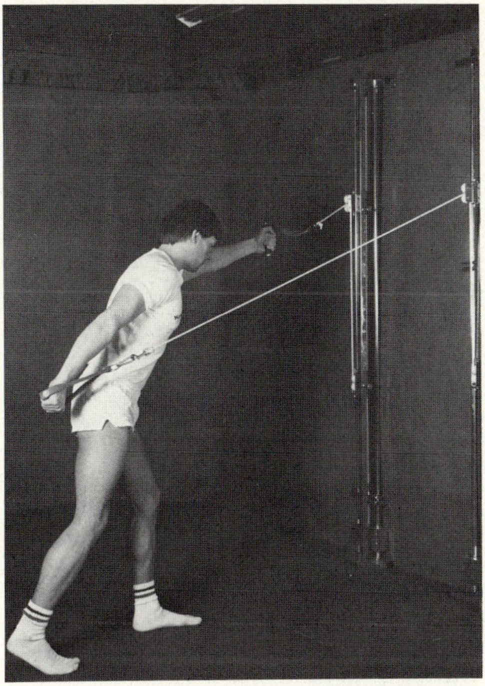

Abb. 2.**136** M. latissimus dorsi

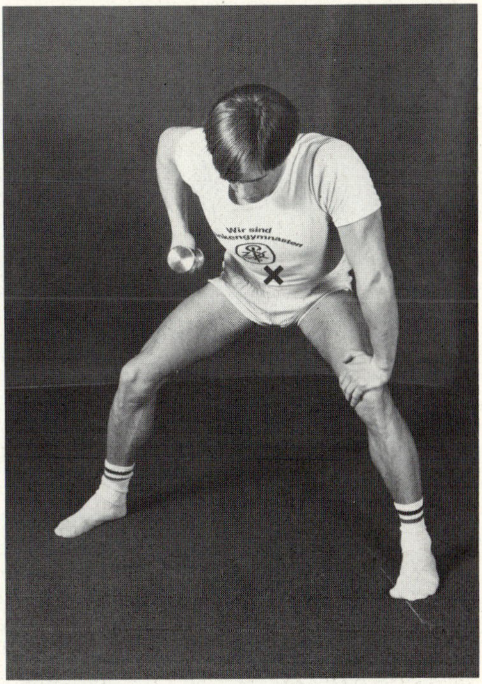

Abb. 2.**137** M. latissimus dorsi, M. teres major und interskapuläre Muskulatur

◀ Abb. 2.**134 a** u. **b** M. latissimus dorsi (aus mittlerer Stellung bis zur inneren Stellung)
a Ausgangsstellung
b Endstellung

Abb. 2.**135 a** u. **b** M. latissimus dorsi (aus gedehnter Stellung bis zur mittleren Stellung)
a Ausgangsstellung
b Endstellung

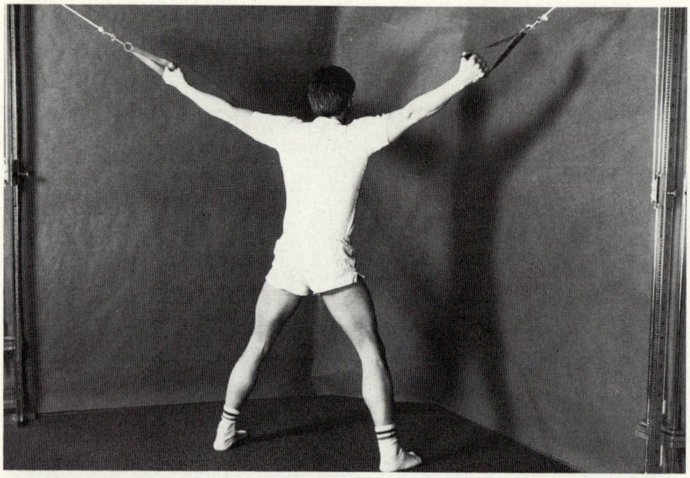

a

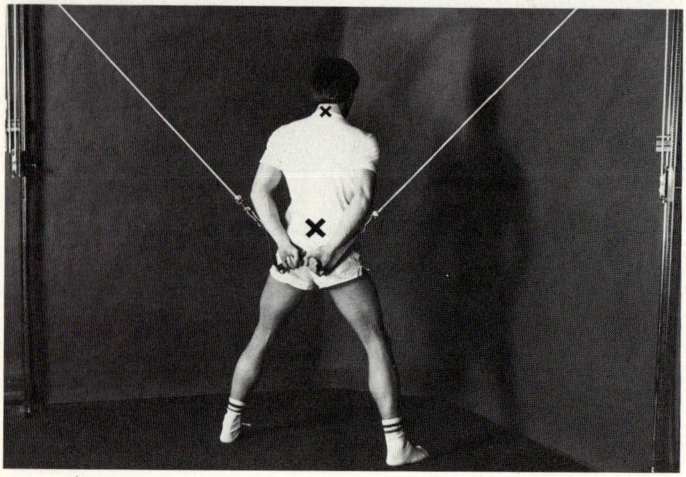

b

Abb. 2.**138 a** u. **b** M. latissimus dorsi, M. teres major und interskapuläre Muskulatur (mit indirekter Stabilisation)
a Ausgangsstellung
b Endstellung

Kombinierte Übungen für die Muskeln der oberen und unteren Extremitäten im diagonalen Muster Abb. 2.139 u. 2.140

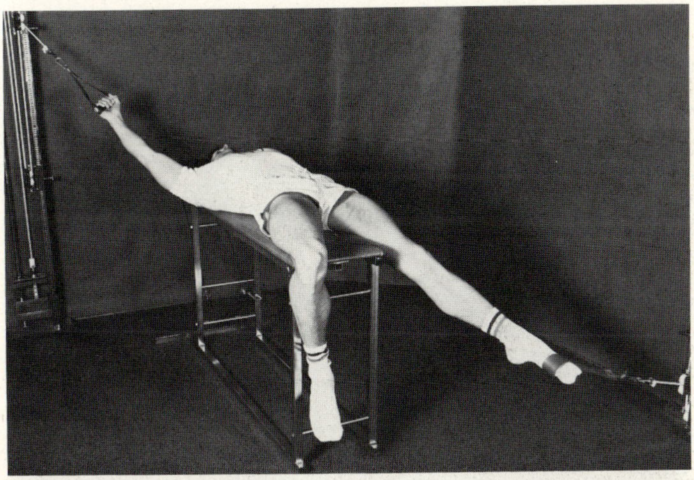

Abb. 2.**139a** Ausgangsstellung

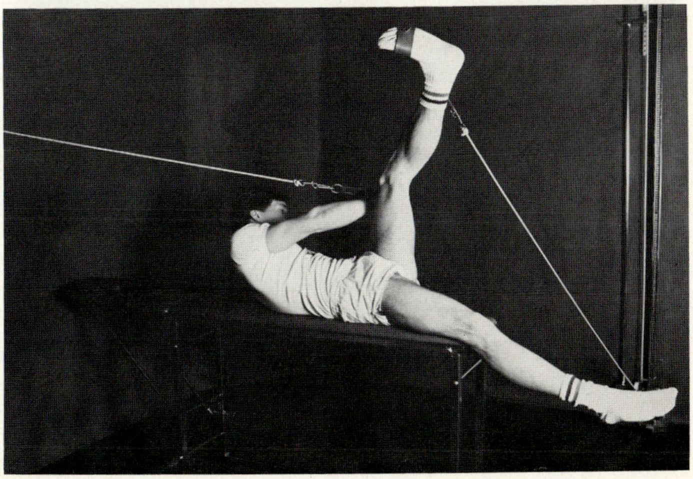

Abb. 2.**139b** Endstellung

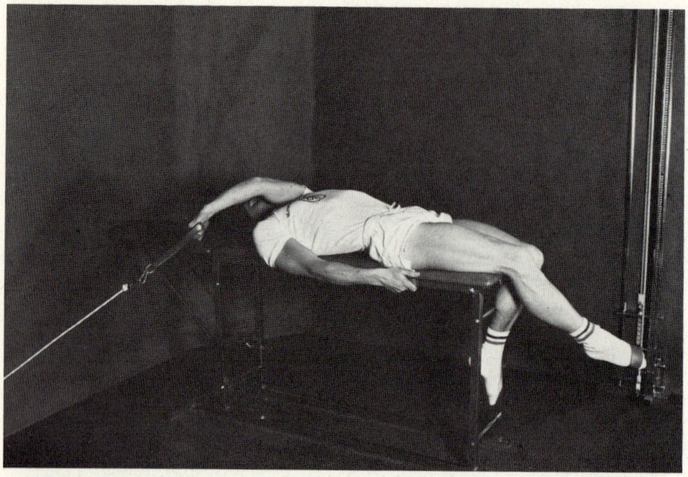

Abb. 2.**140 a** Ausgangsstellung

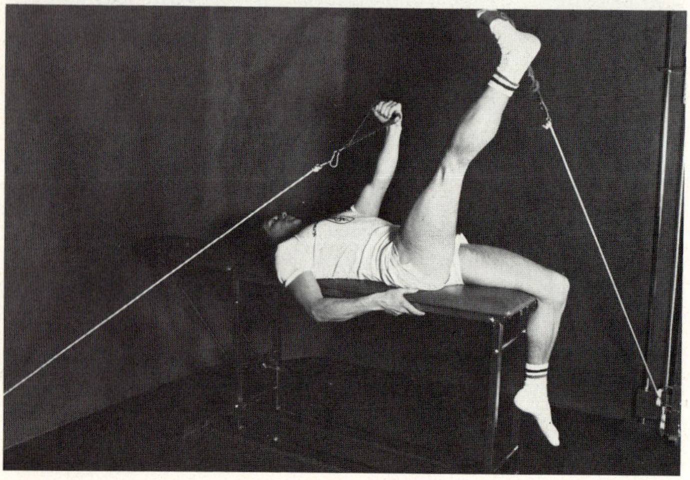

Abb. 2.**140 b** Endstellung

Beispiele für funktionelle Bewegungen Abb. 2.141–2.149

Der Körper ist für Bewegungen geschaffen. Nach einem speziellen Training unter Anleitung und dem Selbsttraining können unterschiedliche sportliche Aktivitäten nach Bedarf vorgenommen werden.

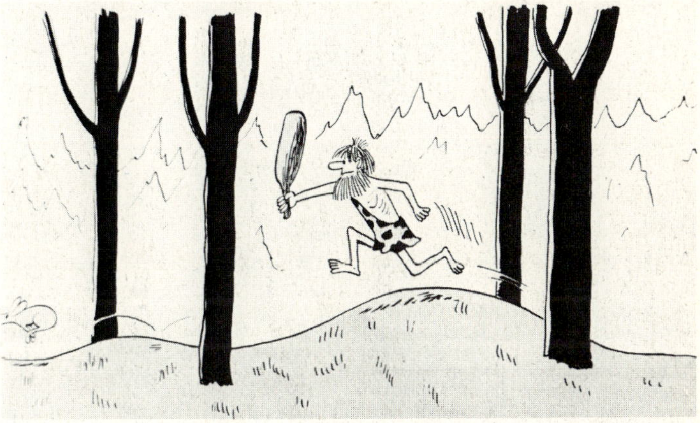

Abb. 2.**141**

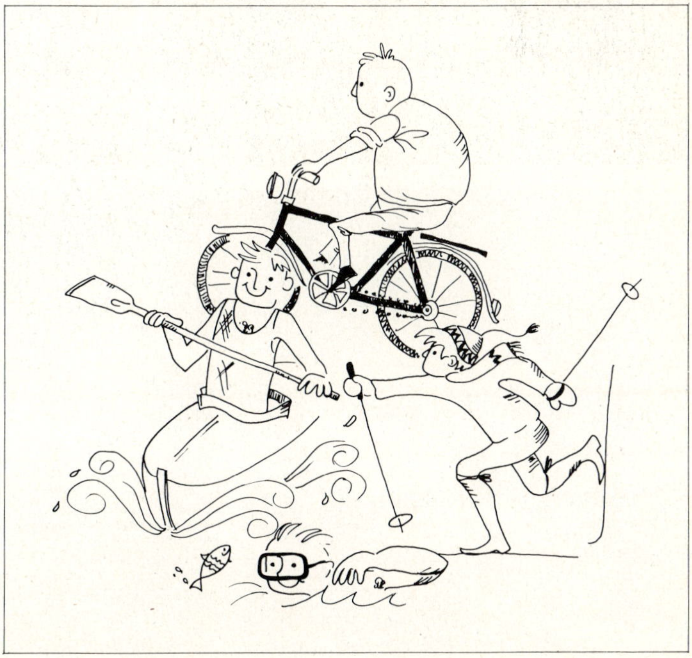

Abb. 2.**142**

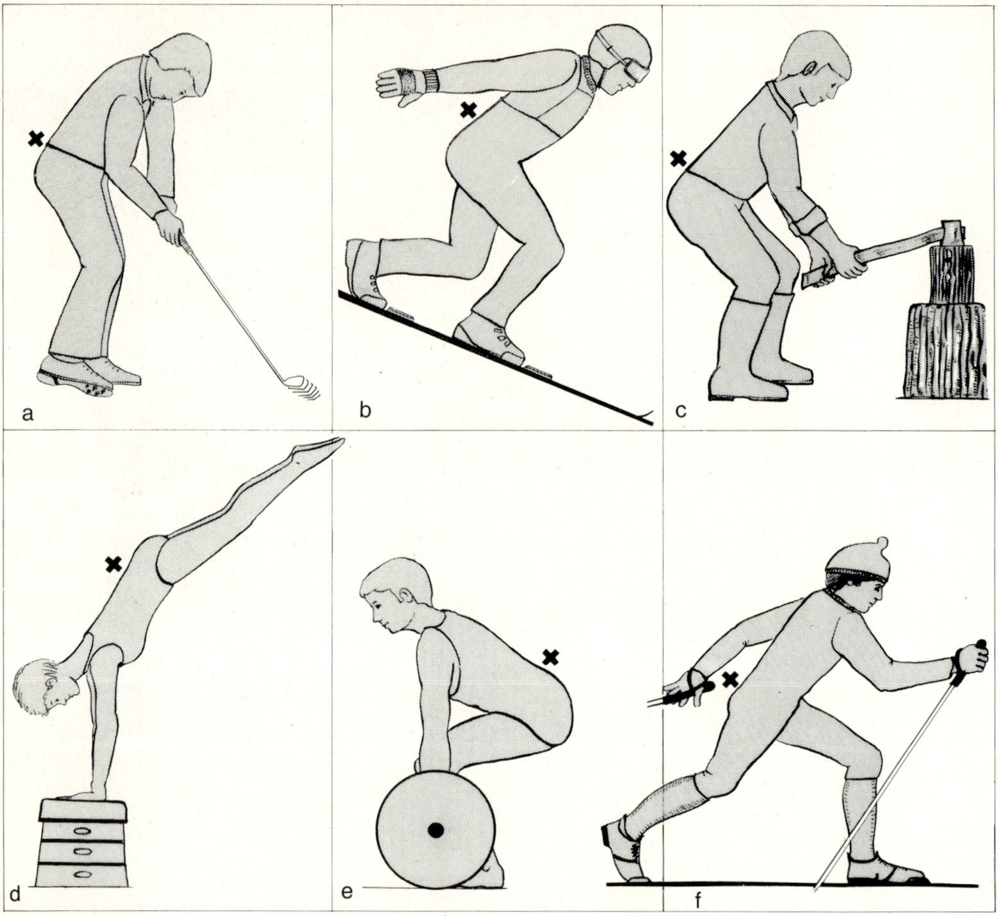

Abb. 2.**143 a–f**

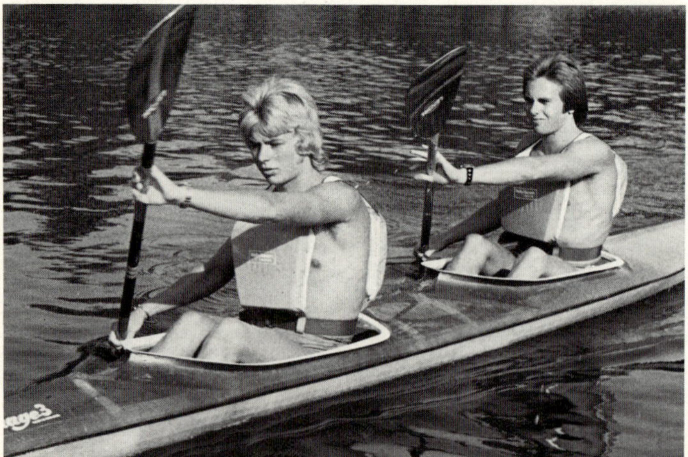

Abb. 2.**144**

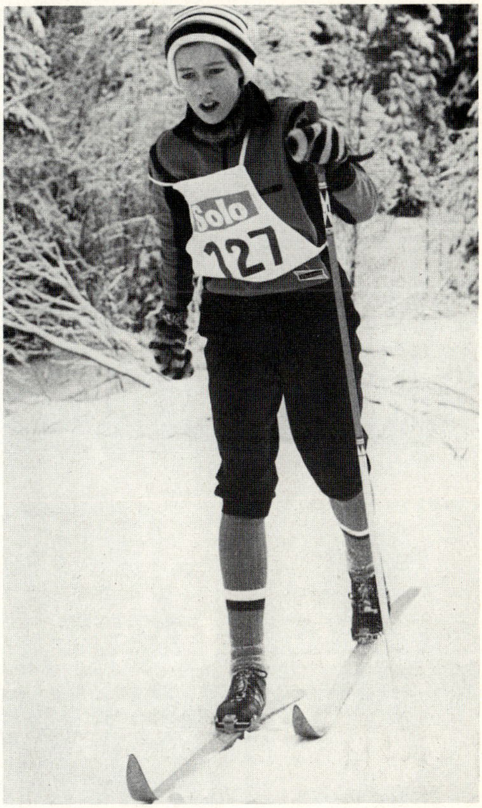

Abb. 2.**145**

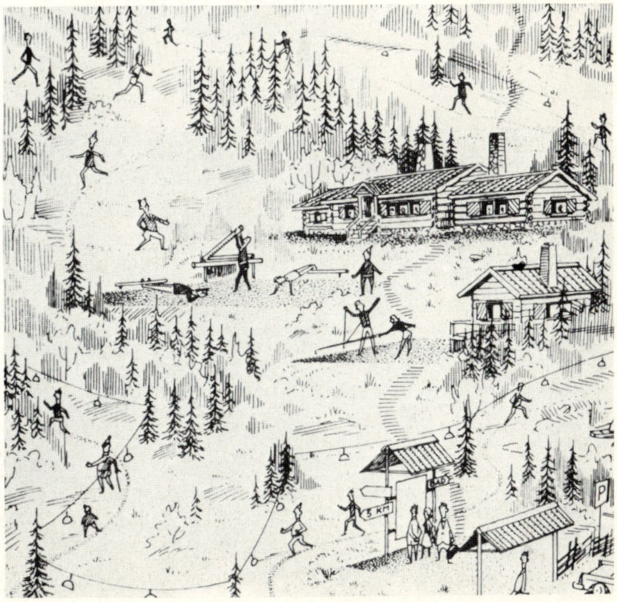

Abb. 2.**146**

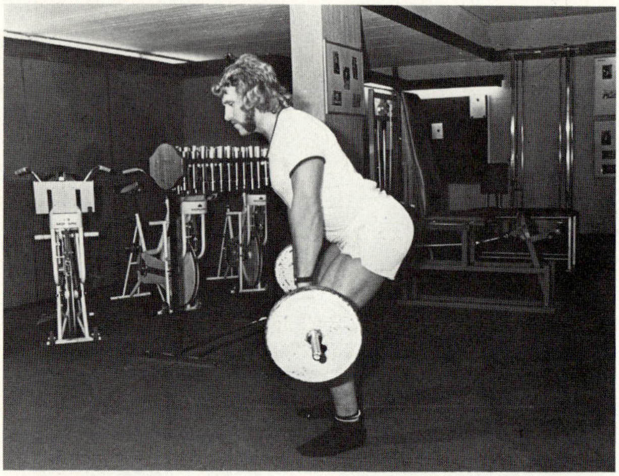

Abb. 2.**147**

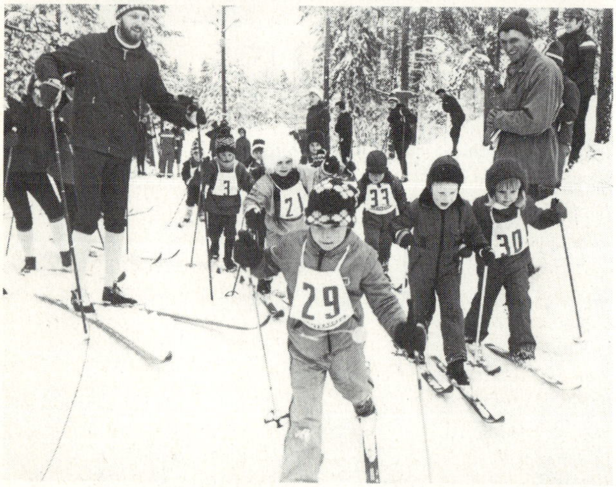

Abb. 2.**148**

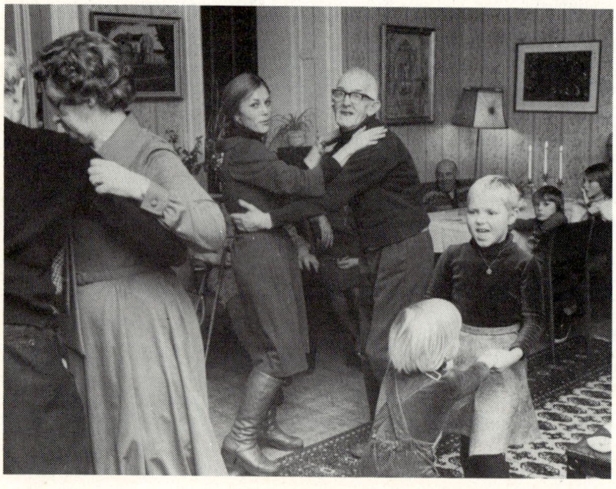

Abb. 2.**149**

Sachverzeichnis

H

I

K

L

M